Die Magie der Duftstoffe

Vom Weihrauch zur Osmotherapie

Osmologische Heilkunde

Dr. Arnold Krumm-Heller

Dr. med. h. c. der mex. Nat. Universität
Oberst-Arzt a. D. im mex. Generalstab

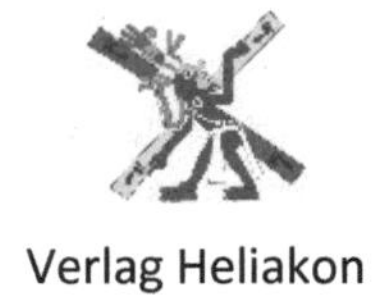

Verlag Heliakon

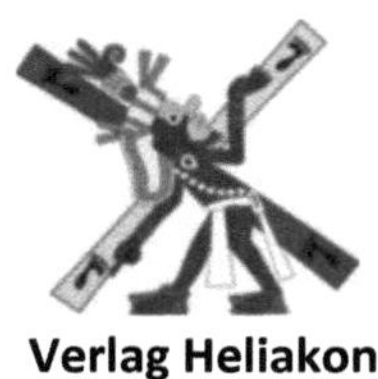

Verlag Heliakon

Titelbild: Pixabay (brenkee)
Umschlaggestaltung: Verlag Heliakon

Druck und Vertrieb: BoD - Books on Demand, Norderstedt

ISBN: 9783943208-65-8

www.verlag-heliakon.de
info@verlag-heliakon.de

Die Deutsche Nationalbibliothek verzeichnet diese Publikation in der Deutschen Nationalbibliografie; detaillierte bibliografische Daten sind im Internet über dnb.de abrufbar.

Inhaltsverzeichnis

Der treuesten Gehilfin meiner Forschungen,
meiner Frau Carlota gewidmet.

Zum Geleit!

Es ist für mich eine große und herzliche Freude gewesen, dies außerordentliche und bahnbrechende neueste Werk meines Jugendfreundes Oberst Dr. A. Krumm-Heller noch vor seiner Drucklegung kennenzulernen.

Was exakte Forschung und Intuition dem Strahlungsfachmann sich mit zwingender Gewalt aufdrängen ließen: die Vermutung nämlich, dass jedwede Heilwirkung sei, es die von Medikamenten dieser oder jener Art, einzig und allein Strahlungswirkung ist, nur Strahlungswirkung sein kann, das zeigt uns hier ein Mann, der die Welt schon mehrmals mit neuen Erkenntnissen von Ewigkeitswert überraschte, überzeugend und eindringlich!

Und noch mehr: wir sehen, hier mit beweisenden Argumenten, dort zwischen den Zeilen, dass die Initialwirkung feiner und feinster Dosierung edler Substanzen unendlich drastischere Endwirkung auszulösen vermag, als die Verwendung übersteigerter Quanten von – so häufig in der heutigen Heilpraxis verwendeten – Giften, die im Grunde genommen nie eine Krankheit, sondern günstigstenfalls nur Krankheitssymptome bekämpfen. Und also letzten Endes wertlos sind.

Meine Beziehungen zu einem Teile der Schweizer Ärzteschaft ließen mich zu meiner freudigen Genugtuung erkennen, dass auch namentlich der wissenschaftlich vorgebildete Heiler mehr und mehr für neue Methoden offen ist, und dass man also hoffen kann, dass die vorliegende Arbeit Dr. Krumm-Hellers sich die Mitarbeiterschaft seiner praktizierenden Kollegen im Sturmeslauf erobern möge.

Das walte Gott! Und in diesem Sinne: wandere in die Welt hinaus, du Buch wundervollster Ausblicke, zum Segen der leidenden

Menschheit! Dem lieben Verfasser aber über Strom und Tal und Hügel hinweg Händedruck und Glückauf! Vorwärts auf diesem Wege!

Zürich, im Lenzmond 1934.
Alfred Judt.

* * *

Nach dem Physiker mag auch der Arzt zu Worte kommen! Wer an dieses neue Werk Dr. Krumm-Hellers herangeht, wird erstaunt sein über die Kühnheit der Gedankengänge, die sich im Zusammenhang damit aufdrängen. Gewiss, diese ganze Osmotherapie ist etwas für uns Abendländer absolut Neues, das, wie der Verfasser selbst sagt, erst noch der weitgehendsten Klärung und Erforschung harrt: die aufgezeigten Wege und Gedanken aber sind trotzdem so deutlich wiedergegeben und begründet, dass sich den eröffneten Ausblicken niemand wird verschließen können.

Es handelt sich hier vielleicht um die Methode, an die Krankheiten des Menschen durch direkte Einwirkung auf das Zentralnervensystem heranzukommen, jene Zentrale unseres Körpers, bei der letzten Endes alle Entscheidungen über Wohl- oder Übelbefinden, Gesund- oder Kranksein getroffen werden.

Man braucht gar nicht an die Auswirkungen der auch im Buch erwähnten Feststellungen des spanischen Arztes Asuero heranzugehen, – jene durch Eingriffe an der Nase verursachten Zentralnerven-Beeinflussungen und dadurch erreichten oft überraschenden und unglaublichen Heilungen, die in der übrigen Welt weit mehr Beachtung fanden als bei uns, dank der Überheblichkeit gewisser schulmedizinischer Kreise über dem Wissen und Können anderer.

Durch meinen Aufenthalt in Lateinamerika ist mir bekannt, dass Dr. Krumm-Heller ein Könner ist, dessen Ruf in Süd- und Mittelamerika ein für unsere Begriffe ganz außerordentlicher ist; man darf ihn dazu beglückwünschen, dass er mit diesem neuen Werk seinen Mitmenschen wieder neue und bisher noch nie beschriebene Ideen vermittelt, die von nicht unerheblicher Tragweite sein können.

Der Geruchssinn des Menschen ist sehr mit Unrecht so vernachlässigt, sodass eigentlich nur bei der Narkose seine Vermittlung in der Medizin in Anspruch genommen wird; und doch regt nicht das (Gesicht, auch nicht der Speisengenuss selbst, sondern gerade der Geruch alltäglich unseren Appetit an, – ein Umstand, der schon aus dem Alltag heraus uns die Gedanken des Verfassers besonders nahe bringen sollte.

Berlin, im Mai 1934.
Dr. med. Albert Wolff, Biologischer Arzt.

Goethes „Faust“

Wagner:

Atmest du nicht mit mir die süßen Düfte,
O, wie so hold berauschen sie den Sinn,
Geheimnisvoll sie wehen durch die Lüfte,
Fraglos geb' ihrem Zauber ich mich hin.

Einleitung

Wie sich in der Natur für unser Menschenauge alles langsam aufbaut, aus dem Nichts wird, keimt, wächst, blüht und gedeiht, so ist es in uns mit geistigen Eindrücken und geistiger Arbeit. Wir leben und in uns leben Gedanken, Wünsche und Hoffnungen. – So fühle ich mich innerlich verpflichtet, ja gedrängt, das jahrelang Gedachte und Erlebte aufzuschreiben und zu veröffentlichen. Ich entschließe mich dazu, nach langen Jahren der Sammlung, des Sammelns und Kämpfens, in der nachfolgenden Abhandlung meine festgehaltenen und niedergelegten Gedankengänge und die sich darauf stützenden Beobachtungen und Tatsachen der Feder anzuvertrauen.

Es entzieht sich meiner Kenntnis, ob schon von irgendeiner anderen Seite ähnliche, seien es gelegentliche, vielleicht sogar systematische Versuche zur Klärung oder experimentellen Nachprüfung einschlägiger Erscheinungen dieses Sondergebietes unternommen worden sind. Es gibt zwar in der parapsychologischen Literatur kleine Broschüren über die Wirkung von Duftstoffen, die aber so nichts sagend, so laienhaft sind, dass sie nicht einmal Erwähnung verdienen.

Auch dieses Buch wird von Menschen, die es zur Hand nehmen und nur darin herumblättern, als uninteressant fortgelegt werden. Das ist kein Vorwurf gegen den einzelnen, sondern der Grund ist einzig und allein in unserer oberflächlich schnelllebigen und materiellen Zeit zu suchen, der wir in den letzten 14 Jahren in Deutschland angehörten.

Sicherlich wird dieses Buch mit dem dicken Schädel gewisser denkträgen Routinemenschen zusammenstoßen, und dann wird es hohl klingen. Nun, dieser hoble Ton braucht nicht unbedingt vom Buche zu kommen.

Ob es in der Tat möglich sein wird, auf den Schlüssen der gesammelten bisherigen Beobachtungen in weiterer Ausdehnung durch zielbewusste Versuche eine neue Heilmethode aufzubauen, muss die Zukunft lehren. Bei entsprechenden Voraussetzungen halte ich es für sehr möglich, und ist eine Aussicht auf Erfolg absolut denkbar. Verfrüht wäre es allerdings, irgendwelche Richtlinien für eine eventuelle neue Methode schon heute festlegen zu wollen.

Alles, was ich darf, kann, ja muss, ist bitten und einladen, mitzuhelfen und nachzuprüfen, ob nicht hier der Weg gegeben ist zur Heilung und Stärkung der Menschheit.

Ich möchte mich hier in meiner Einleitung daher mich damit begnügen, auf die nicht ganz unwichtige Frage der äußeren Bezeichnung meiner Idee und der Einreihung der neuen Methode in die in Betracht kommende Nomenklatur einzugehen.

Meine ursprüngliche Absicht, den neu zu bildenden Begriff auf dem Worte „Euodia - Wohlgeruch“ aufzubauen, habe ich nach näherer Prüfung verworfen. Wohlgeruch ist, je nach der Empfänglichkeit des mit ihm in Berührung gebrachten Individuums, wie wir später sehen werden, nach der einen oder anderen Seite immerhin ein relativer Begriff. Man könnte von diesem Gesichtspunkt und rein äußerlich genommen, das Motto anwenden: „Über den Geschmack lässt sich nicht streiten.“ Dieses Sprichwort hinkt aber hier, da wir ja nicht nur unserem äußeren Geruchssinn nachgehen wollen, sondern auf eine innere Anregung der Drüsen und dadurch einer Heilung zustreben. Durch das Verfahren dürfte der Patient in dem einen oder anderen Falle sogar gezwungen werden, genau wie bei anderen Heilmethoden, auch solche Mittel, die nicht als durchaus angenehm empfunden werden, in unserem Falle in Duftform, anzuwenden.

So habe ich mich vorderhand, bis berufenere Instanzen ihr Urteil gesprochen haben, für „Osmotherapie“ als Bezeichnung des unter Anwendung von Gerüchen gegebenen Heilverfahrens entschieden. Das aus dem Griechischen stammende Kennwort „Osme“, das ohne weiteres auf jeden Geruch anwendbar ist, unbeschadet des Empfindens, das seine spezifische Eigenschaft bei dem einen oder anderen Menschen auslöst, erscheint mir als das gegebenste.

Als ich mein Manuskript fertig hatte, sandte ich es einem Physiker, welcher ein gründlicher Kenner des Orients ist, und einem Mediziner, welcher sich durch eine hervorragende Praxis in Lateinamerika ausgezeichnet hatte. Beide m. E. Einzig Berufene, mir ein Urteil zu geben. Sie wurden Paten dieses Werkes, das ich noch mit einem gewissen Bangen der Öffentlichkeit übergebe. Neuheiten stoßen stets auf Widerstände.

Nun möge dieses Buch an ruhige unparteiische Sucher der Erkenntnis, die nicht am dogmatischen, starren Schulwissen hangen, sondern die auch Gefühlswerte zu berücksichtigen imstande sind und fortschrittlich zu denken vermögen, weitergegeben werden.

Vergesse auch der Leser nicht, dass mir die alten Archive von Mexiko inhaltlich zur Verfügung standen sowie die Nachrichten über die Kunde von den Zusammenhängen uralter weltgeschichtlicher Begebenheiten.

Die jüdischen Synagogen Spaniens besaßen wertvolle Büchereien, welche nach der Vertreibung der Juden aus Spanien an die katholischen Klöster übergingen. Von hier aus wurden bedeutende literarische Werke nach Mexiko und Peru überwiesen, die uns wertvollen Stoff gaben.

Bauen wir nun die Brücke zum medizinischen Gebiet, wenn es auch unumgänglich notwendig ist, dass wir zeitweise wieder auf die Religion zurückgreifen.

I. Teil - Geschichte der Riechstoffe in Religion und Kultur

Den heiligen Hauch oder Odem, der die ewigen Wesenheiten untereinander ausgleicht und zur wahren Ruhe bringt, soll man sich nicht als einen tatsächlichen Hauch oder Luftzug vorstellen, sondern als den sanften Duft einer Salbe oder eines aus vielen Stoffen gemischten Rauchwerkes. Es ist eine durchdringende Kraft von einer unbeschreiblichen Gewalt des Wohlgeruches, schöner als man es denken oder aussprechen kann.
(Aus einem gnostischen Katechismus)

Weihrauch im Kultus des Alten Testaments

Religion und Heilkunst sind Wesensverwandtes, das bei allen Völkern von ihren Priestern gemeinsam gelehrt und ausgeübt wurde. Was für die Seele die Religion ist, das bedeutet die Heilkunst für den Körper; da aber Körper und Seele untrennbare Begriffe sind, sind auch Religion und Heilkunst in ihrer Wechselwirkung und inneren Bezogenheit auf das Engste miteinander verbunden. Wenn wir unserer osmologischen Heilkunde eine geschichtliche Rückschau vorausschicken wollen, so müssen wir, je weiter wir zurückgreifen, desto mehr gerade in der Verwendung der Riechstoffe unser Interesse auch dem religiösen, also kultischen Gebrauch zuwenden.

Die Heilkunst der alten Zeit benutzte, wie auch die primitiven Völker heute noch, die Mittel so, wie sie die Natur wachsen lässt. Daher ist es vollkommen verständlich, wenn man das Wunder der Heilung eines kranken Körpers durch die Kräfte der Natur und ihrer Produkte als etwas Göttliches ansah, ja darin, dass Wirken der Götter selbst erblickte. Daher verknüpften seit altersher die Priester wohlweislich die Heilung ihrer Kranken mit rituellen Handlungen, bis schließlich daraus eine untrennbare Einheit wurde. Es ist hier nämlich auch für den einfachen Menschen die Verbindung des Sinnlich-Übersinnlichen mit der irdischen Materie am leichtesten erkennbar.

Bei unseren folgenden Untersuchungen über das osmologische Gebiet interessiert uns aus dem Vorgenannten natürlich besonders der Gebrauch ätherischer Düfte und Dämpfe, sowie alles, was im weiteren Rahmen mit dem Geruchssinn zusammenhängt, da wir den Geruchssinn gewissermaßen als Medium der Verbindung zwischen übersinnlichen und physischen Momenten, hauptsächlich also hier die Heilwirkung auf Körper und Seele, kennenlernen wollen.

Die frühe Heilkunst kannte schon genau den großen Einfluss der Riechstoffe auf den Menschen, und wir wollen jetzt einen Blick auf den Kultus einiger Kirchen werfen, in welchen der Duft des Weihrauchs und anderer Räucher- und Riechmittel eine wichtige Rolle spielte. Wir werden dabei auch bald das starke Übergreifen in die eigentliche Heilkunst feststellen können.

Der Kultus des Alten Testaments verwendete sowohl in der Stiftshütte wie auch im Tempel in Jerusalem weitgehend wohlriechende Substanzen. Palästina dürfte damals an solchen Riechstoffen arm gewesen sein, wenn man auch heute noch auf dem großen Platz vor dem Tempel Salomons zierliche, kleine Blümchen wachsen sieht, die Träger von Wohlgerüchen sein mögen; aber nur der Libanon lieferte Weihrauch, den die hebräische Sprache darum auch mit: „l'bhonah" bezeichnete.

Die weitaus größere Menge an Weihrauch und Riechstoffen, hebräisch unter dem Wort: „sam" zusammengefasst, wurde aus dem Ausland für den Kultusgebrauch bezogen. So lesen wir unter anderem von Weihrauch aus dem Landa Saba, das nach Ansicht heutiger Exegeten ein Landstrich im Südwestteil Arabiens war, während frühere Theologen damit Äthiopien oder Indien gleichzusetzen pflegten. Außer dem erwähnten Weihrauch finden wir noch manche Pflanze, deren Nennung im Zusammenhang mit dem Weihrauch ebenfalls auf kultische Verwendung schließen lässt, so die Myrrhe, Safran, Narde, Zypernblumen, Ambra, Kalmus, Zimt, Aloe und Gewürzstaub; daneben werden aber auch fertige Präparate genannt, die Luther in meiner Übersetzung mit „Salben" kurz, aber nicht ganz zutreffend, zusammenfasst. Diese aber lassen sich, mangels sicherer Anhaltspunkte, ebenso wie manche der zitierten reinen Stoffe, auch von Fachleuten nicht mehr in ihrer Art oder Zusammensetzung bestimmen.

Häufig begegnet uns auch das hebräische Wort „besem" mit der Pluralform „b'somin" sowohl in der Grundbedeutung der Balsamstaude als auch als Bezeichnung für die daraus gewonnenen wohlriechenden Erzeugnisse.

Als der reich gegliederte Kultus des jüdischen Volkes mit dem Verlust seiner politischen Selbstständigkeit und des Nationalheiligtums in Jerusalem sein Ende fand, bot sich auch kein weiterer Anlass mehr zur Anwendung aromatischer Stoffe bei gottesdienstlichen Handlungen. Das Gebet begann an die Stelle des Opfers zu rücken. Es ist dafür bezeichnend, dass auch heute noch einige hebräische Gebetbücher als Titel den alten Ausdruck „Opfer" gebrauchen. Lediglich bei der sogenannten „Habdalah", d. h. Scheidung, macht man auch heute noch, wenn auch in bescheidenem Maße, Gebrauch von Wohlgerüchen. Es ist dies ein Brauch, der nach Überlieferung der Rabbinen bereits unter Esra, also im 6. Jahrhundert v. Chr., in Übung gewesen sein soll. Es kann einen an die spagyrische Kunst der mittelalterlichen Rosenkreuzer erinnern, wenn auch mit der Feier der Scheidung allerdings der Beginn der neuen Woche am ausklingenden Sabbatabend gemeint ist.

Das uns dabei interessierende Gerät besteht aus einer durchbrochenen Metallbüchse von zylindrischer oder rechteckiger Form, meist mit einem spitzen Türmchen oder mit einer metallischen Fahne als Krönung versehen und auf einem kelchfußartigen Untersatz ruhend. Das Messing, aus dem dieses Gefäß gemacht wird, enthält die Metalle von Venus und Jupiter in gleicher Mischung, und der Kabbalist Therion meint, dass dieses durchbrochene» Messing in Richtung und Ausdehnung unbeschrankt sei, also sich nicht auf einzelne beziehe, sondern universell und symbolisch für die göttliche Liebe wäre. In der Büchse befinden sich verschiedene frisch duftende Gewürzkörner, die auch mit dem Namen „b'somim" belegt werden. Daher heißt auch das kleine Gerät „B'somim-Büchse".

Beim Vollzug des erwähnten Brauches am Sabbatausgang, wie er nicht nur in den strenggläubigen Synagogen, sondern auch in den Familien beobachtet wird, nimmt der Vorbeter bzw. der Familienvater die Büchse in die Hand und spricht über ihrem duftenden Inhalt folgenden Segensspruch:

Gelobet seiest Du, Herr unser Gott, König der Welt,
der Du aller Arten Gewürze erschaffen.

Dann wird der Deckel oder das Türchen der Büchse geöffnet und der Duft der Gewürzkörner eingeatmet. Dies ist der Rest kultischen Gebrauchs von Riechstoffen im heutigen Judentum. Nach orthodoxer jüdischer Auslegung bedeutet dieser Ritus in Verbindung mit einem Segensspruch über einem Becher Wein und mit einer brennenden Kerze, die darin ausgelöscht wird, einen Dank an Gott für das Feuer, den mächtigen Gehilfen des Menschen bei allem Bilden und Schaffen, beim Beginn der wöchentlichen Arbeitszeit, indem der in den Gewürzen sinnbildlich dargestellte Sabbatgeist mit in den Werktag hinübergenommen wird.

Wir gehen nach dieser Erklärung nicht fehl, wenn wir den Duft der Gewürze geradezu als religiöses Vorbeugungsmittel auffassen, das seinerseits die Wiederkehr des Sabbatgeistes nach Ablauf der neuen Woche sicherstellen soll.

Ich habe auf Rhodos und in Palästina festgestellt, dass dort auch heute noch jüdische Familien bei gewissen Beschwörungszeremonien Riechstoffe gebrauchen, die nach astrologischen Gesetzen zusammengestellt sind.

Die Juden haben zunächst wohl keine eigenen Mysterien und Kultgebräuche mit Duftstoffen gehabt, aber aufgrund ihrer Veranlagung zum Handel werden sie schon früh auch auf diesem Gebiet zugleich mit den gängigen Waren auch die entsprechenden Kenntnisse und Kultgebräuche übernommen und bei sich eingeführt haben. Der Handel mit Riechstoffen, dem ich noch ein eigenes Kapitel widmen will, war zu jeder Zeit sehr einträglich und wird auch den Juden gute Möglichkeiten für ihren Verdienst geboten haben.

Aber schon in ältester Zeit finden wir Angaben, die auf die Kenntnis osmologischer Mittel hinweisen. In der Bibel schreiben Hesekiel und Jesajas die Verwendung von Räucherstoffen vor, und auch der weise Salomo gab den Israeliten gewisse Anweisungen zur Herstellung von Räucherwerk für Kult und Heilzwecke. Selbst Mose, der Führer Israels aus Ägypten, welcher sicher in die ägyptischen Mysterien eingeweiht und dazu einer der tiefsten Kenner der Beziehungen zwischen Natur und Mensch war, verlangte, dass sein Volk die Ölung vollziehe, und gab Vorschriften zur Bereitung eines Stoffes auf aromatischen Essenzen.

Bekannt igt, dass die handelstüchtigen Juden auch die Räucherstoffe zum Eintausch gegen Waffen benutzten. Hier liefert uns die Durchforschung der jüdischen Literatur reiche Aufschlüsse über sonst Verborgenes; besonders ergibt die Kenntnis der alten Schritten der spanischen Juden vor ihrer Ausweisung im Jahre 1492 n. Chr. ein hochinteressantes Forschungsmaterial, das anzuführen uns aber über den Rahmen dieses Buches hinausführen wurde.

Das Duftsymbol in den Religionen des Altertums

Wir müssen aber in diesem Zusammenhang noch auf eine wichtige, weitere Beziehung tieferer Art zwischen Duft und Religion in vielen antiken Völkern hinweisen. Bei diesen allen treffen wir nämlich auf die Vorstellung des „göttlichen Wohlgeruchs", eine Anschauung, die nicht an eine bestimmte Religion gebunden, sondern eine ganz allgemeine war und ihren Ursprung wohl in der Heilkunst der Priester hat.

Der Wohlgeruch ist bei ihnen ein Merkmal göttlichen Lebens, Zeichen göttlicher Nähe, ja Form der göttlichen Offenbarung. Die besondere Art und Gestalt, die das Vorstellungsleben in den einzelnen Religionen darüber gewonnen hat, werden durch die Art der Gottesanschauung bestimmt; aber immer verdichtet sich in dem Symbol des Duftes, wie in einer verkleinerten Wiedergabe, der lebendige Hauch jeder Religiosität und Gotteserfühlung.

In der jüdischen, alttestamentlichen Vorstellung finden wir, zunächst noch verhältnismäßig schlicht, die. Wohlgerüche als notwendige Begleiterscheinung des Allmächtig-Erhabenen, dem alles Schöne und Edle beigeordnet sein muss. Ihm zu Ehren wurde der Duft köstlicher Würzbaume und Würzsträucher im „Zelte" geopfert, um ihm den Aufenthalt so angenehm wie menschenmöglich zu machen. Ihm gebührt das heilige Raucherwerk.

Eine ähnliche Vorstellung finden wir bei Henoch in seiner visionären Reise: „... sieben herrliche Berge, einen jeglichen vom anderen verschieden ... der siebente überragte, einem Thronsitz ähnlich, alle an Höhe; es bedeckten ihn wohlriechende Bäume. Unter ihnen befand sich ein Baum, wie ich noch niemals einen gerochen habe; weder einer von ihnen noch andere waren ihm gleich. Er verbreitete mehr Duft als alle Wohlgerüche … Da sprach ich: Wie schön ist dieser Baum und wie wohlriechend und lieblich eine Blätter … Darauf antwortete mir Michael, einer von den heiligen und geehrten Engeln: Dieser hohe Berg, dessen Gipfel dem Throne Gottes gleich ist, ist sein Thron, wo der Herr der Herrlichkeit … sitzen wird …, um die Erde mit Gutem heimzusuchen. Diesen wohlriechenden Baum hat kein Fleisch die Macht anzurühren …"

Das Duftsymbol war aber nicht nur in der Gesamtvorstellung vom Paradies als einer göttlichen Stätte mit duftenden Bäumen lebendig, sondern es ist auch im Judentum innig auf die Gottheit selbst bezogen. In dem Leben Adams und Evas heißt es, als Gott und seine Engel das Paradies betreten: „Da bewegten sich alle Blätter des Paradieses, sodass alle Menschen, von Adam geboren, vom Wohlgeruch einschlummerten." Und noch deutlicher wird einmal von der Zeit berichtet, da Gott den Messias offenbaren wird (Bar. 29,7 ff.): „An jenem Tage sollen sie (die Menschen) Wunder schauen; denn Winde werden von mir ausgehen, um Morgen für Morgen den Duft der aromatischen Früchte mit sich zu führen."

Das Bild des Wohlgeruchs als eines Zeichen der göttlichen Offenbarung auf Erden begegnet uns im Urchristentum zum ersten Mal bei Paulus im 2. Korintherbrief (2,14 ff). Hier ist das Bild des göttlichen Duftes nicht mehr Bild der leiblichen Nahe Gottes, wie wir es in der griechischen Religion finden, sondern Gleichnis der Wirkung und Offenbarung des göttlichen Geistes.

Wenn das Duftsymbol in den Anfängen des Christentums auch nur spärlich Leben und Raum gewonnen hat, eo hat es sich in den späteren Jahrhunderten, immer breiter und tiefer die mannigfaltigen, verborgenen Beziehungen seines Sinnes enthüllend, bis weit in das Mittelalter hinein entfaltet, indem es sich wieder mehr und mehr an die Heilkräfte der Natur anlehnte.

An den Ufern des Flusses, in dem einst Johannes der Täufer Jesus taufte und dieses Mysterium für die Menschheit festhielt, an der

Stelle, wo die Christussubstanz mit dem Heiligen Geist in die Person des Jesus einströmte, wachst auch heute noch die heilkräftige „Amhapflanze", ein Gewächs, das schon in vorchristlicher Zeit vom Volke gesammelt wurde und dem seit damals das Mysterium des Ortes eine besondere Kraft gegeben haben soll.

Bei den Griechen hatte man den Begriff des Duftes zu einem wirklichen Symbol erhoben. Der Wohlgeruch ist die eine Form der Epiphanie, in der sich der Gott beim Kommen und Gehen, beim Nahen und Entschwinden offenbart. Alles, was Götter berühren, nimmt an ihrem Dufte teil. Wie die Gewänder der Demeter ambrosischen Wohlgeruch atmen, so tun es die Windeln, in die das Knäblein Hermes gehüllt, oder die Wanne, in der es gebadet wird.

Man geht hier sogar noch einen Schritt weiter und sagt, dass die den Menschen gnädigen Gottheiten an ihrem Wohlgeruch, die menschenfeindlichen an ihrem widrigen Geruch zu erkennen seien. Schon Äschylus bezeugt von den Erynnien, die älter seien als die anderen Götter, dass sie einen giftigen Hauch von sich geben. Ober Lander und Völker hinweg bringen sie Tod oder Krankheit. Man stellt hier eigentlich schon der Heilwirkung des Wohlgeruchs die pathogene Wirkung von übel riechenden Infektionsquellen gegenüber. Eine bekannte Sitte war es bei den Griechen, aus dem Nieaen eines Menschen auf die Gegenwart eines Gottes zu schließen und gemeinsam niederzufallen und anzubeten. Die Blume nun war das äußere Zeichen des Duftsymbols für die Griechen, weil ihr Bild des Lebens zugleich den lebendigen Atem der Natur spüren lässt.

Auch bei den römischen Dichtern ist der Duft ein deutliches, traditionelles Zeichen, an dem man Gottes Gegenwart auf Erden erkennt. Das geht aus einer Stelle bei Ovid hervor:

„Omnia finierat (flora), tenues secessit in auras.
Mansit odor, posses scire fulsse deam."

Mit der Differenzierung Arzt-Priester wandelte sich die Anschauung von dem Wohlgeruch der Götter, hat flieh nicht selten zu selbstfindiger Bedeutung entwickelt und ist nach menschlicher Analogie erweitert worden.

Ägyptens Religionen ist die Vorstellung vom Wohlgeruch der Götter seit den frühesten Zeiten nichts Ungewohntes. Auf den Wänden des Tempels zu Deir-el-Babari ist eine himmlische Scene dargestellt, die durch folgende Inschrift erläutert wird:

„Ammon verwandelt sich in die Gestalt der Majestät ihres Gemahls, der Majestät ihres Gemahls des Königs von Ober- und Unter-Ägypten; sie (Ammon und Thot) fanden sie, wie sie ruhte in der Schönheit ihres Palastes. Sie erwachte von dem Geruche des Gottes; sie lächelte seiner Majestät zu ... Sie freute sich, seine Schönheit zu sehen, seine Liebe ging in ihren Leib, (der Palast) war überflutet von dem Geruche des Gottes; alle seine Düfte waren (Düfte) von Pnut."

Mannigfach kehrt das Symbol in den religiösen Urkunden des mittleren und neuen Reiches wieder. Aus der Bilderschrift hat man sogar entziffern können, dass Ramses den Göttern Weihrauch von rotem Balsam zur Opferung brachte (also auch kultische Verwendung). Die ägyptische Religion hat den göttlichen Duft nie von wesentlich anderer Art gedacht als den Wohlgeruch eines Menschen. Ein besonderes Moment, das die ägyptische Duftvorstellung von der griechischen unterscheidet, ist der Gedanke eines speziellen Weihrauchduftes der Götter; in Griechenland begegnet uns der Weihrauchduft, so verbreitet auch das Weihrauchopfer selber war, außer im Dionysoskult nie als Symbol der Götter.

Bei den Persern ist der Geruch nur ein Gleichnis unter anderen Gleichnissen für die Götterhervorhebung, ein Bild ohne sinnliche Fülle und ohne lebendige Anschaulichkeit wie in den eben genannten Ländern.

„Ormuzd war lichtglänzend, rein, guten Geruchs, dem Guten ergehen und aller guten Handlungen fähig. Als er in den tiefsten Abgrund hinunterblickte, sah er ... Ahriman, schwarz, unrein, übel riechend, bösartig ... Nun erhob sich Ahriman, um den Ormuzd zu bekriegen und … rüstete ein Heer aus dem Unreinen, Finsteren und Übel riechenden, was in ihm war."

Wichtig iat für den Charakter der persischen Religion die weitere Ausdeutung des Duftsymbols, die nicht ohne Einfluss auf die Anschauungen des Judentums und frühen Christentums geblieben ist. Zunächst wird die Dufttorstellung auf die Anschauung vom Paradies der Seligen und der Hölle der Unseligen übertragen. Die Stätte der Gerechten ist von Wohlgeruch umflossen; Blumen blühen und Winde wehen dort, wohlriechender als alle Winde der Erde. Auch in dieser Symbolik bricht durch die sinnliche Hülle des Bildes der Dualismus der in ihm beschlossenen sittlichen und widersittlichen Grundkräfte durch.

Wie in den ägyptischen Mysterien, so findet sich auch in Indien und Zentralamerika die Überzeugung, dass stets Engel den liturgischen Handlungen des Kultus beiwohnen, aber sich nur dort aufhalten können, wo die Luft mit Wohlgerüchen geschwängert, vorbereitet und ihrem segnenden Einfluss zugänglich gemacht wurde.

Weihrauch, Duftstoffe und Salben in der orthodoxen Kirche

Zweifelsohne übertrug sich manches der jüdischen Gebräuche auf die orthodoxe Kirche, wenn diese auch größtenteils ihre eigenen hatte.

Bei der Weihe einer Kirche, einer Handlung, die bei dem orthodoxen Bekenntnis ausschließlich dem Bischof vorbehalten ist, wird namentlich die Deckplatte des neuen Altars, der nur aus einem einfachen viereckigen hölzernen Tisch besteht, zunächst mit „Nitra", d. h. mit einer wohlriechenden Seife und warmem Wasser abgewaschen und dann unter Verwendung von Schwämmen vom Bischof selbst, der dabei mit einem Leinengewand über seinem Ornat bekleidet ist, und von den ihm assistierenden Priestern kräftig mit Rosenwasser abgerieben. Außerdem wird, wenn irgend möglich, der Altartisch selbst aus wohlriechendem Holz, meist dem der Zypresse, gezimmert. Zypressenbretter sind es auch, die ob ihres Wohlgeruches als Material für die Herstellung der Heiligenbilder in den orthodoxen Kirchen bevorzugt werden.

Aber noch einer anderen aromatischen Substanz, diesmal schon aus mehreren Stoffen zusammengesetzt, begegnen wir bei der Weihe eines neuen Altartisches. Es ist der so genannte „Wachsmastix", der aus einer über dem Feuer in einem neuen Gefäß aufgelösten Mischung von weißem reinem Bienenwachs, pulverisiertem Mastixharz (gewonnen aus Einschnitten in die Rinde des heiligen Mastixbaumes), bei Luther „Würze aus Salbe" übersetzt, Weihrauch aus *Smyrna, Aloe, Thymian, Fichtenharz* und *weißem Weihrauch* besteht. Mit dieser Mischung, deren gegenseitiges Mengenverhältnis in den einschlägigen liturgischen Büchern genau angegeben ist, werden, wenn sie dünnflüssig geworden ist und dann eine braune leicht bewegliche Masse bildet, in einem kelchartig gedrechselten kleinen Holzgefäß unterhalb des Altartisches kleine Reliquiensplitter fest vergossen, womit auch die eigentliche Weihehandlung beendigt ist. Darauf wird der Altartisch in die üblichen Decken eingekleidet. Zwar nicht alle Kirchen besitzen einen solchen Reliquienbehälter unter ihrem Altar. Stets aber liegt auf diesem eine zusammenlegbare gelb oder rotseidene Decke mit einer Darstellung der Grablegung Christi, in deren oberen Teil, rückseitig in einer Art kleiner Täschchen, unbedingt Reliquiensplitter in die gleiche Mastixmasse von der Hand des Bischofs fest eingebettet werden. Diese seidenen Decken werden in der griechischen Kirche „Antiminsia“ genannt und entsprechen dem „corporale“ der römischen Kirche.

Ohne ein solches Antiminsion, dessen Gebrauch in die ersten christlichen, Jahrhunderte zurückgeht, darf keine Abendmahls- oder eucharistische Feier begangen werden, und auf dieser auseinander gefalteten Decke stehen dabei Patene und Kelch.

Wegen der recht umständlichen Herstellung des Mastix wird von den Bischöfen bei einer Gelegenheit immer eine ganze Anzahl von solchen Antiminsia geweiht.

Eine andere aus außerordentlichen vielen höchst aromatischen Stoffen bestehende flüssige Substanz, deren sich sowohl die orthodoxe, wie auch die vielen kleineren morgenländischen Kirchen bei ihren heiligen Handlungen, wenn auch in beschränktem Maße und jeweils nur in ganz geringen Mengen, bedienen, ist das heilige „Myron“. In den Wörterbüchern finden wir diesen Ausdruck mit „geweihtes Öl“ oder „Salböl“ wiedergegeben. Etymologisch trifft das jedenfalls nicht zu, denn das griechische Wort *myron* ist aus dem Hebräischen herübergenommen, wo es in der Form mor (zusammenhängend mit *mar* - bitter) die Myrrhe als ein dunkelrotbraunes Harz, gewonnen von *Balsamodendron myrrha* (Linné), in *Arabia felix* heimisch, bezeichnet. Auch hier ist der Name von einem einzelen und nicht einmal gerade vorherrschenden Bestandteil entnommen und zum

Namen des Ganzen geworden. In Wirklichkeit handelt es sich beim heiligen Myron um eine Zusammenstellung von einer ganzen Anzahl flüssiger und fester Duftstoffe, die in der russischen Kirche, über die wir persönlich eingehend orientiert sind, vierundzwanzig betragen, während nach literarischen Angaben z. B. die griechische Kirche Konstantinopels dazu vierzig Substanzen verwendet. Jede dieser Pflanzen ist nun mit einer außergewöhnlichen Heilkraft behaftet und das Ganze befähigt, Wunderkuren zu tätigen, wenn man es als Duftstoff einatmet.

Ebensoviel einzelne Bestandteile soll das heilige Salböl der gregorianisch-armenischen Kirche enthalten, welches aber nicht am Krankenbett zu finden ist, sondern nur bei schon verstorbenen Klerikern gebraucht wird.

Alle diese einzelnen Ingredienzien aufzuzählen, kann hier nicht unsere Aufgabe sein. Wer sich dafür interessiert, sei auf das Buch „Begräbnisritus und einige spezielle und altertümliche Gottesdienste der orthodox griechisch-katholischen Kirche des Morgenlandes" von dem langjährig an der einstigen kaiserlich russischen Botschaftskirche in Berlin amtierenden Geistlichen Propst Magister Theologiae A. v. Maltzew (Berlin 1898) hingewiesen, wo sich im 2. Teil S. 89 bis 114 der Ritus der Bereitung des Myron in deutscher Sprache findet und die einzelnen Bestandteile angegeben sind. Hier sei nur soviel gesagt, dass die heilige Handlung selbst alljährlich am Montag der Karwoche beginnt und das unaufhörliche Kochen der aromatischen Substanzen, unter denen Wein und Rosenöl eine hervorragende Rolle spielen, bis zum Gründonnerstag dauert.

Während der ganzen Zeit werden bestimmte Abschnitte der heiligen Schrift, entsprechende Gebete, verlesen und hl. Formeln ausgesprochen. Das Feuer unter den Kesseln wird durch den jeweils rangältesten Bischof, in der russischen Kirche der Zarenzeit also durch einen Metropoliten, in der heutigen russischen Kirche und in den selbstständigen Kirchen der orthodoxen Christenheit, soweit diese Letzteren ihr Myron nicht aus Konstantinopel erhalten, durch den

Patriarchen angezündet. Die weitere Unterhaltung des Feuers unterliegt alsdann anderen Bischöfen, höheren Klostergeistlichen und auch Weltpriestern.

In Moskau war (heute dürfte das wohl nicht mehr zutreffen) für die Herstellung des heiligen Myrons im historischen Kreml ein eigener mäßig großer Saal ausersehen, der „Myrowarennaja Palata", d. h. „Myron-Kochkammer", hieß. Hier standen in einem prächtig verzierten Herde aus Fayence eingemauert drei riesige silberne Kessel von etwa 1,50 m Höhe und dem entsprechenden Durchmesser, in denen die duftenden Stoffe dem langen Herstellungsprozess unterworfen waren.

Nach seiner Beendigung wurde das heilige Myron, in das übrigens stets ein kleines Quantum aus dem vorhergehenden Jahre gegossen wurde, in zwölf prächtige, noch aus dem alten Byzanz stammende Alabasterkrüge von rosenroter, natürlicher Farbe, je etwa 60 cm hoch, gefüllt.

Dann wurden die Krüge von ehrwürdigen alten Geistlichen nach der ebenfalls im Kreml befindlichen „Zwölf-Apostel-Kirche" getragen. Dort wurden sie am Fuße des Altartisches aufgestellt. Zu sonstigem gottesdientlichem Gebrauch wurde diese Kirche nicht benutzt. Von hier aus wurde das heilige Myron, je nach Bedarf, den einzelnen Diözesan-Bischöfen zugestellt, die es ihrerseits den einzelnen Gemeinde-Geistlichen zuteilten, um dort auch von dem Priester, der gleichzeitig als Arzt füngierte, als Heilmittel verwendet zu werden.

Dies heilige Myron gebrauchte man auch immer bei der Krönung der Monarchen zur Salbung, was allerdings höchst selten stattfand. Man wusste aber, dass der Zar dadurch befähigt wurde, durch Handauflegen Kranke zu heilen, was man übrigens auch von dem gesalbten englischen König kennt.

Sehr wichtig ist auch der kirchliche Ritus der heiligen Myron-Salbung, der unmittelbar nach der Taufe stattfindet und so gewissermaßen der abendländischen Konfirmation oder Firmung entspricht.

Hieraus erklärt sich auch, weshalb in der orthodoxen Kirche schon ganz kleine Kinder von ihren Müttern zum Abendmahl gebracht werden.

Im Übrigen ist dann der Gebrauch des Myrons noch auf jenes Sakrament beschränkt, das wir nach römisch-katholischer Parallele als *extrema unctio*, auf deutsch „letzte Ölung", bezeichnen könnten, dem aber nach orthodoxer Auffassung eine andere Bedeutung zugrunde liegt. Die armenische Kirche wendet die letzte Ölung nur bei Priestern an, und zwar wenn diese bereits gestorben sind. Bemerkt sei noch, dass der Kampf um das Vorrecht der Herstellung des heiligen Myrons in den orientalischen Kirchen oft zu erbitterten Kämpfen geführt hat, deren Folgen sich stellenweise noch heute fühlbar machen.

Während bei den angeführten kultischen Handlungen, also den Sakramenten, die aromatischen Stoffe als Akzidentien zu gelten haben, denen eine symbolische Bedeutung als Träger geistiger Gnadenmittel zugeschrieben wird, ist es für unsere Zwecke interessant, aus dem Bereich der orthodoxen Kirche auch eine Weihehandlung anführen zu können, bei der aus dem begleitenden Gebet deutlich hervorgeht, wie aromatischen Krautern heilende und schützende Kräfte nicht nur in Übertragung auf das rein religiöse Gebiet zugeschrieben werden, sondern ihr duftendes Fluidum direkt als Heilmittel in medizinischem Sinne bei physischen Leiden, sogar für Vieh, Haus und Hof als Prophylaktikum gegen allerhand Fährlichkeiten und Schädigungen aufgefasst wird. Mit der Anführung dieses kurzen Textes seien auch unsere Erörterungen über den Gebrauch der Aromatika im kultischen Leben der orthodoxen Kirchen geschlossen. Wir geben hier nur noch den Wortlaut dieses Gebetes ungekürzt in deutscher Übersetzung wieder, an Hand seiner auf dem Griechischen fußenden Fassung in einer so genannten kirchenslawischen (paläobolgarischen) Ausgabe des „Trebnik" (d. h. Agende für Kasualien), Moskau 1902, Teil I. Wir bemerken hierzu, dass von dem gleichen Gebet bereits eine andere deutsche Übersetzung existiert, die unter dem Titel „Gebet zur Segnung wohlriechender Krauter" in dem von Propst

Magister Theologiae A. von Maltzew herausgegebenen und bereits oben erwähnten Buche enthalten ist, und zwar auf Seite 791 ff. Dieses Werk ist heute eine schwer erhältliche bibliographische Seltenheit.

Gebet zur Weihe irgendeines wohlriechenden Krautes

„Herr, Gott Allerhalter, der du durch dein Wort alles erfüllest und der Erde befohlen hast, alle Früchte zu ihrer Zeit hervorzubringen, und sie zur Freude und zum Leben den Menschen gibst! Du selbst, allgütiger Gebieter, segne und weihe durch deinen heiligen Geist auch diese Samenkörner samt den verschiedenen Krautern, die in diesen heiligen Tempel gebracht werden, und diese deine Knechte, die diese Krauter mit dem Samen hinnehmen, reinige sie von allem Makel und erfülle ihre Häuser mit jeglichem Wohlgeruch, auf dass sie ihnen und allen, die sie im Glauben bewahren und denen, die mit ihnen räuchern, zur Bewahrung gereichen, zur Befreiung von allen feindlichen Anschlägen und zur Abwehr jeglicher Anfechtung, die vom Treiben des Teufels am Tage und in den Nächten kommt, zum Segen aber deinem getreuen Volk an Seele und Leib und dem Vieh und auch denen, die zum Hause ehören und den Stätten. Auf dass alle, die diese Krauter ebrauchen, sich Schutz der Seele und des Leibes erwerben, und auf dass deiner Gnade Geheimnis (Sakrament Mysterium) unserer Erlösung zur heiligen Arznei werde, damit, an welcher Stelle es auch immer niedergelegt, und wo es auch immer gebraucht werde, um Segen zu empfangen, deine Rechte, nachdem die gegnerische Kraft von dort verjagt, alles bedecke zur Herrlichkeit deines alleinigen, majestätischen und allverehrten Namens, dem da gebührt alle Herrlichkeit, Ehre und Anbetung mit dem Vater und dem heiligen Geiste jetzt und immerdar und in die Ewigkeiten der Ewigkeiten! -

Amen.“

Darauf werden die Krauter in Kreuzesform dreimal mit Weihwasser besprengt.

Schließlich sei hier auch noch, um unsere Angaben über die Verwendung der Aromatika im Kultus der orthodoxen morgenländischen Großkirche durch ein Beispiel aus einer heute ziemlich unbedeutenden christlichen Sondergemeinschaft des ägyptischen Kulturkreises zu ergänzen, eines merkwürdigen Brauches gedacht, dem wir bei den Kopten begegnen. Dort herrscht nämlich in weiten, wenn auch nicht allen Volksschichten die Überzeugung, man könne, eine Vergebung seiner Sünden erlangen, wenn man, auch ohne dass ein Priester, dem doch sonst allein die Absolutionsgewalt zusteht, dabei zugegen zu sein braucht, Weihrauch anzünde und vor den emporsteigenden wohlriechenden Dämpfen seine Sünden bekenne. Es wird also nach dieser Auffassung den Duftstoffen eine in religiösem Sinne reinigende Kraft beigemessen. Wir haben es folglich in diesem Falle mit einer Vorstellung zu tun, die gewissen Prinzipien der magischen Riten des Schamanismus und der ihm verwandten Weltanschauung nahekommt.

Dr. Steiner, der Gründer der anthroposophischen Bewegung, hat eine kultische Handlung geschaffen, die wir bei der Christengemeinschaft als Menschen-Weihehandlung kennen. Der Oberlenker dieser Christengemeinschaft ist der durch seine bedeutenden Werke weltbekannte Theologe Dr. Rittelmeyer. Dieser Gemeinschaft gehören hervorragende Gelehrte an, wie z. B. Professor Herm. Beckh, Lizentiat Emil Bock, Dr. Johannes Hemleben u. a.

Bei dieser Menschen-Weihehandlung die aus Kreisen hervorgegangen, die eigentlich der protestantischen Kirche nahe stehen, wird Räucherwerk verbrannt. Dr. Steiner war der Ansicht, dass zu jeder kultischen Handlung wie zu jeder Heilung Räuchern gehört. Mir selbst bestätigte er, dass er Düfte- und Räucheranwendung zu Heilzwecken für das älteste, aber zugleich zukunftsreichste Anwendungsgebiet halte.

Duft- und Riechstoffe im Kultus des Buddhismus

Wir wollen jetzt in einem anderen Kultus den duftenden Spuren aromatischer Substanzen nachgehen und den Buddhismus betrachten, aus dessen Gedankengut ja auch manches in den jüdischen Traditionen vorkommt. Der Buddhismus ist zu einer Art Modereligion unserer Zeit geworden, und ja wird viel über seine Lehre geschrieben. Wir haben hier nicht die Lebensäußerung jenes Lehrsystems im Auge, auch nicht seine praktische Anwendung, wie sie einst Gautama Buddha prägte und wie sie heute in den buddhistischen Gemeinschaften verbreitet ist.

Wir müssen aber feststellen, dass Buddha selbst jeder kultischen Verehrung ablehnend gegenüberstand, weil seine Lehre, wenn sie auch dem einzelnen anheimstellte, mit der Existenz von Gottheiten zu rechnen, diesen Gottheiten selbst aber in Hinblick auf das Endziel des Strebens aller Lebewesen, die Buddhaschaft, nur eine recht untergeordnete Rolle zuwies.

Der ursprüngliche Buddhismus war gar keine Religion in unserem Sinne, sondern war atheistisch, solange er rein und unverfälscht war. Seine Ausbreitung ist, besonders in den nördlichen Schulen bei den Chinesen, den Tibetanern und Mongolen, also im Lamaismus, eine gewaltige gewesen. Aber überall sollte sich aus dieser gottlosen Doktrin oder Lebensweisheit, gewissermaßen wie eine Ironie des geschichtlichen Schicksals, eine Religion im ausgeprägten Sinne dieses Wortes bilden. Der ursprünglich götter-, ja gottleere Himmel des Buddha hat sich nach und nach zu einem Pantheon ersten Ranges angefüllt, sodass er an Reichhaltigkeit von keinem anderen Himmel bekannter Religionen erreicht wird. Es gehören dazu neben den eigentlichen Göttern die gedachten Buddhas, die Heiligen, die Engel, die Feen, Dämonen, Schutz- und Ortsgenien und die machtvollen Zauberer der Tantra-Systeme. Nur noch der mexikanische Olymp, der alleine 400 Pulque-, d. h. Schnapsgötter, kennt, könnte sich mit solchem Reichtum messen.

Den Keim zur Schöpfung dieses buddhistischen Pantheons und damit überhaupt zu einem Kultus bildet die Gestalt des Gautama Buddha, und hier treten auch die Wohlgerüche und Duftstoffe sogleich in ihre Rechte. Dies muss umsomehr befremden, als der Meister selber, vor dessen Statuen heute Weihrauch verbrannt wird, gerade den Verzicht auf den Gebrauch von Duftstoffen von seinen Anhängern forderte.

So lesen wir in Olcotts buddhistischem Katechismus (Lit.-Verz.) unter der Zahl der von einem Laien auf sich genommenen Verpflichtungen: „Ich beobachte das Gebot, mich allen Schmuckes, wohlriechender Mittel, Spezereien und allen Zierrates zu enthalten.“ Wenige Seiten später können wir uns aber in demselben Buch davon überzeugen, dass das Opfer von Blumen, Weihrauch und wohlriechenden Kerzen vor dem Buddhabild als durchaus anerkennenswertes Verhalten für den Gläubigen angesehen wird.

Wenige Schritte von meinem Haus an der nördlichen Peripherie Berlins entfernt, konnte ich mich im buddhistischen Tempel von Frohnau selber davon überzeugen, dass das Standbild Buddhas mit würzigen Blumen und im Winter mit duftenden Tannenzweigen geschmückt war. Oben auf einem der Höfe steht ein großer metallener Kessel aus Bronze, der aus einem japanischen Tempel stammte, und nur zur Riechstoffverflüchtigung gebraucht wurde.

Geschichtlich betrachtet ist dieser Gebrauch von Riechstoffen darauf zurückzuführen, dass man in alten Zeiten in Indien die Mahârâjas, wenn sie ein Haus betraten, dadurch ehrte, dass man wohlriechende Blumen vor ihren Sitz streute, Riechstoffe verbreitete und dem weltlichen Herrscher zu Ehren aromatisches Räucherwerk entzündete. Dies wurde auch auf den, Herrscher der Religion „Dharmarâja“, wie Buddha später genannt wurde, übertragen, um bald im allgemeinen Kultus Eingang zu finden. Daher erklärt es sich, dass wir auf den bildlichen Darstellungen des buddhistischen Pantheons vor der Hauptfigur schwelende Weihrauchgefäße finden, besonders ausgeprägt auf den Gemälden in Tibet und in der Mongolei, also im Gebiet der sogenannten lamaistischen Kirche. Im Tempel vor den metallischen oder aus Holz gefertigten, meist vergoldeten Statuen tritt an ihre Stelle ein wirkliches Weihrauchgefäß.

So weiß der bekannte Asienforscher Dr. Wilhelm Filchner in seinem wertvollen und überaus lehrreichen Werk „Kumbum Dschamba Ling", das Kloster der hunderttausend Bilder Maitreyas, in welchem er das Leben und Treiben in einer der Hochburgen des Lamaismus im östlichen Tibet aufgrund seiner letzten Reise 1926/28 eingehend schildert, von einer ganzen Reihe solcher Weihrauchgefäße in den einzelnen Tempeln des genannten Klosters zu berichten. Aus den begleitenden, eingehenden Schilderungen, unterstützt durch schöne Aufnahmen und detaillierte Handzeichnungen, erfahren wir, dass sich die lamaistische Kunst gerade dieser Weihrauchgefäße mit besonderer Liebe angenommen hat. Sie bestehen aus kostbaren Metallen, sind oft genug mit Edelsteinen besetzt und erreichen manchmal sehr ansehnliche Ausmaße. Unzertrennlich davon sind die ebenso schönen Weihelampen, in denen nicht nur die landesübliche ungesalzene Butter, sondern oft auch sehr wohlriechende Öle als Brennstoff dienen.

Daneben befinden sich auf den Altären in besonderen Behältern Räucherstäbchen mit mannigfaltigen Aromatika durchtränkt. Diese Weihrauchgefäße und Räucherstäbchen brennen in den Heiligtümern, werden ständig unterhalten und dürfen niemals erlöschen. Selbst die Asche der Räucherstäbchen wird später sorgfältig gesammelt und medizinischen Präparaten beigemischt. Diese Gepflogenheiten finden wir nicht nur in den Lamatempeln der Mongolei und Tibets, sondern bei allen Buddhisten, ja sogar bei den Taoisten in China, und es ist nicht ausgeschlossen, dass der Lamaismus erst von dort den Gebrauch der Aschkästen für die Reste der Weihrauchkerzen übernommen hat. Andererseits ist es bezeichnend, dass nach einer

Mitteilung des verstorbenen russischen Spezialforschers auf lamaistischem Gebiet, Prof. Pozdnejev, der Gebrauch von Räucherkerzen chinesischer Herkunft in Lamaklöstern und Tempeln, die im chinesischen Gebiet und im Bereich chinesischen Einflusses liegen, durch die höhere Geistlichkeit untersagt wurde, da die Befürchtung bestand, dass bei den wechselseitigen Beziehungen der Lamas und Chinesen die strengen Vorschriften gelockert oder missachtet würden.

Hinsichtlich der Räucherkerzen, die auf den Altären der lamaistischen Tempel brennen bzw. glimmen und die auch bei den Prozessionen gebraucht werden, gibt es ganz besondere Anweisungen für die Herstellung. Eine solche Räucherkerze oder eines der beschriebenen Räucherstäbchen wird in der Kultursprache des Lamaismus „Dug-boi oder Dugbö" genannt.

Beide Silben bedeuten in wörtlicher Übersetzung ja dasselbe nämlich, Räucherwerk. Wir sind auch nach anderen Beispielen in der tibetanischen Sprache berechtigt, die Silbe „Dug" als eine Abkürzung des Wortes „Dugsching" aufzufassen, womit eine Abart des Wacholderbaumes bezeichnet wird, den Botaniker nach einer Angabe im tibetanischen Wörterbuch des Inders Sarat Chandra Das mit Juniperus excelsus benennen.

Dieses Strauchgewächs muss aber nach indisch-tibetanischer Auffassung infolge seiner Riechstoffe als Spender des Wohlgeruchs für kultische Zwecke „par excellence" gelten. Das wird noch mehr einleuchten, wenn wir in Betracht ziehen, dass die Hindus dieses Gewächs im heiligen Sanskrit als „Devadara" bezeichnen. Von den Mongolen, die auch als Bekenner des Lamaismus gelten, wird das Räucherstäbchen „Kudschi" genannt. Diese dünnen Räucherstäbchen oder Räucherkerzen bestehen aus einer verhärteten, harzigen Masse, die wohl nach den Angaben fachkundiger Forscher (so z. B. Przewalski) manchmal die ansehnliche Höhe von drei Metern erreichen. Die im lamaistischen Kultus verwandten Kerzen dürfen keinen Moschusgeruch abgeben, weil solchen die Eidechsen und Schlangen nicht vertragen und dadurch aus den Tempeln vertrieben werden könnten.

Um auch sonst nicht Anlass zur Vernichtung kleiner Lebewesen in den Tempeln durch Räucherkerzen zu geben, halten sie die lamaistischen Mönche in der warmen Jahreszeit unter einer Laterne, wie das Filchner in seinem Buch angibt. Da die buddhistische Grundregel vorschreibt, kein Lebewesen zu schädigen, hat sich auch der Lamaismus diese Vorschrift gegeben, und auf sie dürfte vielleicht auch noch das erwähnte Verbot chinesischer Kerzen zurückzuführen sein, da zu deren Herstellung Talg, also ein tierisches Fett, benutzt wird, das nur mit einer dünnen Wachsschicht überzogen wird, infolgedessen die Kerzen auch stark qualmen und einen hässlichen Niederschlag auf den Altarfiguren hervorrufen.

Neben den Räucherkerzen und den erwähnten Gefäßen kennt der Lamaismus auch das bei den Katholiken gebräuchliche Weihrauchfass, das sich in meiner Form und Ausführung nur wenig von diesem unterscheidet, nur dass es etwas plumper und grober gearbeitet ist. Aber auch im weltfremden Tibet kennt man elegante Ausführungen von Kultgefäßen. So berichtet Austin Waddell, ein Teilnehmer der bekannten englischen Expedition nach der Hauptstadt des verschlossenen Landes, in seinem Buche „Lhasa and its Mysteries“, dass der Dalai Lama in einer Pariser Juwelierwerkstatt goldene Weihrauchgefäße habe herstellen lassen. Auch findet man dort allerlei Gerät aus Pforzheim, dessen Stempel ja unverkennbar ist.

Der unterschied in dem Gebrauch des Räuchergerätes besteht darin, dass der amtierende Mönch dieses nicht, wie bei den Katholiken, an der Kette schwingt, sondern dass er sich dabei einer kurzen Stange bedient. Verbrannt werden im Weihrauch des lamaistischen Kultus verschiedene Harzarten, die mit einer allgemeinen Bezeichnung von den Tibetanern *Dug-ba* oder auch *Ssang* genannt werden. Interessant ist, dass die Mongolen, welche den tibetanischen Ausdruck in ihre Sprache übernommen haben, ihm noch das rein mongolische *Idên*, das Nahrung oder Speise bedeutet, anhängen. Also der brennende Weihrauch gilt für die Gottheit als Genussmittel, als Speise.

Der ganze, halb tibetanische, halb mongolische Ausdruck lautet: *Ssang-un Idên*. In den mongolischen Klöstern, die sich den Luxus echten Weihrauchs in Harzform nicht leisten können, finden wir ebenso wie bei den Israeliten wohlriechende Krauter, die nach astrologischen Regeln gesammelt und in getrocknetem und pulverisiertem Zustand verbrannt werden.

Das an Ketten hängende Weihrauchfass wird bei den Tibetanern *Boi-por* oder *Bö-por* genannt, was nach seiner sprachlichen Auflösung „Weihrauch-Schale" ergibt. (Die Mongolen gebrauchen dasselbe Wort.) Der Ausdruck:

„vor den Göttern Weihrauch aufsteigen lassen" lautet in der tibetanischen Sprache; *Lha-la pö-dschi dug-ba* (mongolisch *Tenggri-dür anggilachu*). Es sei uns verstattet, hier noch auf eine andere Redewendung hinzuweisen, die man (nach Sarat Chandra Das) oft in der tibetanischen Literatur antrifft) *ssang ssel*, d. h.: „Weihrauch vertreibt die Befleckung". Wir haben es also mit einer ähnlichen Auffassung von der Wirksamkeit des Weihrauches zu tun, wie wir sie schon in jenem Gebrauch der koptischen Christen kennenzulernen Gelegenheit hatten, bei dem der Gläubige seine Sünden vor brennendem Weihrauch aufzählt und dadurch Vergebung davon erlangt.

Dies hat, nach Bischof Leadbeater, seine Berechtigung, da sich unsere Sünden und Verfehlungen im Astralkörper widerspiegeln und alsdann durch Riechstoffe, die astrale Wirkung haben, eliminiert werden. Schließlich sei auch noch erwähnt, dass der Lamaismus eine eigenartige religiöse Handlung kennt, bei der übelduftende Weihrauchkerzen zur Verbrennung gelangen. Es ist das ein Ritus, bei dem durch die magische Macht eines mit besonderen tantristischen Fähigkeiten und Kenntnissen begnadeten Lamas in eine *Teig-Suppe* von menschlicher Gestalt, oder auch in einen Opferkuchen, alle Sünen der betreffenden Klostergemeinschaft hineingebannt werden. Dünste, die von übel riechenden, brennenden pflanzlichen Substanzen aufsteigen, hüllen bei diesem Ritus das Teiggebilde ein. Seine Vernichtung erfolgt immer außerhalb der Klostermauern, und die Mönche, welche das

Opfer dorthin tragen, binden ein feines Netz um ihren Mund, um nicht durch die unberechenbaren Ausdünstungen des unheilschwangeren Teiggebildes seelisch und leiblich geschädigt zu werden. An Ort und Stelle angelangt, wird das Opfer, wenn es in einer menschlichen Figur besteht, zerstückelt, und die Brocken werden einzeln in die Steppe geworfen oder verbrannt.

Welch eine große Bedeutung schon die ältesten Buddhisten der Herstellung von Räucherwerk für die Götter zugeschrieben haben, mag daraus hervorgehen, dass Nâgârjuna, einer der hervorragendsten Philosophien des Mahâyâna-Buddhismus, eine Schrift in Sanskrit über Anfertigung von Räucherkerzen verfasst hat, die uns in einer tibetanischen Übersetzung bis auf den heutigen Tag erhalten ist. Der deutsche Titel dieses Buches würde etwa:

„Perlenschnur des Kleinods der Weihrauchbereitung" lauten. Keinem Arztpriester in allen Teilen des Landes der Gletscher dürfte dieses Buch unbekannt sein.

Beachtung muss es auch verdienen, wenn wir mitteilen, dass der Lamaismus kleine heilige Figuren kennt, die von den Händen seiner bedeutendsten Kirchenlehrer aus Tonpasten modelliert und denen in großen Mengen wohlriechende Krauter zugesetzt werden. Ja es gibt sogar Figuren, die ausschließlich aus gepressten aromatischen Stoffen gefertigt werden und zu Kult- und Heilzwecken dienen.

In diesem Zusammenhang wollen wir auch die unter dem tibetanischen Namen „*Dscho*", d. h. Herr oder Meister, bekannte Buddhastatue hervorheben, welche wir sowohl in Lhasa wie in einem mongolischen Kloster Erdeni Dsu (d. h. kostbare *Dscho*) und in Peking antreffen. Alle diese sind, und das ist uns hier das Wichtigste, aus dem für außerordentlich kostbar geltenden und überaus wohlriechenden Holz des Sandelbaumes (*Sirium myrtifolium*), in Sanskrit *candana* und von den Tibetanern *Tsandan* genannt, geschnitzt. Wenn in der lamaistischen Literatur diese Standbilder erwähnt werden, so wird stets hervorgehoben, dass sie aus diesem Holz bestehen, überdies finden wir die Bestandteile des wohlriechenden Sandelbaumes, von dem es mehrere Arten gibt, in Tibet und in der Mongolei in Verwendung für die Herstellung von Riechstoffen und zumal als Grundstoff für Heilmittel aller Art. Für den kultischen Gebrauch gibt es eine Schrift mit dem Titel „das erhabene Sandel-Gebet".

Einen besonderen Geruch trägt das Akaru-Holz, das u. a. zur Herstellung der Amtsstab der führenden Geistlichen und der eingeweihten Mediziner benutzt wird. Des öfteren werden auch die Essschalen, die bei den lamaistischen Mönchen an die Stelle der altbuddhistischen Almosentöpfe getreten sind, aus diesen Holzarten verfertigt.

Paul Brunton, der bekannte Verfasser des so lesenswerten Buches „Yogis", erzählt darin, wie er sich zum ersten Mal mit ernstlichen Forschungen über das geheimnisvolle Wissen Indiens beschäftigte und dabei mit einem zurückgezogenen lebenden Weisen namens Vishudhananda zusammentraf; er bat ihn, er möchte ihm doch einmal irgendetwas von seinen übernatürlichen Kräften zeigen, eine Bitte, der die wahren Eingeweihten Indiens nur sehr schwer zu willfahren pflegen.

Vishudhananda aber ist dazu bereit. Er bittet Brunton um sein Taschentuch, auf dessen einen Zipfel er sein Brennglas richtet mit der Frage: was für einen Geruch soll ich Ihnen herbeibringen? Ein heller Sonnenstrahl trifft zwei Sekunden lang das seidige Gewebe, dann verbreitet sich ein entzückender Jasminduft durch den ganzen Raum. Brunton untersucht das Taschentuch nach irgendeiner Flüssigkeit, aber er vermag nichts an dem Tuch festzustellen, was auf irgendeine derartige Einwirkung schließen lässt. Er wünscht sich Rosenöl und danach noch den Duft einer Blume, die es nur in Tibet gibt, und auch diese Wünsche werden ihm als bald erfüllt, ohne dass dabei die sorgfältigste Nachprüfung irgendeine andere Einwirkung als die des Brennglases ergeben hätte. Er bittet den Weisen um eine Erklärung und erhält zur Antwort: es ist das kein Yogatum und keine Willensschulung, sondern eine Auswirkung der Sonnenlehre, die eine Sammlung von Geheimnissen der natürlichen Sonnenwirkung bringt und wie jede andere Wissenschaft erlernbar ist. Man brauchst dann nur noch geistige Konzentration und hat es leicht, solche scheinbaren Wunder zu vollbringen.

Karin Pundit, ein anwesender indischer Freund, der Brunton bei dem Weisen eingeführt hatte, setzt ergänzend hinzu, dass diese Sonnenlehre am ehesten denen von der Elektrizität und vom Magnetismus zu vergleichen sei; sie sei bei den Yogis schon seit je bekannt und viel angewandt worden. Das Sonnenlicht, dessen belebende Kräfte wir alle kennen, besitzt auch gewisse ätherische Kräfte, die dem Europäer bisher verborgen geblieben sind, die aber Wunder vollbringen können, sobald man sie beherrscht und anzuwenden weiß. —

Als Brunton nachher das Haus verlässt, da findet er an seinem Äußeren Fensteröffnungen ausgespart, die das Sonnenlicht offenbar in ganz bestimmter Weise in das Innere eindringen lassen; sie sind es auch, die die Duftstoffe aller Arten mit sich tragen und sie nun in der von dem Weisen gewollten Form auf die Zipfel des Tuches tragen, wie sie sich sonst auf den einzelnen Pflanzen in der in diesen Pflanzen vorbereiteten Form ablagern.

In den meisten Lama-Tempeln hängen von der Decke Stoffbälle von oft recht großem Ausmaß, welche aus elf Kissen oder Beuteln zusammengenäht werden, und in denen verschiedene wohlriechende Krauter in getrocknetem Zustande die Luft schwängern. Die Bälle heißen (nach Prof. Pozdnejew) bei den Tibetanern und bei den Mongolen: *Tschima-Purma.*

Es braucht kaum besonders erwähnt zu werden, dass sich hier die Kranken zusammenfinden, um durch den Geruch geheilt zu werden. Bemerkt sei auch noch, dass auf allen Altären der Lamaisten zwei Opferschalen stehen, eine mit einer wohlriechenden Räucherkerze und die andere mit Duftstoff enthaltendem Wasser gefüllt.

In manchen Lamaklöstern von Buthân und Sikkhim, Länder, die mit Britisch-Indien in regem Verkehr stehen, sehen wir, dass das mit Riechstoffen versehene Wasser auf den Altären durch Toilettenseifen englischen Ursprungs ersetzt wird. Man merkt auch hier, wie die Lamas durch praktische Erfahrung dahinter gekommen sind, dass sich auf diese Weise die Unkosten auf dem Konto des Kultus verringern lassen.

Es ist ja fast unmöglich, aus der umfangreichen lamaistischen Literatur alle Stellen zu sammeln, die von Riechstoffen handeln, oder in denen sich Hinweise darauf befinden. Aber als Beispiele seien hier doch zwei einschlägige Strophen aus einem lamaistischen Gebetstext in deutscher Sprache angeführt, der Text ist heute noch in tibetanischer Sprache vorhanden und geht auf eine Vorlage im altehrwürdigen Sanskrit zurück. Es heißt dort:

„Erhabene Blumen, auserlesene Blütenketten,
Musik und Salben, herrlich duftend,
Prachtvolle Jauchten und bestes Räucherwerk
Bring' ich den Siegreichen (d. h. Buddhas) dar.
Herrliche Gewandung und ausgesuchte Wohlgerüche,
Beutelchen voll zerkleinerten Räucherwerke,
An Menge dem Meruberge gleich,
Und all die schönen Schöpfungen
Bring' ich den Siegreichen dar.“

Die vorstehenden, gewissermaßen als Proben geltenden Angaben über die Verwendung der Riechstoffe im Lamakult ergänzend, sei noch hinzugefügt, dass sich in den Vorhöfen der Tempel große Urnen befinden, in denen bei feierlichen Anlässen wohlriechende Substanzen verbrannt werden. Auch auf den Höfen oder Dächern tibetanischer Häuser findet man, allerdings in einfacherer Ausführung aus Ziegeln oder nur aus Lehm, Weihrauchöfchen, in deren Nähe allerlei mystische Sinnbilder aufgestellt sind.

Weihrauchdämpfe und Riechstoffe spielen auch in der Ausübung des Wahrsagens im Lamaismus eine hervorragende Rolle, indem sich die Medien unter ihrem Einfluss in Trancezustand versetzen.

Es gibt ein Gemälde von Frhr. von Perckhammer im Hofe des Young-ho-Kung (Tempel des ewigen Friedens), auf dem man einen wahrsagenden Lama neben dem Weihrauchfaß sitzen sieht.

Unter den Geräten der buddhistischen Tempel in China, Korea und Japan stoßen wir auf eine Reihe von Requisiten, die dazu bestimmt sind, brennenden Riechstoffen als Behälter zu dienen: Räuchergefäße, Schalen und Urnen, die oft eine überraschende Ähnlichkeit mit dem aus der orthodoxen Kirche bekannten *Katzi* haben.

Wir finden aber in dem japanischen Buddhakultus nirgends das an Ketten hängende Weihrauchfass, das wir im Lamakultus angetroffen hatten. Zu erwähnen ist hier vielleicht noch im Hinblick auf die Wechselbeziehungen zwischen Duftstoffen und Religion, die wir im Auge haben, die von Chandra Das in seinem „Tibetan-English Dictionary" angeführte Tatsache, dass der Lamaismus eine Gruppe von Halbgöttern und Geistern anerkennt, die im Sanskrit Gandharva und von den Tibetanern *Disa* genannt werden. Beide Ausdrücke aber bedeuten in genauer Übersetzung „Gerüche-Verzehrende", womit imaginäre Wesen bezeichnet werden, die aus einer gewürzreichen und pflanzenerfüllten Zone Gandhamâdna im Himalaya stammen sollen.

Nach Jaeschke, einem berühmten Missionar, glauben die Tibetaner, dass diese *Disas* die Gestalt von Infekten annehmen können, die dann nicht nur Blüten und andere duftende Pflanzenteile umschwärmen, sondern auch Düngerstätten und Kadaver, und sich jeweils von den ihnen zusagenden Gerüchen ernähren.

Gewisse Mysterienschulen lehren, dass sich Astrallarven von den Ausdünstungen der Morphinisten und Alkoholiker ernähren. Diese Wesen treiben ihre Opfer an, stets die vergiftete Droge einzunehmen, und es wird darauf verwiegen, dass solche Leidenschaften nur geheilt werden können durch Umstellung dieser Geruchsausströmungen, was nur durch Einatmen bestimmter Riechstoffe zu erreichen ist.

Riechstoffe bei Mayas, Inkas und Azteken

Wenn man unter dem Einfluss der paläoepigrafischen Ausführungen von Prof. Wirth in den Ruinen auf der Osterinsel, in Yukatan oder in dem der Demeter geweihten Eleusis in Griechenland Untersuchungen anstellt, so kommt man zu der Überzeugung, dass all den erwähnten Kulten (möglicherweise indische) Urmysterien vorangegangen sind. Sie haben den ersten Schritt vom Exoterischen zum Esoterischen gemacht. Der Gebrauch von heiligen Pflanzen und deren Riechstoffen hat dort seinen Ursprung: Ebenso gilt das natürlich bei den Mayas oder den Inkas und ihren Priestern oder bei den ägyptischen Tempeleingeweihten, die wohlriechende Pflanzen züchteten und zu Räucherwerk gebrauchten.

Sie wurden nicht allein in Extraktform zur Einbalsamierung von Leichen verwendet, sondern auch um eine gewisse Atmosphäre durch die Räucherung in ihren Gotteshäusern zu bereiten zur Beeinflussung ihrer Proselyten. Gewiß waren dir Länder der Wohlgerüche vorwiegend im Orient gelegen, aber auch die amerikanischen Kulturen kannten die Anwendung der Riechstoffe, und heute noch begegnet man Quetschua- und Aimara- Indianern, welche zu Fuß von dem Hochlande der Inkas durch ganz Sud-, Mittelamerika und Mexiko wandern und ihre Heilkräuter und Riechstoffe anbieten.

Es gibt Medizinmänner, welche Koka-Blätter kauend in einem Tage 30 Meilen laufend zurücklegen, ohne die geringste Müdigkeit zu verspüren und so an die halb fliegenden Asketen Tibets erinnern, die Frau Neel in ihrem Tibetbuch beschrieben hat.

Wir möchten daran erinnern, dass, als Cortez in Mexiko und Pizarro in Peru ankamen, ihnen von dem Aztekenkaiser Montezuma und dem Oberhaupt der Inkas Abordnungen zur Begrüßung entgegengeschickt wurden, die als erste Geschenke Riechstoffe darbrachten, um den Boden für eine gute gegenseitige Verständigung vorzubereiten. Bei Friedensverhandlungen wurde von den einzelnen Parteien stets geräuchert, was sich dann später in der Form der Friedenspfeife erhalten hat.

Die heute übliche Sektstimmung nach Konferenzen wäre wünschenswerterweise durch ausgleichende Riechstoffe zu ersetzen. Aber zu den alten Azteken und Inkas zurückkehrend, kann heute noch bewiesen werden, dass die wenigen vorkommenden Krankheiten und Seuchen verhältnismäßig leicht durch Riechstoffe und Bäder beseitigt wurden.

Eine besondere Form der Syphilis, die allerdings in der Regel recht schnell ohne Nachwirkung abklang, stammt aus Mexiko und hatte der Sage nach ihren besonderen Gott. Gerade diese Gottheit starb einen freiwilligen Opfertod gegenüber der Sonne und schenkte so der Sonne die Heilkraft, mit ihren Strahlen diese Krankheit auszulöschen, wie uns die alte Sage weiter berichtet.

Es ist erschütternd zu lesen, wie die Arztpriester über die Aderlässe und andere Heilweisen der spanischen Ärzte urteilten und mit Entrüstung alles zurückwiesen, da ihrer Meinung nach solche Methoden mehr schädlich als nützlich wären.

Wie im Vorhergehenden angedeutet, benutzten die Urvölker einen eigenartigen künstlichen Schlaf, in welchem sie ihre Medizinen, darunter auch Duftstoffe, verabreichten, um die Kranken zu heilen. Die Mexikaner hatten außer dem Peyotl auch noch eine andere Pflanze, welche dann später einen ungeheuren Einfluss auf sämtliche Länder der Welt ausgeübt hat: der Tabak. Als die ersten Spanier nach Mexiko kamen, fanden sie die Naturvölker beim Rauchen, nicht ahnend, dass gerade diese Eigenart das kulturelle Leben und die Wirtschaft der gesamten Menschheit so weitgehend beeinflussen würde. Die Tabakblätter wurden in Röhren gestopft, angezündet, und dann wurde der Rauch eingesogen. Mitunter wurden auch in Tempeln große Behälter aufgestellt, in denen angezündete Tabakblätter verdampften.

Interessant ist es, dass schon in der Bilderschrift des *Codex Troano* die Priester rauchend dargestellt werden. Durch Sahagun erfahren wir, dass aus dem Tabak eine Art Getränk zubereitet wurde, welches den schon erwähnten eigentümlichen Schlaf bewirkte. Das Rezept hierfür, das die Indianer heute noch kennen, geben sie aber nicht preis. Bei gewissen rituellen Zeremonien mussten die Priester rauchen. Diese Sitte findet man dann später bei den Tupi-Indianern wieder, die Zigarren rauchend ihre Kriegstänze aufführten. Im *Codex Florentino* finden wir ebenso ein Bild, auf dem die Priester Tabakpfeifen auf den Altar legen, sowie einen Gott, der in dem Schmuck des Sonnengottes Tonhatiu und des Windgottes Quetzalcoatl dargestellt ist. Auf dem Toxalcoatl-Fest werden den knieenden Gläubigen Tabakpfeifen überreicht. Sogar auf dem großen Altarrelief von Palenque finden wir die Gottheit mit der Tabakrauchrolle als höchstes Sinnbild.

In den Pyramiden und Tempeln wurde Weihrauch entzündet, und bei der Zusammenstellung des Weihrauchs spielte gerade Tabak eine große Rolle. Der Wohlgeruch, den wir von den Havanna-Zigarren-Deckblärtern kennen, stammt aus Mexiko. Überhaupt wurde vom heiligen Land der Mayas das Tabakrauchen über die ganze Erde verbreitet. Die Ethnologen hegen keinen Zweifel, dass Mexiko das Vaterland des Tabaks, wie auch der Schokolade ist.

Auch waren die südlichen Inkas die ersten Kartoffelbauer. Heute braucht nicht mehr erwähnt zu werden, welche Bedeutung diese Erzeugnisse in allen Ländern gewonnen haben. Es ist nur schade, dass die Zubereitung der Riechstoffe aus diesen Pflanzen vergessen wurde und wir sie jetzt aus den Papyrusrollen, auf denen die gottesdienstlichen Rituale aufgezeichnet worden sind, heraussuchen müssen. Kartoffel, Kakao und Tabak waren heilige Pflanzen, die nur von Gottgeweihten und für sie verwendet wurden. Sehr viel später machten die Europäer und die Indianer sie (nach der Ansicht der Eingeborenen in gotteslästerlicher Weise) der großen Masse und somit der ganzen Welt zugänglich. Wenn man bedenkt, was schon alleine diese drei aus dem Zusammenhang herausgegriffenen Pflanzen an Bedeutung für alle Völker gewonnen haben, so kann man möglicherweise noch vieles in den mexikanischen Mysterien finden, was nicht minder wertvoll wäre.

An der Kartoffel ist es aber nicht bloß die Erdfrucht, für welche sich die Eingeborenen besonders interessiert haben, wie wir es heute nach unseren Gewohnheiten annehmen sollten, sondern auch gerade die anderen Teile der Pflanze, wie Stängel, Früchte, Blätter und Keime. Jeder Pflanzenteil ist in der Medizin für bestimmte Organe verwendbar und ermöglicht auch die Herstellung ätherischer öle. Sehr gefährlich sind die Keime, zumal für frische Wunden, durch ihren Saft, der durch sein Gift schon manchen Unglücksfall hervorgerufen hat. Wiederum sind die Keimsäfte, in homöopathischer Verdünnung, als Schlafmittel zu gebrauchen.

Die Blätter und Früchte werden gegen Rheumatismus erfolgreich angewandt. Soweit über die Erdfrucht oder Kartoffel (solanum tuberosum). Neben ihr sei auch noch der Erdnüsse gedacht, aus deren Pflanzenteilen ebenfalls wirkungsvolle ätherische Öle extrahiert werden können. Mexikanisch Cacahuate genannt, *arachis hypogaea L.* von den Botanikern, hat diese Pflanze die eigenartige Erscheinung, dass die Blüten sich nach der Befruchtung zum Boden senken, und die Entwicklung der Erdnüsse sich im Boden selber vollzieht, in den sich die Blütenstängel eingegraben haben. Bei der Zubereitung dieser Pflanzensäfte gebrauchten die Indianer bestimmte Gesänge.

Palioquina heißen die Medizinmänner am Golf von Darien, und in den *Traditiones y Cantares de Panama* beschreibt der Folklorist Garay, wie die 4 Schamanen unter Anwendung von Riechstoffen mantramsche Gesänge anstimmen, während der Kranke von einer Wolke von Riechstoffen umwoben ist. Das Sonderbarste aber war, dass ein Schamane, als er unsere üblichen Noten als Schrift der Musik sah, sich erbot, auch seine Musik aufzuzeichnen; und siehe da, er malte Runen auf, wie wir sie in gleicher Weise, d. h. als Mensch-Gott-

und Lebensrune, in den nordischen Aufzeichnungen vorfinden. Und diese Indianer behaupten, dass eine Beziehung zwischen Ton, Farbe und Duft bestände, worauf wir später noch ausführlicher zurückkommen werden.

Da Mais das Hauptnahrungsmittel der alten und heutigen Mexikaner ist, so wurde auch diese Pflanze zur Herstellung von allem Möglichen, darunter auch Riechstoffen, verwendet.

In einem der Codice sieht man eine Frau, welche Mais zu Raucherwerk kocht, und der Urtext sagt: *„auh in izquitl in quincequia uel inpan onmolonja on motecaica icematonaoac auh in iquac qujhnecuja in izquitl in tulteca, quivelicamatia cahuiacama tia quivelmatia."* (... und der Mais, den sie röstete, verbreitete sich über die Bewohner in der ganzen Welt, und als die Tolteken den gerösteten Mais rochen, roch er ihnen sehr gut.)

Die Herstellung der Duft- und Riechstoffe aus Asphalt wird uns von der modernen chemischen Wissenschaft ermöglicht. Wir wissen aber aus den Berichten der spanischen Eroberer, dass die alten Mexikaner die Gewinnung von Riechstoffen aus Asphalt bereits kannten, was wiederum als ein Beweis für die hohe Kulturstufe dieser Völker anzusehen ist.

Im mexikanischen Jahre finden die Festlichkeiten des Frühlings mit den Kinderopfern auf dem Altar der Götter Tepictoton und anderer im Tempel des Tlaloc an. Die mexikanische Bevölkerung soll in der Blütezeit der Azteken und Mayas über 80 Millionen betragen haben. Die Mexikanerin ist eine außergewöhnlich fruchtbare Mutternatur, und heute noch sind Familien mit 20 und mehr Kindern keine Ausnahme; so kann man verstehen, dass die religiösen Gebrauche benutzt wurden, um die zu starke Vermehrung der Bevölkerung einzudämmen. Diese Kinderopferung ist als eine fürchterliche Gräueltat von den spanischen Priestern beschrieben und von den spanischen Behörden als Hauptvorwand ausgenutzt worden, um gegen den mexikanischen Gottesdienst vorzugehen. Was die Menschenopfer anbetrifft, muss man berücksichtigen, dass die Mexikaner an eine Wiedergeburt glaubten und jedes dieser Kinder zu einer Art Gott wurde, das einer höheren Inkarnation entgegenging. Die Priester des Tlaloc, die die für uns so furchtbaren Handlungen vornehmen, trugen die Farben des Sonnenkultus und waren mit einem *Kopalbeutel* ausgerüstet. Sie schwängerten Weihrauch und dieser, aus Harzen von heiligen Bäumen zubereitet, vermischte sich mit den Dämpfen, die aus den so heißen Herzen der sterbenden Opfer kamen und gierig von den anwesenden Gläubigen eingeatmet wurden, um sich die geistige Kraft der Kinder einzuverleiben. Sie standen wie vor Göttern und ließen den Duft wie ein Mysterium auf sich einwirken.

Wenn wir das Zustandekommen moderner Kriege studieren und die Beobachtung machen, dass alle Parteien ein und denselben Gott anrufen und ihn bitten, ihren Waffen den Sieg zu verleihen, da mutet es wunderbar erfreulich an, folgende Schilderung aus dem alten Kulturland der Azteken zu vernehmen:

Auf dem weiten Hochplateau von Mexiko hatten sich verschiedene Völkerschaften angesiedelt. Die Bekanntesten waren die Mexitlis, von denen der Name des Landes herstammt, dann die Totonaken, die Otomis und verschiedene andere, die sich des öfteren untereinander befehdeten. Die Führung dieser Kriege war nicht brutal in unserem Sinne, nicht Vernichtungskrieg, sondern der Krieg stellte gewissermaßen eine heilige Handlung dar. Es ist so zu verstehen, dass es sich eigentlich um einen Kampf der Götter selbst handelte, der für sie unten auf der Erde ausgetragen werden mußte. Die Menschen waren Werkzeuge der allmächtigen Götter und ihre Sachwalter auf Erden.

Zu einer gewissen Zeit, durch Abordnungen vorher bekannt gemacht, erschienen die Gegner, völlig kriegsgerüstet, in den feindlichen Lagern. Ein ungeheuer großer Tempel wurde je in den beiden Hauptplätzen dazu benutzt, um vorab eine wichtige Weihehandlung in würdigster Weise unter Verbrennen vielfachen wohlriechenden Räucherwerks vorzunehmen. Bei dem aufsteigenden Opferrauch wurden die Götter angefleht, die Waffen beider Gegner zu segnen. Eine Anzahl Priesterinnen wurde in einen Trancezustand versetzt, aus dem heraus sie Zeit und Gegend bestimmten, wann und wo die ersten Treffen stattfinden sollten.

Die Kämpfe spielten sich ritterlich ab. Nach Beendigung des Krieges kam man wiederum zusammen, und zwar in der Hauptstadt des Besiegten, um unter großen Zeremonien und Rauchopfern einen den Göttern wohlgefälligen Frieden zu schließen.

Hierzu im Gegensatz sehe man sich das unritterliche Diktat von Versailles an, ergangen von modernen Kulturvölkern, die bei jeder Gelegenheit gern stolz auf die hohen Errungenschaften ihrer Kultur hinweisen.

Sollte man da nicht unwillkürlich an den bekannten Ausspruch Seumes denken: „Seht, wir Wilden sind doch bessre Menschen!“?

Der Handel mit Räucherstoffen im Altertum und Mittelalter

Zur Herstellung dieser Räucherstoffe wurden geheime Rezepte genau befolgt und die Gestirnkonstellation genau beobachtet, um sie zur richtigen Zeit fertig zu stellen.

Man braucht nur die Liturgie der römisch-katholischen Kirche eingehend zu studieren, um ein Verständnis zu haben für den Gebrauch des Weihrauchs bei der heiligen Messe. Zumal bei vielen Überseevölkern die Katholiken ihre Kranken zur Messe bringen, um sie durch Waschungen mit Weihwasser und den Duft des Weihrauchs zu heilen. Dies galt schon bei ihren Vorfahren als Zaubermittel.

Es gibt wohl kein Naturvolk, sei es in dem Busche Afrikas, in den Steppen Argentiniens, auf den Südseeinseln oder im Norden Sibiriens, wo wir nicht Zauberer und Magier antreffen, welche die Geheimnisse der Herstellung von Duft- und Räucherstoffen vom Vater auf den Sohn übertrugen und heute noch ihren eigenartigen und einträglichen Beruf des Medizinmannes ausüben.

Die spanischen Priester, welche damals mit den Eroberern in Mexiko vordrangen, haben manches Kulturdokument zerstört. Die reichhaltige Literatur aber, die uns Sahagun und andere überliefert haben, geben uns genaue Angaben über die Zubereitung von Raucher- und Duftstoffen. Wenn die Natur verschwenderisch ist, so braucht man ja auch mit seinen Spenden nicht sparsam zu sein, und das war zumal im Orient gewiss nicht, und so ist geschichtlich erwiesen, dass bei der Beisetzung Herodes 5000 Sklaven vorangingen, die die Luft mit Räucherwerk, Duften und Wohlgerüchen vernebelten.

Aus dem Neuen Testament wissen wir, dass die schöne Sündern Maria Magdalena die Füße des Herrn mit Balsam wusch und mit ihrem Haar trocknete. Im Alten Testament schon finden wir in den Sprüchen, dass Judith ihr Gesicht mit wohlriechenden Salben einrieb.

Die Phönizier, die in der Herstellung solcher Mittel Künstler waren, lehrten es die Griechen, und man sieht heute bei Wanderung durch die Gebirge, welche die Sonne Homers beleuchtete, eine ungeheure Flora, welche zu diesem Zwecke wie geschaffen war. Die Griechen aber, die es verstanden, aus ändern Ländern immer das Beste für sich herauszuziehen, übernahmen auch vieles von dieser Kunst von den Ägyptern. In den homerischen Gesängen wird Hera mit wohlriechendem Öl eingerieben, und man braucht nur die griechischen Sagen von der Schöpfung der olympischen Göttin Persephone, die Geschichte des Herakles und Odysseus Irrfahrten zu lesen, um überall oder wenigstens hier und da zu finden, dass die Griechen nicht nur ihre Gewänder, sondern auch ihre Möbelstücke mit duftenden Krautern imprägnierten. Aus der Ilias erfahren wir, dass Juno ganz bestimmte Düfte benutzte, um Jupiter, den großen Gott, herbeizurufen. Bis heute haben sich in den Namen von gewissen Düften die hellenischen Erzeugnisse erhalten. Man kann sagen, dass in jener Zeit jede der attischen Inseln wegen eines besonderen auf ihr hergestellten Duftmittels berühmt wurde, welches dann als Austauschmittel von einem Land nach dem anderen verschifft wurde.

Einer der größten Exporteure auf dem Gebiet der Duftstoffe war Arabien. Sein stetig blauer Himmel, welcher acht Monate lang der Sonne freien Einfluss auf die Gebirge gibt und schon im Schatten 45 Grad Temperatur hat, lässt allnächtlich einen ganz merkwürdigen Tau verbreiten, welcher ganz besonders stark riechende Blumen beeinflusst. Man hat dort ganze Wälder eines eigenartigen Wacholderstrauches; dann findet man dort den seltenen *Adenium obesum*. Auf der ganzen Welt konnte wohl kein so duftender Weihrauch hergestellt werden wie gerade in diesen tropischen Gefilden. Wie der Verbrauch der arabischen Produkte andererseits gewaltig war, geht aus den interessanten Ausführungen eines damaligen Schriftstellers hervor, welcher behauptet, dass Nero bei der Bestattung seiner Gattin Poppäa

Sabina, gestorben 65 n. Chr., soviel Räucherwerk verbrauchte, wie Arabien nur in einem ganzen Jahr liefern konnte. Nun denke man sich, wie schon erwähnt, dass Arabien eine ganze Flotte unterhielt. Aus Arabien brachten dann später die nordafrikanischen Mauren die Kenntnis der Duftstoffe nach Spanien, wo wir in den dortigen Bibliotheken unzählige Rezepte aus der reichhaltigen Literatur abschreiben konnten. Von Spanien gingen dann viele von diesen Sachen mit den Priestern nach Lateinamerika und vermischten sich dort mit den Rezepten dieser Völker; und so haben wir heute dort, wenn auch ein gewisser Wirrwarr herrscht, doch eine Quelle für Untersuchungen, welche sich lohnen und die uns die Wechselbeziehungen Europas und Amerikas auf einem ganz besonderen Gebiete erkennen lassen.

Es ist ja niemals festzustellen, wo das Reich der Legende aufhört und die Aufzeichnungen der Geschichte anfangen. In Mexiko, Indien, Griechenland und dem alten Rom finden wir unzählige Legenden und Märchen, in denen durch Düfte und Räucherstoffe Kranke geheilt wurden, und man kann daraus ersehen, dass die praktische Verwendung nicht nur heute, sondern zu allen Zeiten Wirklichkeit war. In allen den erwähnten Ländern wurden Urnen mit wohlriechenden Pflanzen nicht allein in den Tempeln, sondern auch in den Behausungen der Bewohner aufgestellt, um die Heilung von Kranken mit ihren Gebrechen zu begünstigen, sozusagen das Innere des Organismus zu einer Selbstheilung anzuspornen.

Dass sich diese Heilverfahren bis heutigen Tages nicht mehr erhalten und entwickelt haben, ist nur so zu erklären, dass die Völker der damaligen Zeit sich aus wirtschaftlichen Interessen auf der religiösen Arena bekämpften, den Gebrauch der Räucherstoffe mehr oder weniger ächteten und somit den Kernpunkt, das Verständnis für ihre Heilkraft, verwischten.

Wenn die griechischen Priester ihren Olymp mit allen Vorzügen ihrer eigenen Geschmacksrichtung schilderten, so vergaß auch Mohammed nicht, zu erwähnen, dass die schönen Körper der schwarzäugigen Huris aus reinstein Moschus gebildet seien und sogar Allah in seinem Paradies umschwebten. Der Sultan Saladin ordnete an, dass die Wände der Moscheen mit Rosenwasser gewaschen werden sollten, und diese Anordnung hat sich bis heute als Gewohnheit erhalten.

Eifrig hütete man besondere Arten von Riechmitteln und Düften, und Plinius spricht 65 v. Chr. Geb. von Verfolgungen wegen Nachahmung gewisser Produkte.

Später finden wir, dass die Staaten den Handel mit Duftstoffen monopolisierten, da er damals ebenso bedeutende Steuereinnahmen abwarf wie heute Alkohol- und Tabakmonopol. So wie im Mittelalter an den Höfen Magier und Astrologen offizielle Stellungen einnahmen, um den Herrschern durch astrologische Berechnungen die Zukunftsmöglichkeit zu deuten oder bei Verstimmung des Gemüts aufheiternd auf sie einzuwirken, so engagierte man auch Parfümisten, welche bei jeder Gelegenheit den passenden Duftstoff bei Empfängen zu bereiten hatten. Aber nicht immer wurden diese Sachen, die an sich heilig sein sollten, zu guten Zwecken gebraucht. So sehen wir, dass Katharina von Medici, die Gemahlin Heinrichs II. von Frankreich, sich giftiger Riechstoffe bediente, welche, im Handschuh verborgen, immer zur Stelle waren, missliebige Verehrer und Anbeter oder Gegner zu beseitigen. Ludwig XV. hatte eine so verwöhnte Nase, dass er verlangte, in seinen Zimmern solle jeden Tag ein anderer Wohlgeruch verbreitet werden.

Nun ist auch nicht immer ein drastisch unangenehmer Geruch Ursache von gesundheitlichen Schädigungen, er kann auch Begleiterscheinung von uns drohenden, anders gearteten großen gesundheitlichen Gefahren sein, und scheint in solchen Fällen uns als Warner dienen zu sollen.

Bekanntlich haben die nahe den Halmknoten stehenden Stängelhaare der meisten Bambusarten bei vielen Naturvölkern eine verbrecherische Verwendung gefunden. Man hackt diese Haare mit sehr scharfen Messern stundenlang, gründlich, und trocknet sie nachher auf heißen Steinen tagelang. Die kurz gehackten, unendlich feinen Härchen krümmen sich dann in Hakenform, und in diesem Zustande werden sie dann in Tötungsabsicht dem Essen des verhassten Feindes beigemischt. Sie haken sich in die Wände der Verdauungskanäle ein, jede nachfolgende Speise zerrt und reißt an ihnen, die Eingeweide bluten, und das Blut findet sich schon im ersten Kotabgange nach der verhängnisvollen Mahlzeit. Eiterungen der Verdauungskanäle folgen, und es hängt von der verabreichten Dosis und der Anzahl der Wiederholungen ab, ob der davon betroffene Unglückliche einige Tage lang oder aber - drei Jahre lang sterben soll. - Hier ist nun festzustellen, dass Speisen mit der verhängnisvollen Beimischung sehr schnell einen spezifisch unangenehmen Geruch annehmen, der dem Eingeweihten bekannt ist und ihn warnt. In Kolumbien, zwischen Cali und Ibague existieren paradiesisch schöne Bambuswälder. Als mich meine Frau bei der Durchreise durch dies Paradies auf die Schönheit der Bambusbestände aufmerksam machte, erzählte ich ihr diese Zusammenhänge, und wir hatten auch bald Gelegenheit, auf solche Art Erkrankte zu behandeln; leider waren die meisten unrettbar verloren.

In Lateinamerika verwenden die Zauberer alle möglichen Substanzen als Träger ihrer Gifte. Meistenteils Asche, dann Salz, aber auch vielfach Seife. Der zu Verhexende bekommt ein Stück Seife geschenkt und soll nach dem Gebrauch derselben erkranken.

Seife als Waschmittel kannte man schon in früheren Zeiten, aber erst im Jahre 1713 finden wir zuerst wohlriechende Produkte im Handel, und heute ist hieraus eine Weltindustrie entstanden. Wenn wir erwähnten, dass man in Tibet auf den Altären kultisch vorgeschriebene Duftstoffe durch wohlriechende Seifen englischer Herkunft ersetzt, so sind in der letzten Zeit die Amerikaner auf eine ganz neuartige Idee verfallen. Das zeigt uns nachfolgender Ausschnitt aus einer Zeitung, der einen neuen amerikanischen Verkaufstrick beschreibt:

„Sell with Smell." Verkaufe mit Geruch, der natürlich angenehm sein muss, ist Amerikas neuester Verkaufstrick. Nachdem Statistiker durch umfassende Beobachtungen in allen wichtigen Branchen festgestellt haben, dass die Kundschaft lieber und mehr von

Dingen kauft, die einen angenehmen Duft ausströmen, war es ja ziemlich natürlich, diese Feststellung praktisch auszunutzen. Der Parfümeur ist plötzlich in vielen Branchen zur Geltung gekommen. Eine wahre Sucht hat eingesetzt, um Waren einen möglichst angenehmen Geruch zu verleihen. Gummiartikel aller Art, die sonst einen nicht gerade angenehmen Geruch ausströmen, riechen plötzlich nach Veilchen oder Rosen.

Textilwaren mit ihrem öden Geruch werden parfümiert. Selbst die Packungen, in denen die großen Lebensmittelunternehmungen ihre Waren verkaufen, bekommen einen schönen Geruch, damit die sich mitunter unangenehm bemerkbar machende Druckerschwärze der Aufdrucke verschwindet. Seidenstrümpfe, Leder und Papier für vornehme „Magazine" müssen jetzt riechen. Niemand weiß, wie lange diese Mode noch anhält. Für manche Waren wird es sich wohl um eine bleibende Einrichtung handeln. Die beste Idee hatte aber wohl eine Feuerversicherungsfirma, die Reklamezettel ausschickte, die nach verbranntem Holz rochen.

Die Raucher wissen, dass der Geschmack des mexikanischen Tabaks etwas herbe ist und die Aroma-Qualität namentlich gewisser Havannatabake nicht erreicht, zumal wenn man an die Handarbeit-Zigarren denkt, die im Staate Vera Cruz hergestellt werden. Wie helfen sich nun die Indianer hier? Indem sie eine Art Essenz aus den feinsten Deckblättern edlerer Tabake herstellen, diese auf ein Läppchen gießen und dasselbe in eine jene minderen Sorten enthaltende Kiste legen. Die solchergestalt behandelten Zigarren sollen dadurch so verbessert werden, dass sie den Vergleich mit feinsten Havannas aushalten. Dies Verfahren wäre wohl auch dem Raucher selbst zu empfehlen, etwa in der Form, dass er sich das Zigarrenetui entsprechend parfümiert.

Eine wissenschaftliche internationale Koryphäe, Herr Universitätsprofessor Ballaestero aus Madrid, hielt vor kurzem in Berlin einen überaus interessanten Vortrag. Er verbreitete sich über die Entdeckungen der Neuen Welt von der iberischen Halbinsel aus und untersuchte die tieferen wirtschaftlichen Ursachen, die dem Suchen eines neuen Weges nach Indien zugrunde lagen.

Indien war der hauptsächlichste Lieferant aller Art Gewürze und Spezereien. Der Hunger nach diesen Dingen, wozu natürlich auch die Rohmaterialien für Räucherwerk und Duftstoffe zu rechnen sind, war so ungeheuer, dass er auf dem damaligen normalen Schifffahrts- und Karawanenwege nicht befriedigt werden konnte. Zwangsläufig ergaben sich die Bemühungen, neue Wege und wohl auch Fundstätten ausfindig zu machen, um Spezereien in vermehrten Mengen in die Abendländer zu bringen.

Nicht also die Sucht nach Gold allein war von vornherein die Triebfeder für die großen Entdeckungsreisen. Es steht fest, dass es große Gewürzkrämer der damaligen Zeit waren, die die Mittel zusammenbrachten, Schiffe auszurüsten und verwegene Führer und Mannschaften anzuheuern, die ihr Leben für solche, zu damaliger Zeit fantastisch anmutende Pläne aufs Spiel setzten. Es steht also fest, dass wir die so genannte Entdeckung der neuen Welt dem Bedürfnis nach Quellen neuer Riechstoffe und den dazu nötigen Verkehrswegen nicht zuletzt zu verdanken haben. Wohl fanden sich in den neuen Gebieten alsdann auch mancherlei Rohstoffe gedachter Art, doch das aufgefundene Gold war es, und die Sucht, immer noch mehr davon zu gewinnen, das alle guten Keime der Eingewanderten erstickte, Jahrtausende alte Kulturen vernichten ließ und Hekatomben an Menschenleben erforderte.

Kultische Duftpflanzen

Man braucht nur die Liturgie der romisch-katholischen Kirche eingehend zu studieren, um ein Verständnis zu haben für den Gebrauch des Weihrauchs bei der heiligen Messe. Bei vielen Überseevölkern bringen die Katholiken ihre Kranken zur Messe, um sie durch Waschungen mit Weihwasser und den Dutt des Weihrauchs zu heilen. Gemeinsam mit der römischen Kirche des Abendlandes hat nicht nur die griechisch-orientalische (orthodoxe), sondern auch die armenische, die koptische, die syrische, die abessinische, die indische (der sogenannten Thomachristen) und nicht zuletzt die gnostische Kirche den Weihrauch in Gebrauch.

Er wird nicht nur an den bekannten, an Ketten schwingenden Weihrauchfässern, sondern auch, gerade bei den Völkern des Balkans und in den altritualistischen Sekten der russischen Kirche, in einem leichten metallischen Gefäß untergebracht, bestehend aus einem mit den Flächen aneinander liegenden Doppelkegel, an dem ein Stiel von ziemlicher Lange als Handhabe befestigt ist.

Dieses Gerät wird, wie schon erwähnt, auf dem Balkan „Katzi" genannt. Von einem etymologischen Deutungsversuch des Wortes, da» sowohl in der Kirchensprache der Griechen als auch der Rumänen und Russen vorkommt, möchten wir Abstand nehmen. Wahrscheinlich dürfte es mit dem türkischen „Katzani" (Kessel) zusammenhängen, trotzdem andererseits eine Zusammenstellung mit der slawischen Wurzel „Kad" (für räuchern), die wir noch erwähnen werden, auch möglich ist. Bezeichnend ist es jedenfalls und vollkommen erklärlich, dass sowohl im Griechischen wie auch in den slawischen Sprachen die Ausdrücke für Weihrauch, räuchern, Rauchfass usw. je mit der entsprechenden Bezeichnung für eine stark duftende Pflanze zusammenhängen. Für die fraglichen griechischen Ausdrücke ist es der uns nicht nur als Küchenkraut, sondern namentlich als Heilkraut bekannte Thymian (*Thymus serpyllum*), der im deutschen Volksmund hier und da Feldquendel oder Feldkümmel genannt wird. Der uns so geläufige Thymian ist aber weiter nichts als eine Ableitung von dem heute noch im Neugriechischen als schriftsprachlicher, botanischer Ausdruck gebräuchlichen „Thymos“ für die in Rede stehende Pflanze. Die Umgangssprache sagt dazu „Thymari“, und aus dieser Wurzel sind die Worte *thymiazein* (räuchern), *thymiama* (Räucherung, Räucherwerk) und *thymiaterion* (Räucherfass) hervorgegangen.

Angesichts der belebenden Wirkung, die besonders der frisch zwischen den Fingern zerriebene Thymian bei Schwächezuständen ausübt (die Blüten dieser Pflanzen dienen u. a. auch zum Füllen von sogenannten Kräuterkissen), können wir uns hier nicht versagen, der Vermutung Ausdruck zu geben, dass aller Wahrscheinlichkeit nach ein Zusammenhang besteht zwischen dem eben genannten Thymian mit dem Ton auf der ersten Silbe und dem auf der letzten Silbe betonten Thymos, womit ursprünglich das Lebensprinzip oder die Vitalität des Menschen bezeichnet wurde.

Des weiteren gibt dann dieses Wort, z. B. in der Sprache Homers, das Herz und die Seele als Sitz der Leidenschaften, des Empfindens und Wollens, des Verlangens besonders nach Speise und Trank» und schließlich der Gesinnung wieder. Kurz, man sieht, wie hier die Sprachbildung ein zartes Band von der belebenden Wirkung des Thymian-Duftes zum Objekt dieser Einwirkung, dem Menschen als Träger der Lebensäußerungen in den genannten Funktionen, gezogen hat. Ich möchte nicht unerwähnt lassen, dass der Montserrat, der heilige Gralsberg, nicht unweit von Barcelona, von Thymianpflanzen übersät ist, deren Heilwirkung ans Wunderbare grenzt. Ich bin nach vierjährigem Aufenthalt dort zu der Vermutung gekommen, dass kein geringer Teil der Wunderheilungen an Kranken, die sich dort tatsächlich ereignet haben, und die dem Muttergottesbild zugeschrieben wurden, viel dem ausströmenden Duft des Thymians zu verdanken sind. Jahrelang habe ich gerade mit diesem Thymian-Riechstoff Versuche angestellt und bin zu ganz erstaunlichen Ergebnissen gekommen.

Aber gehen wir zu einer anderen Pflanze über, einer Pflanze von herberem Geruch, die den auf rauere, nördlichere Landstriche angewiesenen Slawen sehr angenehm ist, nämlich der Wacholder (*Juniperus communis* und andere Arten). Er wird von den slawischen Polen „Kadik" genannt. Auch die deutsche Landbevölkerung in Ost- und Westpreußen kannte den würzigen duftenden Strauch unter diesem Namen. Der Wurzel des slawischen Wortes begegnen wir aber wiederum in den uns hier interessierenden Ausdrücken auf dem ganzen weiten Gebiet, welches von der kirchenslawischen, oder wie die Linguisten sagen, paläobolgarischen Sprache beherrscht wird. Dort heißt das Weihrauchfass und das Räucherwerk „Kadilo", räuchern „kaditj" und die Räucherung „kashdenije".

In Mexiko kennt man einen ganz besonderen Wacholderbusch, den *Jumperus thurifera*, und in Tibet begegnen wir sogar noch in 4000 Meter Höhe einer Wacholderart, die die Chinesen „Hyiang ching" (duftendes Grün) nennen. In Mexiko ist noch der *Juniperus acopulorum* und *Cupreasus Benthamii* anzuführen, wahrend in Napal und Kaschmir der *Juniperus aquamata* und recurva, in Sibirien der *Juniperus sabina* zu finden ist. Alle diese Wacholdergewächse sind verschieden und werden von den eingeborenen Medizinmännern auch zu den verschiedensten Heilungen von Krankheiten benutzt. Jedenfalls lassen sich aus allen Arten, die wir einmal angeführt haben, um den weltweiten Umfang der botanischen Grundlage unserer osmologischen Heilmittel anzudeuten, wertvolle ätherische Öle herstellen, die in der Heilkunde von unersetzlichem Wert sind.

Als aromatische Stoffe, die beim Räuchern selbst im Weihrauchfass auf Holz oder besonders hergestellten Kohlen verbrannt werden, kommen Harze von verschiedener Herkunft in Betracht, denen meist noch andere pflanzliche Zutaten, deren Wert den Preis bestimmen, zugesetzt werden. In ganz armen Kirchen, bei slawischen

Völkerschaften z. B., werden mangels eines Besseren sogar nur Wacholderbeeren verbrannt.

Der harzige Weihrauch kommt in unregelmäßigen Stücken vor, die in ihrem Aussehen mehr dem *Gummi arabicum* ahneln oder in besseren Arten als ziemlich harte Gussmasse in den Handel gelangen und vor ihrem Gebrauch pulverisiert werden. Die feinsten Sorten, die in der katholischen Kirche zu besonders festlichen Gottesdiensten gebraucht werden, bestehen aus einer Menge verschiedenartiger pflanzlicher und mineralischer Stoffe, deren Betrachtung unter dem Mikroskop ein wirklich buntes Bild gewährt. Unserer Meinung nach übernahm die römisch-katholische Kirche dieses Brauchtum von der gnostischen, und ihrem Verfall in den Materialismus seinerzeit ist es zuzuschreiben, dass sie auch mineralische Stoffe annahm, die in der Gnosis nicht bekannt waren. Weihrauchbäume findet man heute in Java, Arabien, Zentralamerika, Mexiko und auf der Insel Sokotra. In den letzten Jahren hat man ihn aber auch schon in Kamerun, Somaliland und Abessinien antreffen können.

Um eine Verwendung der Gegenwart noch anzuführen, so können wir unsere Augen auf die Menschen-Weihehandlung der Christengemeinschaft lenken, eine kultische Handlung, die Dr. Rudolf Steiner, der Gründer der anthroposophischen Bewegung, geschaffen hat. Der Oberlenker dieser Christengemeinschaft war der durch seine bedeutenden Werke weltbekannte Theologe Dr. Rittelmeyer, und viele hervorragende Gelehrte gehören ihr an, so Prof. Hermann Beckh, Lizenziat Bock, Dr. Hemleben und weitere.

Bei dieser Weihehandlung, die aus Kreisen hervorgegangen ist, die eigentlich der protestantischen Kirche nahestehen, wird auch Räucherwerk verbrannt. Dr. Steiner war der Ansicht, dass zu jeder kultischen Handlung, wie zu jeder Heilung Räuchern gehört. Wir bekamen es von ihm bestätigt, dass auch seiner Ansicht nach die Düfte- und Räucheranwendung zu Heilzwecken für das älteste, aber auch zugleich zukunftsreichste Anwendungsgebiet gehalten werden kann.

In der Christengemeinschaft nun wird, an den Gebrauch früherer Mysterien anschließend, mit ganz besonderem Weihrauch geräuchert. Dieses sei nur nebenbei erwähnt, da wir gerade dieser Kirche die größten Sympathien entgegenbringen und es zum Wohle der Menschheit wünschen würden, wenn diese und die heilige gnostische Kirche bald der Allgemeinheit zugänglich werden würden.

In der orthodoxen Kirche segnet der Priester an den Vorabenden der Sonnund Feiertage in der Mitte der Kirche neben fünf Broten und je einem Schälchen voll Weizen und Wein auch ein kleines Gefäß mit Olivenöl. Mit diesem Öl werden bei dem sich anschließenden Morgengottesdienst die Kirchenbesucher durch den Priester mithilfe eines kleinen Pinsels auf der Stirn in Kreuzesform gesalbt. Diesem Olivenöl wird ein gewisses Quantum von wunderbar duftendem Rosenöl zugesetzt, dessen Aroma sich mit seiner Intensität durch den ganzen Kirchenraum verbreitet, ja alles durchdringt und den Gläubigen auch noch in sein Heim begleitet. Kranke ziehen sich reine Wäsche an und, mag es nun auf Suggestion zurückzuführen sein oder nicht, Unzählige fühlen Heilung von ihren Gebrechen, indem sie stets wieder und wieder diesen Geruch aufnehmen. Das teuerste und beste Öl wird wohl in Bulgarien gewonnen, worauf wir noch ausführlich im zweiten Teil des Buches eingehen werden. Aber auch in Mexiko (Xochimilco) finden wir ganze schwimmende Inseln, die nur mit Rosen bepflanzt sind. Die Indianer pressen nach altem Brauch den Extrakt aus den Blättern, um ihn zu Heilzwecken zu benutzen.

Die Königin der Blumen liefert auch noch zur Schaffung eines anderen Würzstoffes für den kirchlichen Gebrauch der griechischen Orthodoxie ihre unvergleichlichen Duftstoffe, nämlich zur Destillation des Rosenwassers, das allerdings nur einer sehr beschränkten und verhältnismäßig seltenen. Anwendung dient.

Die alten Mysteriengebräuche der Mayas sehen nicht allein Schmetterlinge, sondern besonders auch Rosen als Opfergaben vor. Wir finden ähnliche Gebräuche in der gnostischen Kirche, wo Rosen am Altar verbrannt werden, wozu man Kranke ladet, die durch diesen Duft Heilung finden sollen.

Es sollten hier nur einige der vielen Pflanzen als Beispiele für ihre sich über die ganze Welt verbreitende Anwendung im Kultus beschrieben werden. Es wird unsere Aufgabe im zweiten Teil des Buches sein, ausführlich auf die materiellen, d. h. chemischen Grundlagen und botanischen Besonderheiten ein zugehen.

Kultus und Medizin

Wir wollen aber, dem Zwecke dieses ersten historisch-kultischen Teiles entsprechend, nun die Brücke bauen vom religiösen zum medizinischen Gebiet, bevor wir uns alleine mit diesem letzteren befassen. Dabei müssen wir noch mehrfach auf die Religion und ihre Einwirkungen auf die Heilkunst zu sprechen kommen.

Ein Thema, über das wir angesichts der stiefmütterlichen Behandlung, die ihm seitens der Gelehrten zuteilgeworden, leider bis heute noch recht wenig sagen können, ist die Heilkunde der lamaistischen Völker. Eines aber steht sicher fest, dass es ein enges Band zwischen religiösem und ärztlichem Wirken gibt, und die kultische und heilkundliche Tätigkeit im Priester des Lamaismus in Personalunion zu finden ist. Zumindest ist dort jeder Arzt stets Priester, wenn auch nicht jeder der zahlreichen Priester gleich Arzt zu sein braucht. Setzt doch die Zulassung zum Studium der lamaistischen Heilkunde eine dreizehn Jahre lang in Anspruch nehmende Beschäftigung mit den allgemeinen buddhistischen Fächern, wie sie in den Klöstern gelehrt werden, voraus. Erst der Mönch, der dieses Pensum erfolgreich hinter sich hat, darf sich mit dem Gedanken tragen, ein Jünger des buddhistischen Aeskulap zu werden. Dass es hier auch „nicht approbierte Mediziner und Scharlatane." gibt, ist selbstverständlich. Doch ist der Erfolg letztlich stets ausschlaggebend.

Wir haben schon erwähnt, dass wir davon Abstand nehmen müssen, hier näher auf die ungemein lehrreiche lamaistische Heilweise einzugehen. Eins aber ist gewiss: die lamaistische Heilkunde arbeitet mit einem von ihrem Standpunkt wohl ausgebildeten Repertoire, indem gerade die Duftstoffe pflanzlicher Herkunft eine bedeutende Rolle spielen. Dass die Lamaisten die chemische Zusammensetzung noch nicht kennen, liegt dabei auf der Hand. Als Kinder der Natur aber sind sie auch gute Naturbeobachter, die vielleicht mit ihren klaren Augen und ihrer sich über Jahrhunderte erstreckenden, traditionsreichen Erfahrung mehr sehen als unsere scharf qualitativ blickende Reagenz oder unsere Mikroskopgläser.

Der vorwiegende Teil des indischen Heilmittelschätzen besteht aus aromatischen Stoffen, die meist dem Reiche der Flora entstammen. Hierzu müssen wir bedenken, dass die lamaistische Pharmakologie unter ihnen nicht einseitig diejenigen versteht, die wohlriechend sind, sondern auch andere, die nach unserem Geschmack diese Bezeichnung nicht verdienen. Sie gruppieren ihre Gerüche in fünf Kategorien; nämlich: widrig-penetrant, verbrannt, aromatisch-würzig in unserem Sinne, ranzig und muffig.

Um nun dem Leser noch schließlich eine Vorstellung zu geben, wie die Heilkunde des Lamaismus gerade die Duftstoffe der Pflanzen als wirkenden Faktor zu schätzen weiß, seien hier in Übersetzung nach dem mongolischen; Text einige Angaben aus dem ersten Kapitel des Hauptwerkes der lamaistischen Medizin: „Quintessenz der medizinischen Mittel" (tibetanisch: bdud rtsi srjing po, mongolisch: rasian-u jirüken) gemacht, die darauf Bezug haben:

Hier wird uns eine in Indien liegende Stadt geschildert, in deren Mauern, der Unterricht in den medizinischen Wissenschaften erteilt wird. Sie ist von blühenden und duftenden Gärten umgeben, in denen die vorzüglichsten Heilkräuter üppig gedeihen. Diese Gewächse werden einzeln aufgezählt. Wir führen nur einige davon an, wie Granatäpfel, Pfeffer, den Sandel- und den Kampferbaum, die Zimtpflanze, usw. Umgeben ist die Stadt von vier Bergen, die nach den Himmelsrichtungen orientiert sind, und jeder dieser Berge trägt seine besonderen Pflanzen. In dem Werk sind auch die den Pflanzen innewohnenden Heilkräfte genau beschrieben, wobei gerade der Duft an erster Stelle steht. „Durch den Duft dieser wohlriechenden, prächtigen und angenehmen Heilmittel, von deren wirksamen Eigenschaften ihre Wurzeln, Stämme, Zweige, Blätter, Blüten und Früchte erfüllt sind, werden bei jedermann alle Krankheiten zum Stillstand gebracht." Noch bezeichnender ist es aber, dass der Berg an der Ostseite der Stadt, an dessen Hängen die Arura (terminalia chebula), die Universalheilpflanze der indisch-tibetanischen Medizin wächst, ausdrücklich der wohlriechende Berg genannt wird.

Er aber heißt in der Sprache der Tibetaner: „Boi-dschi-Ri", in dessen erster Silbe „Boi*' wir jenes Wort wiederfinden, das uns schon früher als Ausdruck für Weihrauch begegnet ist. Im Sanskrit aber entspricht diesem Ausdruck „Gandhamâdna", und von dort stammen die Disa, jene Genien, die sich von Düften ernähren, wie wir schon berichteten.

Die Einbrecher-Gilde in Insel-Indien bedient sich eines merkwürdigen pflanzlichen Giftes bei Ausübung ihres Berufes. Die gut handspannenlange weiße Blüte einer Campanula-Art von schlanker Form bringt in verschwenderischer Weise Unmengen von Blütenstaub hervor, der in frischem Zustand ungiftig ist. Wird der aus der reifen Blüte herausgeschüttelte Staub aber einige Tage lang auf Steinen ausgebreitet und der glutheißen indischen Sonne ausgesetzt, so ist aus der vorher harmlosen Pollenmaße ein äußerst drastisch wirkendes Betäubungsmittel geworden.

Die Verbrecher benutzten es, indem sie es unter Verwendung einer primitiven Gesichtsmaske (vor die Nase gehaltenes feuchtes Tuch) und eines dünnen Blasrohres durchs Schlüsselloch des Schlafzimmers des zu Beraubenden blasen. Das sehr leichte Narkotikum gelangt langsam in die Atmungsorgane der Schläfer, und diese werden betäubt.

Nachdem die Einbrecher etwa eine halbe Stunde lang diesen Erfolg abgewartet haben, dringen sie, ohne nun Geräusche vermeiden zu müssen, in das Zimmer ein, töten die Betäubten durch eine in Mund oder Nase eingeblasene größere Dosis des Giftes mit Sekundenschnelligkeit und können nun an ihr verbrecherisches Handwerk gehen, ohne eine Störung zu befürchten.

Dieses sei hier schon einmal, unter Vorwegnahme aus einem späteren Zusammenhang, angeführt, um auch die gefährliche Seite der Heilstoffe in unkundiger oder böswilliger Hand zu kennzeichnen.

Die alten Mexikaner hatten nicht allein Parlamente, die durchaus autokratisch aufgebaut waren, sondern auch wissenschaftliche, zumal astrologische Kongresse und Medizinschulen, aus denen hervorragende Arzte hervorgingen. Diesen Medizinschulen waren botanische Garten angegliedert, in denen Heilkräuter gezogen wurden. Es sei hier nur auf „Huaxtepec y sur reliquias Arqueologicas" und die Beschreibung des alten Sanktuariums des Tempels von Ome Tochtli verwiesen. Man hatte zwei Heilsysteme, die einander ergänzten: Hydrotherapie und osmologische Heilkunde. Nebenbei auch Heilkräuter, Lichtbehandlung und Zauberei, was sich z. T. bis heute erhalten hat.

Wenn wir uns ein warmes Bad von einer halben Stunde Dauer angedeihen lassen, so erfordert das ein Opfer an Zeit und Geduld. Schon im alten Mexiko dauerte ein heißes Bad, mit allen Wohlgerüchen angefüllt, einen ganzen Tag. Wir haben diese Heilmethoden selber erprobt und sind zu erstaunlichen Ergebnissen gekommen. Ein amerikanischer Offizier wurde im ersten Weltkriege aus dem Heeresdienst entlassen, weil er sich einen schweren Bruch zugezogen hatte. Nach Jahren hörte er von dem mexikanischen Bader-System. Er ließ sich drei Tagesbäder verabfolgen und erzielte eine restlose Zuheilung des Bruches, die sonst nur nach vorangegangener Operation möglich gewesen wäre. Man kann wohl mit Recht annehmen, dass solche Heilweise dazu berufen ist, schon in Kürze wieder beliebt zu werden, und wir wollen uns dann daran erinnern, dass wir solches den alten Mexikanern zu verdanken haben.

Stammland, im weitesten Sinne dieses Begriffes, für Wohlgerüche jeglicher Art war und ist bis auf den heutigen Tag der Orient in der Ausdehnung, in welcher ihn das Altertum und das Mittelalter bis zur Zeit der großen geografischen Entdeckungen kannte. Was Wunder also, wenn alle die zahlreichen Religionskulte (die hier ihren Ursprung genommen haben, zur weiteren Entwicklung gelangten und zum Teil heute noch bestehen) von aromatischen Stoffen jeglicher Art zu ausgesprochen kultischen Zwecken, aber auch zu solchen, die zu ihm in enger Beziehung stehen, ausgiebig Gebrauch machten?

Wir könnten absehen von den zahlreichen Anwendungen, welche die Aromatika in der Heilkunde fanden, wenn es nicht der Zweck dieses Buches wäre, gerade dieses immer wieder zu betonen. Denn es ist die Grundlage für unser ganzes, neues Heilsystem, was wir eigentlich richtiger ein „altes" nennen müssten, denn beschämt müssen wir wieder einmal feststellen, dass frühere, sogenannte „primitivere" Zeiten auf diesem Gebiet vieles gekannt und gekonnt haben, was wir heute wieder mühsam neu finden und lernen müssen. Wir wollen aber auch betonen, dass die praktische Ausübung der Heilkunde vorwiegend, wenn nicht ausschließlich, in den Händen der Priester, also der Diener der Religion, lag.

Es sei nur daran erinnert, über welch eine eingehende Kenntnis der wirksamen, um nicht zu sagen chemischen Eigenschaften die Angehörigen jener priesterlichen Kaste verfügen mussten, denen in Ägypten das Einbalsamieren der Toten oblag. Schon der von uns Europäern für dieses Verfahren gebrauchte Ausdruck spricht dafür, dass hierzu in erster Linie Stoffe von stark würzigen Gerüchen in Anwendung kamen, wofür Balsam als *pars pro toto* zur generellen Bezeichnung herhalten musste.

Immer wieder stoßen wir auf Schritt und Tritt in der alten Literatur auf Beispiele der Anwendung von Riech- und Räucherstoffen, wobei wir gar nicht einmal immer deutlich unterscheiden können, wo das Kultische aufhört und das Medizinische anfängt. Der griechische Geschichtsschreiber Herodot berichtet um 450 v. Chr. von den Massageten und Skythen am Flusse Araxes, dass sie Früchte in ihr Lagerfeuer warfen, um den Rauch einzuatmen und dadurch in einen sonderbaren Rauschzustand versetzt zu werden, in dem sie zu singen und tanzen beginnen. Plutarch erzählt, dass die Griechen oft gewisse Gräser sammelten, um sie ins Feuer zu werfen, den erzeugten Dampf einzuatmen und Krankheiten damit zu heilen. Pomponius Mela, sein Zeitgenosse, berichtet dieselbe Sitte von den Thrakern.

Bemerkenswert und als Ausgangspunkt für spätere Betrachtungen in dieser Richtung scheint uns ganz besonders der in der indischen Philosophie gebräuchliche Begriff *Tattwa*. Diese Tattwas, meisterhaft von Rama Prasad als feinere Naturkräfte beschrieben, können wir uns als eine Art Ätherschwingungen denken. Nun unterscheiden die Inder Schwingungen, welche auf unsere Sinne einwirken, ja sogar die Sinne selbst sind.

So entspricht die Sonne als Tattwa Tejas dem Auge oder dem Geruchssinn oder auch den Farben nach dem Element Feuer, d. h., sie wird in roter Farbe empfunden. Der Mond-Apas ist dem Geschmackssinn, Merkur dem Gefühl der Luft zugeeignet, Saturn-Akasha dem Gehör und Jupiter dem Geruch. Nun ist Prithvi das Element des Lebens, des Erfolges. Der Inder sagt, eine Krankheit, die in Prithvi anfängt, wird stets geheilt werden. Prithvi ist das Element der universellen Liebe.

Bei dem Tattwa-Studium machen uns die Inder auf eine merkwürdige Eigenschaft unserer Nase in Verbindung mit dem Kosmos aufmerksam. Sie beweisen, dass wir doppelpolig sind, rechts positiv, links negativ veranlagt, und dass diese Polarität abwechselnd den ganzen Tag wirkt, d. h. alle zwei Stunden fangen die Tattwas an von Neuem, zu schwingen. Man kann den Versuch machen, wenn man das linke Nasenloch oder das rechte zuhält, welche Polarität gerade am Wirken ist. Dieses ist zu beachten beim Einatmen der Riechstoffe bei gewissen Krankheiten, welche ihrerseits ebenfalls polarisch positiv oder negativ eingestellt sind. So sind hitzende, mit Fieber behaftete Krankheiten positiv eingestellt, während chronische Leiden mit Untertemperatur, Blutarmut, usw., als negativ dargestellt werden müssen. Fieber ist ja schon lange als Heilprozess anerkannt und wird auch von der ärztlichen Wissenschaft künstlich erzeugt. Nun können wir aber gerade durch Riechstoffanwendung eine Temperaturerhöhung sehr leicht erreichen und dadurch wieder einen Beweis mehr erbringen, dass Riechstoffe als Heilmittel anzusehen sind.

Inneres Empfinden hängt von Stimmungen ab. Im politischen Leben, in richterlichen Verhandlungen spricht man von Stimmung machen, denn man weiß, dass inneres Leben nur von Stimmung abhängig ist. Bei allen Konfessionen oder früheren Religionsformen von den mexikanischen oder ägyptischen Mysterien bis zur heutigen katholischen Messe sind Duftstoffe in Form von Weihrauch oder ähnlichen Dingen gebräuchlich.

Dieser Weihrauch soll nach religiösem Glauben geeignet sein, Wesen aus der unsichtbaren Welt herbeizurufen, welche dann auf ihre Art günstig auf uns einwirken sollen. Der berühmte Franzose Rochas erklärt in seinen verschiedenen Werken über die Spaltung der psychischen Persönlichkeit weitgehend die Formverwendung der Gedanken, und er kommt zu dem Resultat, dass die Fernwirkung der Gedanken nur in einer gewissen Stimmung möglich ist, welche wiederum nur durch Duftstoffe erreicht werden kann. Wir kommen hier auf das heikle Gebiet der Wunder, und neuere Forscher nehmen an, dass sich z. B. gewisse Gedankenwellen um die Muttergottesbilder gestalten, welche von den betenden Kranken angezogen werden.

Wir erinnern an Lourdes, Maria Einsiedeln und Hunderte von Wallfahrtsstätten, und stets werden wir erfahren, dass die Priester und Mönche die Kranken auch mit Weihrauch umhüllen, um sie dem Heilungsprozess zugänglich zu machen. Dieser Weihrauch war stets das Sinnbild des Gebetes selbst, welches, aus dem Niederen erzeugt, zu Höherem strebt und uns von der Krankheit zur Heilung leitet. Wir sehen, wie hier immer wieder eine enge und kaum trennbare Verbindung zwischen Religion und Heilwissenschaft besteht. Jede Kirche, gleichviel, welcher Religion oder Sekte sie angehört, könnte zur Heilstätte unzähliger Krankheiten werden, besonders solcher Kranker, die an psychischen Erscheinungen leiden, und das sind sicher die meisten. Alles kommt, unserem Erachten nach, nur auf die richtige Zusammenstellung, auf den den einzelnen Gerüchen innewohnenden Heilungsimpuls und die Harmonie an.

Es hieße ein ganzes Buch für sich schreiben, wenn wir der Anwendung der Riechstoffe, gleichviel welcher Herkunft, in den einzelnen Religionen und den heilkundigen Methoden des alten Orients auf Schritt und Tritt nachgehen wollten. Wir haben einiges in den angeführten Beispielen andeuten können und würden ähnliche Resultate auch bei einer Beschäftigung mit der gleichen Materie für die noch heute lebenden Völker, Religionen und die durch die Überlieferung geheiligten medizinischen Heilpraktiken, die sich auf uralte Erfahrungen gründen, in allen Teilen der Welt erzielen. Aber hier will nun die osmologische Heilkunde anknüpfen, alte Erfahrungen auf ihre Richtigkeit hin untersuchen und die neuen Erkenntnisse der Wissenschaft zu einem organischen Ganzen zusammenstellen, neue Wege finden auf alter Grundlage im Kampf um das köstlichste Gut der Menschen: die Gesundheit.

II. Teil – Geistige und materielle Grundlagen der Riechstoffheilkunde

Voll Kostbarkeiten, die die Menschen preisen,
War dieser Teil, von Hügeln überragt,
Und tausend würzige Wohlgerüche flossen;
Nicht nur vom Auge ward die Pracht genossen.
(Dante: Purg. 7. Gesang)

Krankheiten und Riechstoffe

In der indischen Philosophie spricht man von „Tattwas“. Diese Tattwas, meisterhaft beschrieben von Rama Prasad als feinere Naturkräfte, können wir uns als eine Art Ätherschwingungen denken. Nun unterscheiden die Inder Ätherschwingungen, welche auf unsere Sinne wirken, ja sogar die Sinne selbst sind. So entspricht die Sonne als Tattwa Tejas dem Auge oder dem Gesichtssinn oder auch den Farben nach dem Element Feuer, d. h., sie wird in roter Farbe empfunden. Der Mond = Apas, ist dem Geschmacksinn, Merkur dem Gefühl der Luft zugeeignet, Saturn = Akasha dem Gehör und Jupiter dem Geruch. Nun ist Prithvi = das Element des Lebens, des Erfolges.

Der Inder sagt, eine Krankheit, die in Prithvi anfängt, wird stets geheilt werden. Prithvi ist das Element der universalen Liebe. Bei dem Tattwa-Studium machen uns die Inder auf eine merkwürdige Eigenschaft unserer Nase in Verbindung mit dem Kosmos aufmerksam. Sie beweisen, dass wir doppelpolig sind, rechts positiv, links negativ veranlagt, und dass diese Polarität abwechselnd den ganzen Tag wirkt, d. h., alle zwei Stunden fangen die Tattwas von neuem an zu schwingen. Man kann den Versuch machen, wenn man das linke oder das rechte Nasenloch zuhält, welche Polarität gerade am Wirken ist. Dieses ist zu beachten beim Einatmen von Riechstoffen bei gewissen Krankheiten, welche ihrerseits ebenfalls polarisch positiv und negativ eingestellt sind.

So sind hitzende, mit Fieber behaftete Krankheiten positiv eingestellt, während chronische Leiden mit Untertemperatur, Blutarmut, usw. als negativ dargestellt werden müssen. Fieber ist ja schon lange als Heilprozess anerkannt, wird auch von der ärztlichen Wissenschaft künstlich erzeugt. Nun können wir aber gerade durch Riechstoffanwendung eine Temperaturerhöhung sehr leicht erreichen und dadurch wieder einen Beweis mehr erbringen, dass Riechstoffe als Heilmittel anzusehen sind.

Inneres Empfinden hängt von Stimmungen ab. Im politischen Leben, in richterlichen Verhandlungen spricht man von Stimmung machen, denn man weiß, dass inneres Leben nur von Stimmung abhängig ist. Bei allen Konfessionen oder früheren Religionsformen von den mexikanischen oder ägyptischen Mysterien bis zur heutigen katholischen Messe sind Duftstoffe in Form von Weihrauch gebräuchlich. Dieser Weihrauch soll nach religiösem Glauben geeignet sein, Wesen aus der unsichtbaren Welt herbeizurufen, welche dann auf ihre Art günstig auf uns einwirken sollen.

Der berühmte Franzose Rochas erklärt in seinen verschiedenen Werken über die Spaltung der psychischen Persönlichkeit weitgehend die Formwerdung unserer Gedanken, und er kommt zu dem Resultat, dass die Fernwirkung der Gedanken nur in einer gewissen Stimmung möglich ist, welche wiederum nur durch Duftstoffe erreicht werden kann. Wir kommen hier auf das heikle Gebiet der Wunder und neuere Forschungen nehmen an, dass sich z. B. gewisse Gedankenwellen um die Muttergottesbilder gestalten, welche von den betenden Kranken angezogen werden.

Wir erinnern an Lourdes, Maria Einsiedeln und Hunderte anderer Wallfahrtsorte, und stets werden wir erfahren, dass die Priester und Mönche die Kranken auch mit Weihrauch umhüllen, um sie dem Heilungsprozess zugänglich zu machen.

Dieser Weihrauch, meist aus gewissen Harzen erzeugt, wird aber bei einigen Sekten nur aus parfümierter Holzkohle, mit Salpeter getränkt, hergestellt. Der Weihrauch war stets das Sinnbild des Gebetes selbst, welches, aus dem Niederen erzeugt, zu Höherem strebt und uns von der Krankheit zur Heilung leitet. Wir sehen aus dem soeben beschriebenen Religionssystem des Ostens, wie wir hier gerade in dem eingehenden Studium eine Brücke finden können zwischen Religion und Wissenschaft. Alles kommt unseres Erachtens auf die richtige Zusammenstellung, auf den, den einzelnen Gerüchen innewohnenden Heilungsimpuls und die Harmonie an. Jede Kirche, gleichviel welcher Religion oder Sekte sie angehört, könnte zur Heilstätte unzähliger Kranker werden, besonders solcher, die an psychischen Erscheinungen leiden, und das sind die meisten.

Moses, der Führer auch des ägyptischen Volkes, welcher in die ägyptischen Mysterien eingeweiht und jedenfalls einer der tiefsten Kenner der Beziehungen zwischen Natur und Menschen war, verlangte, dass sein Volk die Ölung vollziehe, und gab Vorschriften zur Bereitung einer gewissen Substanz aus aromatischen Essenzen.

Aus der Bilderschrift der Ägypter hat man entziffern können, dass Ramses den Göttern Weihrauch von rotem Balsam zur Opferung brachte.

An den Ufern des Flusses, in dem einst Johannes der Täufer Jesus taufte und dieses Mysterium für die Menschheit festhielt, indem die Christussubstanz dort in die Person des Jesus einströmte, existiert auch heute noch ein Gewächs, die „Amnapflanze“, welche schon in vorchristlicher Zeit vom Volke gesammelt wurde. Ausnahmslos in den zentralamerikanischen, in den indischen und ägyptischen Mysterien hatte man die Überzeugung, dass Stets Engel den liturgischen Handlungen beiwohnten, dass die sich aber nur dort aufhalten konnten, wo die Luft mit Wohlgerüchen geschwängert, vorbereitet und ihrem segnenden Einfluss zugänglich gemacht wurde.

Die bekannten Heilsysteme und ihre Nachteile

Wir haben nun genügend die Anwendung des Weihrauchs und der Duftstoffe im religiösen Leben der Völker geschildert und eigentlich nur flüchtig gestreift, dass diese Produkte auch als Heilmittel verwendet werden.

Nun könnte man, vom Standpunkt des Kulturhistorikers aus, die Materie erweitern und hier und da noch vieles Interessante hinzufügen und erzählen. Die Absicht dieses Buches aber ist es, die Möglichkeiten zu zeigen, die Nutzbarmachung und Verwirklichung der Duft- und Riechmittel zur Heilung der Menschen zu verwerten.

Da stellt sich uns unabweisbar die Frage entgegen:

„Lohnt es sich, etwas Neues auf diesem Gebiete zu bringen? Sind wir nicht schon übersättigt mit Systemen und Heilverfahren?"

Wenn man den Irrgarten der Heilsysteme ansieht, in den jährlich 4 - 5 Breschen neu geschlagen werden, die manchmal als Modeangelegenheit blitzschnell auftauchen und wieder verschwinden, so steht die Öffentlichkeit allen solchen Neuerungen mit Recht zweifelnd gegenüber. Man wird sagen: „Ausgerechnet darauf haben wir gewartet, dass man die Menschheit mit Riech- und Duftstoffen heilen will! Den Kneipp mit seinen kalten Wasserkuren, den Weißenberg mit seinem weißen Käse, Heilmethoden mittels Bauchschnellen und dergleichen haben wir über uns ergehen lassen müssen, aber Riechmittel, Duftstoffe und Parfüms zu Heilzwecken, die in das Gebiet des Luxus, in die Schaufenster der Bubikopf- und Schönheitspfleger gehören, da machen wir nicht mit!"

Jedoch müssen wir den Leser bitten, diesem Buch etwas Geduld zu widmen und sich ein Urteil bis zum Schluss zu ersparen, zumal wenn er unverrichteter Sache, ohne Heilung gefunden zu haben, das Sprechzimmer des Arztes verlassen hat. Er wird finden, dass die Osmotherapie etwas Eigenartiges, besonders Gerechtfertigtes ist, und dass klarer Menschenverstand, Vernunft und Logik an ihrer Wiege Pate gestanden haben, ja dass es altüberkommenes Erbgut ist, was wir gerade heute verpflichtet sind, der Allgemeinheit in vermehrtem Maße zugänglich zu machen. Immer schon gab es bedeutende Menschen, die im All, im Kosmos, in der Natur Kräfte und Strömungen, die unserem kleinen Durchschnittsauge verborgen sind, stark fühlten und empfanden. Goethe z. B. beschäftigt sich im Faust mit allen diesen Dingen, und es wird die Zeit kommen, wo man wieder Verständnis auch für seine Farbenlehre haben wird. Sehen wir uns heute die große Erkenntnis des „Radio" an.

Wenn wir mit Menschen, die beruflich mit der Natur, den Elementen in innerer Verbindung und Fühlung stehen, wie z. B. See- und Luftschifffahrer, über diese Dinge sprechen, so werden wir erst das Wort Shakespeares verstehen, das er seinem „Hamlet" in den Mund legt: „Es gibt mehr Dinge im Himmel und auf Erden, als Eure Schulweisheit sich träumen lässt."

Wir werden überrascht sein, wie diese Menschen allen solchen, uns noch so verborgenen Fragen erheblich näher stehen. Man hat in den letzten Jahren im Allgemeinen gelernt, vieles von den Naturvölkern mit ändern Augen anzusehen und nicht alles ungeprüft als Aberglauben zu verwerfen, sondern zu versuchen, sich darauf einzustellen, und die alten Systeme und Verfahren in die heutigen einzugliedern und zu verwenden.

Als ich einstmals als frischgebackener Mediziner die Fachschule verließ, bildete ich mir ein, Gott weiß was zu wissen, aber in der Praxis merkte ich bald meine Ignoranz und sah mich nach anderen Lehrmeistern um, und die fand ich bei den Naturvölkern Lateinamerikas.

Diese Indianer hatten den Konnex zwischen dem Kosmos, dem Weltall, und den Menschen noch nicht verloren, sondern wussten, dass die Planeten auf uns einwirken.

Die Astronomie ist als mathematische Wissenschaft etwas absolut Sicheres und Unumstößliches, wenn wir sie rein vom materiellen, exakten Wissenschaftsstandpunkt aus betrachten. Sie hat mit der Astrologie gar nichts zu tun. Jede für sich allein ist eine besondere Wissenschaft. Man hat wohl voreilig vieles in der Astrologie als Aberglauben bezeichnet. Heute stellt es sich heraus, dass dies falsch war, und dass wir in ihr einen Erkenntnisweg haben, der von ungeheurem Wert sein kann.

Wir finden, dass beim Übergang von einer zur anderen Theorie früher vieles einfach verworfen wurde, was jetzt auf einmal wieder Wert bekommt, zumal die frühere Wissenschaft eine religiöse Weltanschauung in sich trug, die von der heutigen gar nicht eingeholt werden kann. Der wiedererwachende Glaube daran gibt aber heute Millionen von Menschen Inhalt und Trost und ist somit ein starker Heilfaktor im geistigen Sinne.

Natürlich verwerfen wir die Jahrmarktshoroskopie, und die heutige Regierung hat recht getan, diesen Schwindel zu verbieten. Hoffentlich werden aber ernste Forscher, die ihre Sache vom kulturhistorischen Standpunkt aus betrachten, in ihren Bestrebungen nicht eingeschränkt.

Sehen wir uns unsere bekannten Heilmethoden einmal naher an!

Da haben wir zuerst die Allopathie, die heutige Schulmedizin, von ihren Fachkollegen fast auf einen Altar der Unfehlbarkeit gehoben. Wer aber hat noch nicht am Totenbett eines seiner Lieben schmerzlich alle die Lücken und das Versagen dieser menschlichen Wissenschaft empfunden? Man braucht nur die wie mit einem Messer in das Gewebe der medizinischen Amtsmeinung hineinschneidende Kritik eines Bernard Shaw zu lesen, der da sagt, es wäre alles Schwindel, und sie belacht noch giftiger als Moliere. Oder man denke an die unglückliche Kinderimpfung in Lübeck, um das versagende Suchen mit Grauen mitzuempfinden. Gewiss gibt es auch in der Schulmedizin laufende Neuerungen wie die Psychoanalyse von Prof. Freud, Wien, oder seines sich von der Idee Freuds später losgelösten Schülers Adler und manches mehr. Wir selbst haben Professor Freud stets verworfen und stark bekämpft, immerhin hat er einen Weg gezeigt, das Psychische und das Parapsychische mehr zu berücksichtigen. Sonst bewegt sich meist alles auf grobmaterieller Basis, man sieht den Organismus mehr oder weniger als eine von Energien getriebene Maschine an und trachtet auf den grobstofflichen, materiellen Körper meistens chemisch einzuwirken.

Trumpf ist in der Schulmedizin immer noch größtenteils der Empirismus, der da sagt: Das Mittel A hat Johann geholfen, folglich muss es auch Peter und Fritz helfen.

Unbedacht bleibt sehr häufig, dass die Naturen von Peter und Fritz grundverschieden vom den des Johann sind.

Hypokrates, der Vater der Medizin, prägte folgenden Satz: Natura sanat medicus curat. So ist es also, die Natur heut den Menschen von seinen Krankheiten, und der Arzt darf mit seinen Mitteln nur die Natur anspornen, günstig beeinflussen, wenn er Genesung herbeiführen will. Nun versteht man unter Natur eine gewisse dem Körper innewohnende Heilkraft, welche sich sowohl Krankheiten gegenüber abwehrend verhält als auch heilend wirkt, worauf wir noch später zurückkommen werden.

Neben der Allopathie haben wir dann als meistbekanntes Heilverfahren die Homöopathie. Schon ihr Erfinder Hahnemann kam auf die Idee, dass es in unserem Innern ein Etwas geben müsste, eine Natur, eine Heilenergie, welche als Reflex Krankheitssymptome hervorbringe. Er kam dann auf die geniale Idee, Medikamente, Pflanzensäfte oder Mineralstoffe, wie sie auch die Allopathie gebraucht, zuerst auf den gesunden Körper wirken zu lassen und sie nur dann, wenn sie dieselben Symptome der Krankheit hervorbringe, seinem Heilmittelschatz einzuverleiben. Er beschreibt sie als eine Art Reizmittel auf die innere Natur des Menschen. Die Homöopathen meinen, um diesen Reiz zu erreichen, brauche man die Heilmittel nicht so grobstofflich, so materiell zu verabreichen, sondern, da diese in uns wirkende Heilkraft ganz feinstofflich sei, in feinen Dezimal-, Zentesimal- und noch unendlich feineren Quantitäten der Verdünnung.

Also halten wir daran fest, die beiden Hauptheilverfahren haben den Gebrauch von Pflanzensäften gemeinsam und beide setzen eine innere Heilkraft voraus. Der Unterschied besteht zunächst nur in der Quantität der zu verabreichenden Mittel. Die Homöopathie ist nur feinstofflicher, und es entsteht die berechtigte Frage: Könnte man diese Quantitäten vielleicht doch noch mehr verfeinern bis in Gas- bzw. Duftform? Homöopathisch ist das absolut folgerichtig.

Die Naturärzte, in der Regel weniger belastet mit wissenschaftlichen Kenntnissen, setzen schon von vornherein diese Naturkraft in Rechnung und sie sagen: Wenn es diese Naturheilkraft oder dieses physische Agens gibt, so muss es möglich sein, mit physischen Mitteln sie anzuspornen oder zu reizen. Das Nahe liegende war, Sonne, Licht, Luft oder Wasser in kalter oder warmer Form, Elektrizität, Massagen und viele andere Agenzien als Heilfaktoren heranzuziehen.

Was in dieser Hinsicht schon gesündigt wurde, indem man dem Körper durch das schroffe, kalte Wasser Wärme entzog, benötigt ein Kapitel für sich. Durch übertriebene Massage, Verbrennung der Haut durch Sonnenbäder und schlecht geleitete Elektrizitätsverfahren ist diese Therapie nahezu zu einer Gemeingefahr geworden.

Die hauptsächlichsten Vertreter, wie Kneipp und andere, verschmähten dennoch die Heilpflanze nicht, sondern empfahlen eine ganze Reihe von Kräutertees, welche ihre Verfahren unterstützen sollten. Also auch sie sind einig mit den Vorhergenannten in der Verwendung von Pflanzenmitteln und sehen ebenfalls in der inneren Natur, in den dem Körper innewohnenden eigenen Heilkräften den Hauptfaktor, den Genesungsprozess zu bewerkstelligen. Die Aloe enthaltenden Abführmittel Kneipps haben oft unheilbare Magen- und Darmkrankheiten hinterlassen. Andererseits weiß man, dass durch gewisse Strahlungen Krebs direkt zur Entstehung gebracht wird. Die üblichen Naturheilverfahren, die wir kennen, sind also durchaus nicht immer gefahrlos.

Mit Meßmer kam man auf eine neue Idee. Er als erster Magnetopath sagte: Wenn die Menschen diese innere Heilkraft besitzen, so kann sie nur geistiger, magnetischer Natur sein und ist dann selbstverständlich übertragbar von einem Menschen auf den ändern. Er nimmt eine Art N-Strahlen an, eine Art Od à la Reichenbach, und meint: „Wenn bei einem kranken Menschen diese innere magnetische Heilkraft nicht ausreicht, ihn zu retten, so muss er bei einem anderen eine Art Anleihe aufnehmen, damit dieser ihm von seiner Heilkraft übertrage."

Die Magnetopathen glauben sich nun berufen, diese Art der Heilkraft als Akkumulatoren zu besitzen, die man gewissermaßen bei ihnen tanken kann. Es gibt aber Menschen, welche unter dem Namen Bazillenträger bekannt sind, das heißt Personen, an und für sich vollständig gesund, aber sie bergen in ihrer Nase, im Rachen oder sonst wo im Körper Bazillen, die sie zu einer Gefahr für andere Menschen, mit denen sie in innige Berührung kommen, werden lassen, zumal wenn jene empfindlicher sind als wie sie selbst. Es sind Fälle bekannt, wo Magnetiseure Bazillenträger waren und ungeheures Unheil angestiftet haben. Wer garantiert uns, nicht auch so einem gefährlichen Menschen in die Hände zu fallen?

Also auch die manchmal gefährlichen Magnetopathen sind sich einig über die dem Körper innewohnende Heil- oder Naturkraft. Ein Teil verspricht sich nicht viel von der Tankerei und sagt, jeder Mensch hat von der Natur das nötige Quantum Heilkraft in sich. Dieses muss nun dirigiert oder besser kommandiert werden, sei es nun durch den Kranken selbst oder einen anderen. Letztere sind nun die Hypnotiseure und die ersteren die Anhänger der Autosuggestion. Gemeinsam haben beide, dass sie glauben, dass diese Heilkraft im Unterbewusstsein verankert sei. Namentlich Coué, welcher bahnbrechend in dieser Beziehung war, hat großartige Erfolge erreicht. Die Psychoanalyse des Professors Freud bewegt sich auf derselben Linie. Sogar die Gesundbeter, wie die Anhänger der Christian Science, erkennen nichts anderes an; nur dass sie diese Kraft „Gott" nennen.

Nun sollte man glauben, bei soviel Verfahren und Schulen, die gegenseitig wetteifern, dürfte es überhaupt keine Kranken mehr geben, und dass man sich endlich auf irgendein kombiniertes System einigen könnte, um die Sache zu vereinfachen. Weit gefehlt! Es scheint aber auch hier der Grundsatz zu herrschen, warum eine Sache einfach zu machen, wenn es auch kompliziert geht.

Neuerdings werden allerhand Panacea, Allesheilmittel, welche an die *Panacea mercurialis* der Alchimisten erinnern, angepriesen und damit wird viel Schwindel und Unfug getrieben. Und doch ist da nicht alles unwahr.

Es gibt, man kann sagen, gewisse Allheilmittel, von denen ich nur zwei erwähnen möchte. Und zwar ist es Honig und sein Hauptbestandteil, der Zucker. Der Honig, dieses wirkliche Götterpräparat, kann unendlich viele Krankheiten heilen, da er sehr wertvolle Bestandteile enthält, denn die Bienen verstehen es, die unendlich kleinen, feinen Heil- und Riechstoffe aus den Blumenkelchen herauszuholen. Natürlich steht der Heilerfolg des Honigs in direkter Beziehung zu der Gegend, wo dieser gesammelt wird.

Ebenso richtet sich auch die Farbe und Güte desselben danach. Ganz anders ist der Honig aus der Lüneburger Heide zu bewerten als derjenige der großen Landgüter Costa Ricas. Befinden sich viele Giftpflanzen in der Nähe der Imkerei, so kann das auf den Honig sehr nachteilig wirken. Dieses hängt jedoch auch von der Güte des jeweiligen Bienenvolkes ab.

Von dem guten Bienenhonig weiß jeder, wie gesund und nahrhaft er ist, denn sein Hauptbestandteil, der Zucker, ist einer der Grundnährstoffe und Heilbringer. Ja er ist eins der besten Heilmittel, doch leider pflegen bis Jetzt das wenig Menschen zu wissen.

So kann man durch Zucker bei Blasen- und Nierenkrankheiten großartige Heilungen erreichen. Bei diesen Krankheiten habe ich bis zu einem Pfund dieses Nährstoffes verordnet und dabei große Erfolge erzielt.

Ebenso ist er ein ausgezeichnetes Mittel gegen Fieber. Diesen Kranken sollte man niemals Limonaden oder Zitronenwasser mit Zucker versagen, denn der Zucker ist leicht verdaulich, wirkt günstig auf den Temperaturverlauf und sorgt außerdem für die nötige Kalorienzufuhr.

Auch stärkt der Zucker die Widerstandskraft des Nervensystems und wirkt beruhigend, darum ist es kein Fehler, dem ständigen Verlangen der Kinder nach diesem süßen Nährstoff nachzugeben.

Ein wenig bekanntes und doch so einfaches und sehr wirksames Heilmittel ist der Zucker gegen Insektenstiche, denn er verhindert Anschwellung und nimmt den Juckreiz.

Selbst bei größeren Wunden, Beinwunden usw. wirkt er außerordentlich heilend und meist schneller und besser als eine noch so sorgfältige Wundbehandlung. Diese Wirkung ist einmal daraus zu erklären, dass jede Wunde am besten in ihrem eigenen Sekret heilt und außerdem das Wundsekret den Zucker in Alkohol und Kohlensäure spaltet, wodurch das Bakterienwachstum verhindert wird. Wichtig ist allerdings, dass der Verband nicht zu oft erneuert wird, was zwar unhygienisch anmutet, aber für die Heilung äußerst günstig ist, weil dadurch die Wunde nicht immer wieder des heilenden Wundsaftes beraubt wird. Lasst man den Zuckerverband einige Wochen ruhig liegen, so kann man mit einem bestimmten Heilerfolge rechnen.

Wir haben bewiesen, dass die hauptsächlichsten Heilverfahren Heilpflanzen gebrauchen, und diese Verfahren nehmen die Geschichte der Medizin für sich in Anspruch. Auch alle Urvölker gebrauchen Heilpflanzen.

Nun gibt es ein Symptom, das nennt man Idiosynkrasie. Das ist eine eigentümliche Überempfindlichkeit des Organismus gegen gewisse Substanzen. Manche Personen werden regelmäßig nach dem :Genuss von bestimmten Heilkräutern, Erdbeeren, Krebsen und dgl. von Nesselsucht befallen und können sehr krank werden. Andere Menschen bleiben von all solchen Beeinflussungen unberührt. Das heißt, was dem einen nützt, ist dem anderen schädlich. Andererseits wissen wir, dass es eine ganze Menge giftiger Pflanzen gibt, welche schon in geringen Mengen genommen Unheil anrichten und sogar den Tod herbeiführen. Das gebietet uns, die grobstoffliche Allopathie zu verwerfen und uns eher auf die Seite der Homöopathen zu stellen, welche nur unschädliche Quantitäten verabreichen. Nur fragt es sich, ob nicht beim Eindringen des Medikaments in den Magen dieser die Substanzen chemisch zersetzt und vielleicht unwirksam macht. Wir sind daher berechtigt, neue Wege zu suchen, welche noch feinere Substanzen ermöglichen und noch wirksamer sein können. Dieser neue Weg ist die Osmotherapie oder die Heilung durch Duftstoffe.

Ehe wir nun noch einmal auf das Geschichtliche eingehen, das sich direkt mit den Riechstoffen befasst, möchte ich an die Heilpflanzenverfahren erinnern, wie sie uns Paracelsus darstellt und so wunderbar durch Dr. med. Karl Zimpel etwa um 1860 herum in seinem spagyrischen Heilverfahren überliefert worden ist.

In der Zeit, als Religion und Medizin noch vereint waren, erkannte man, dass eigentlich alle Pflanzen gleichzeitig giftig seien und dass aber auch alle Pflanzen heilbringende und lebensfördernde Substanzen enthielten. Das heißt, jede Pflanze hat etwas Böses, eine nachteilige Eigenschaft, und zugleich etwas Heiliges und Gutes. Die erste Aufgabe unserer Chemiker wäre es nun, hier das Gute von dem Bösen zu trennen. Man nennt dies die Ars spagyrica und nach ihrem Begründer die *Ars spagyrica Parazelsi*. Die Gelehrten der früheren Zeit gaben ihre Geheimnisse nicht der Öffentlichkeit preis. Es gab eben noch kein Patentamt, das einen schützte. Man wollte aber auch nicht, dass ein Verfahren, das durch soviel Fleiß und Sorge entstanden war, der Zukunft verloren ginge. So übergab man es gewissen Geheimgesellschaften, welche dann für die neue Generation der Arzte eine Art Universität darstellten. Erwiesenerweise waren es die Rosenkreuzer, welche diese alchimistischen Kenntnisse und Geheimnisse der Spagyriker überlieferten, auch für sich Räucherwerk und Duftstoffe herstellten, die bis heute noch nicht in den Handel gekommen sind. Die

Überlieferung dieser Wissenschaften geht bis zu den Mysterien Ägyptens und Griechenlands zurück und wurde ergänzt durch die Forschungen des Verfassers auf dem Gebiet der Mysterien der Tolteken, Mayas und Inkas.

Eigene Heil- und Abwehrkraft unseres Organismus

Ehe wir auf das Wesen und die Grundlagen der Naturheilkraft eingehen, müssen wir uns zunächst darüber klar werden, was eigentlich unter Krankheit zu verstehen ist: Gesundheit ist Harmonie, Krankheit Disharmonie unseres Organismus.

Zwischen Kranksein und Gesundsein kann natürlich keine feste Grenze gezogen werden, im Grunde auch nicht zwischen Kranksein und Gesundwerden, denn die meisten Krankheitserscheinungen sind bereits Zeichen der Heilung. Wir können also auch sagen, dass Krankheiten eine Verminderung der inneren Heilkraft darstellen und sich durch mannigfaltige Anzeichen ausdrücken. Schmerzen und Übelbefinden beunruhigen den Menschen und machen ihn disharmonisch, sodass er danach trachtet, sie zu bekämpfen, was ihm aber freilich nichts nützt, wenn er nicht auf die dahinter liegende Ursache eingeht. Diese kann verborgen sein oder auch offen zutage treten. Meistens wird der Kranke dann zum Arzt gehen, bei dem er Kenntnis und Erfahrung voraussetzt. Oft geschieht es aber, dass auch der Arzt nur die Krankheitserscheinungen bekämpft, und dann versagt er höchstwahrscheinlich.

Es gilt also letzten Endes, den inneren Kampf des Organismus gegen die Fremdstoffe zu unterstützen, die sich in ihm angehäuft haben und nicht auf dem allgemeinen Wege durch Darm, Blase, Lungen- oder Hautatmung abgesondert werden können.

Der spanische Arzt Prof. Dr. Riera Maynegre vergleicht unseren Körper mit einem Gebäude mit seinen Grundmauern, Säulen, Gerüsten, Steinen, Ziegeln und anderen Bauelementen. Das Gerüst stellen unsere Knochen dar, die Steine und Ziegel sind die Zellen, über die wir noch im Folgenden eingehender sprechen werden; denn sie sind M, die schadhaft sind, wenn wir ertranken.

Jede Krankheit kann in drei Perioden eingeteilt werden: die der Vorbereitung oder des Anfalls, die des verborgenen Zustandes, in welchem sich die Heilkraft in unserem Organismus bereits zur Wehr setzt und auswirkt, und schließlich die der Krisis oder des Höhepunktes, die dann eintritt, wenn die Naturheilkraft gesiegt hat oder den Anfall nicht mehr weiter bekämpfen kann; es entscheidet sich dabei dann, je nach dem, für Tod oder Leben.

Es kann also der Heilsvorgang nur durch die eigene Heilkraft des Organismus erzeugt werden, und der Arzt soll nicht glauben, dass er die Natur *ersetzen* kann, es sei denn, er begeht ein Attentat auf den Körper oder er quacksalbert an ihm herum. Zur Erkenntnis der eigenen Heilkraft des Organismus muss der Arzt unserer Meinung nach, — und damit knüpfen wir an den ersten Teil unserer Ausführungen an — auch Priester und Seelsorger sein. Leider ist es aber meist so, wie ich es in Latein-Amerika folgendermaßen beobachten konnte:

Die Kandidaten der Medizin hatten nach ihrem Abschlussexamen nur ein Ideal: sie wollen in irgendeiner großen Provinzstadt oder sogar der Hauptstadt eine Praxis eröffnen, ausgerüstet mit möglichst modernen Apparaten für Röntgen, Diathermie, usw. In der Nähe wohnt dann ein guter Freund, der Apotheker ist, bei dem die Patienten alles erstehen können, was man ihnen verschreibt, und ein Indianer macht Famulus und erledigt alles, was gemacht werden muss — der Herr Doktor schreibt nur die Rechnungen, denn das ist bei ihm natürlich die Hauptsache. Aufs Land zu gehen ist für diese Mediziner schon ein Opfer, zu dem sie sich selten entschließen. Für gewöhnlich überlässt man dort die Kranken den Praktikanten oder, im Gebirge, fast ganz den Schamanen oder Medizinmännern. Im Gegensatz zu diesen krassen Fällen aber sind es nun gerade wir Europäer gewesen, die ins tiefste, unbekannte Indianerland vorstießen und gerade dort sehr interessante Erfahrungen im Sinne der obigen Forderungen an den wahren Arzt gemacht haben, wie ich es zum Beispiel in meinem Buch über den „Schamanismus" eingehend beschrieben habe. Ich werde auch noch in diesem Buch oftmals auf diese bewundernswert natürlichen und einleuchtenden Heilmethoden der Eingeborenen zu sprechen kommen, habe ich sie doch in vierzigjähriger Praxis im Rahmen der modernen Medizin mit größtem Erfolg angewandt. Also nicht das alleinige Streben nach modernsten Einrichtungen und Apparaten sei das Ideal des jungen Arztes und Forschers, sondern gerade auch die Heilmethoden der „primitiven" Völker, die ohne diese Hilfsmittel fast ebenso erfolgreiche, ja oft viel, viel bessere Heilerfolge erzielen.

Wenn man zu den Indianern kommt, so hört man immer wieder, dass arme Leute von Lungenentzündungen, Typhus, Blinddarm- und Bauchfellentzündungen, Verletzungen aller Art und Vergiftungen befallen waren, gegen die wir auch in den modernsten Krankenhäusern oft schwer kämpfen müssen; sie aber sind dort auch geheilt, haben die schwersten Krankheiten überstanden und waren doch eigentlich von allen (für unsere Begriffe) Hilfsmitteln verlassen. Wodurch wurden sie geheilt? Hauptsächlich durch die eigene Heilkraft ihres Organismus, die lediglich durch die eingeborenen „Ärzte" richtig gestärkt worden ist.

Beobachten wir nicht auch Ähnliches bei den Tieren? Auch sie werden von Krankheiten befallen; sie versuchen dann aber, sich die Wunden, zu lecken oder in der Sonne zu liegen, fressen nicht und folgen ihrem Instinkt, bis sie wieder gesund sind.

Munk sagt: „Ja, in unserem Körper haben wir Kräfte, die allen unseren Organen innewohnen und ihnen eine bewundernswerte Belastungs- und Regenerationsfähigkeit verleihen, — haben wir aber auch jene anderen, die uns das Bibelwort verstehen lassen: „Wisst ihr nicht, dass ihr Gottes Tempel seid und dass er in euch wohnt?" Gott selbst ist es, der sich in uns als Heiler offenbart, als Heiland, durch die vis *medicatrix naturae,* durch die göttliche Naturheilkraft in unserem eigenen Innern. Von dieser Heilkraft müssen wir uns leiten und lenken lassen, und wir dürfen niemals in den Irrtum verfallen, sie ersetzen zu wollen. — Übertriebene Vergeistigung andererseits führt schließlich zu dem Ergebnis, dass die Kranken den Heilpraktikern zugeschoben werden. Der Arzt entfernt sich vom Volk und endet damit, die verschiedenen Wirkungen dieser Patentmedizin zu erklären."

Liek beschließt sein wunderbares Buch mit den Worten: „Der Mediziner stammt von dem Göttlichen; ein Teil seiner Macht kommt aus dem Himmel, der andere von der Erde. Tier und Pflanze leben in jedem von uns, und die Mediziner, die wirklich Diener und Priester Gottes sind, werden ewig weiterleben. Heilen ist ein heiliges Werk, und dieses ist dargestellt in einer Serie von Schöpfungen, wenn sie auch nur vom menschlichen Standpunkt aus betrachtet werden. — Zum Heilen gehören heilige Hände und ein geheiligtes Herz."

Wenn wir uns einmal selbst beobachten: Welche wunderbaren Phänomene können wir an uns entdecken:

Wir fahren zum Beispiel in der Eisenbahn, und durch das Fenster kommt, vom Qualm der Lokomotive herrührend, ein kleines Kohleteilchen in unser Auge. Sofort badet sich unser Sehapparat in Tränen und trachtet, den Fremdkörper hinauszuwaschen. Oder uns kommt etwas in die Nase — sofort müssen wir niesen; der Körper verteidigt sich gegen den Fremdkörper, ohne dass wir es ausdrücklich wollen. Wenn der Soldat im Kampf ein Geschoss in den Körper bekommen hat, welches nicht sofort herausoperiert werden kann, so umhüllt es der eigene Organismus mit Kalkstoffen, um es unschädlich zu machen.

Es könnten noch viele derartige Beispiele genannt werden, die die Heilkraft unseres Körpers zeigen; wir wollen hier nur noch auf ein besonders interessantes hinweisen, den Kampf der Leukozyten, der weißen Blutzellen oder Phagozyten, die wie ein Heer auf Kommando gegen die Eindringlinge, die Krankheiten, kämpfen.

Alle diese Erscheinungen haben mit unserem Willen gar nichts zu tun; sie sind abhängig von etwas Geistigem in uns. Diese Kraft kann in ihrem inneren Wesen nicht materiell sein und niemals durch die Gesetze der Quimiotaxie oder der Mechanik erklärt werden. Sie ist eine Ausdrucksform der Seele, jedenfalls etwas Göttliches.

Genau aber wissen wir, dass diese Heilkraft, die Verteidigungskraft des Körpers, vermindert wird durch falschen Lebenswandel, durch unsere Leidenschaften und Laster, Vergiftungen durch Alkohol, Nikotin, Opium, auch durch Verabreichung falscher Medikamente in dem Glauben, diese könnten unsere Krankheiten heilen.

Nein, unsere Organe heilen an sich stets selbst. Aufgabe des Arztes ist immer nur die Unterstützung des natürlichen Heilungsprozesses. Die Leber z. B. ist imstande, einen Liter Blut aufzuspeichern, um es bei Herzleiden dem Blutkreislauf zu entziehen, bis die Gefahr eines Herzschlages vorüber ist. Dies ist eine Erkenntnis der Neuzeit, die wir nicht vergessen sollen.

Der Mensch ist wohl an sich schon ein wahres Wunder. In den kältesten Regionen der Arktis, bei 50° unter Null, behält der Körper seine 37 Grad Eigentemperatur, und ebenso bei 85 Grad Hitze in den Kesselräumen älterer Dampfer, die das Rote Meer durchführen. Alles dies wäre unmöglich, wenn unser Körper nur Materie wäre; die sich immer verteidigende Seele ist es, die ihm hilft. Die enge Verbindung von Seele und Körper wird auch durch den Einfluss des Charakters auf Krankheit und Genesung gezeigt. Es gibt Menschen, die schlecht gelaunt sind, wenn sie krank sind, andere, die sich wütend verteidigen, welche, die sich gehen lassen, und schließlich solche, die mit einer gewissen Zufriedenheit, Freude und Glauben dem Arzt helfen wollen oder ihn wenigstens nicht in seiner Arbeit stören.

Eine große Anzahl von Ärzten ist leider allzu materialistisch eingestellt, und während sie von Psychologie sprechen, verneinen sie im Grunde die menschliche Seele. Solche Ärzte halten sich gewöhnlich obendrein noch für unfehlbar. Sie vergessen, wie sehr wir Menschen dem Irrtum unterworfen sind, ja dass wir manchmal einen Irrtum ablegen, um einem neuen, noch schlimmeren dafür zu verfallen. Und wenn jene Ärzte allzu sehr auf ihrer eigenen Unfehlbarkeit beharren, so vergessen sie, wie leicht sie dabei jenen Gelehrten ähneln können, die mit allem Rüstzeug ihrer Wissenschaft behaupteten und bewiesen, dass die Erde flach wäre, bis sie sich schließlich doch vom Gegenteil überzeugen lassen mussten. Diese Haltung bezieht sich allerdings mehr auf gewisse Kollegen, die ich seinerzeit drüben antraf. In Deutschland ist da erfreulicherweise ein erquickender Wandel eingetreten, den wir größtenteils dem hervorragenden Meister Prof. Dr. Bier zu verdanken haben. Die Erscheinungen so vieler Ärzteromane, in denen „El Hakim" ein schönes Beispiel darstellt, wirken wohltuend auf unseren medizinischen Nachwuchs ein.

Natürlich bestehen auch unter der ernstesten Ärzteschaft oft grundsätzlich verschiedene Ansichten über wichtigste Fragen: So vergleichen viele Arzte, und auch Laien, das Herz mit einer Pumpe, die, anstatt Wasser zu pumpen, das Blut durch den Körper befördert und ansaugt. Fast ebenso viele aber gibt es in den letzten Jahren, die, beeinflusst oder angeregt durch Vorträge von Dr. Rudolf Steiner, glauben, dass unser Herz nicht einer Pumpe, sondern eher einer Turbine zu vergleichen ist; bei der Turbine ist es das Wasser, das die Bewegung hervorruft, beim Herzen kommt der Antrieb von unserem Blut.

(Diese ganze Theorie ist gewiss an sich sehr interessant. Trotzdem könnte man ihr entgegnen: das Herz dreht sich nicht unter dem Blutstrom wie eine Turbine, um durch diese seine Drehung irgendetwas anderes anzutreiben; die Turbine ist doch ein „Wassermotor", ein vom Wasser betriebener Motor, der seinerseite einen Lichtdynamo oder eine andere Maschine betreibt, — also ist sie eigentlich nur ein verbessertes Wasserrad. Das Herz aber „pumpt" vielmehr buchstäblich, seine Muskulatur anspannend und entspannend, etwa wie ein Gummiball, der sich vollsaugt und wieder entleert. Die *Pumpe* Herz treibt das Blut, das sie vorher ansog, weiter durch den Körper, und diese pumpende Bewegung wird vom ganzen Arteriensystem aufgenommen und mitgemacht, gelenkt durch den seelisch-beeinflussten Sympathikus-Parasympathikus in den Blutgefäßwänden, die eine *un-*

willkürliche Muskulatur besitzen. — Als Kuriosum zweier achtbarer wissenschaftlicher Ansichten sei dieses hier eingefügt.)

Wenn sich bei ärztlichen Beratungen ein Fall zeigt, für den keine rechte Diagnose zu stellen ist, dann werden oft die Schultern hochgezogen, und man begnügt sich mit der Feststellung: das ist nervös, — was dann soviel wie nichts zu bedeuten pflegt.

In der Tat haben fast alle Krankheiten etwas *Nervöses;* das Gewebe unserer Nerven verbreitet sich ja durch den ganzen Organismus. Viele Krankheiten fangen bei den Nerven an und hören auf dem Friedhof auf. Es liegt also in der Feststellung, eine Krankheit sei nervös, kein Ende der ärztlichen Möglichkeiten, sondern gerade der Kern der Krankheit, der Angriffspunkt für die Beeinflussung des Heilungsprozesses. Man kann ruhig behaupten, dass bei den Nerven der Anfang jeder Krankheit liegt, und wir fügen jetzt hinzu, bei ihnen liegt auch der Anfang der Gesundwerdung. Wenn wir beginnen, auf die Nerven einzuwirken, so können wir Ärzte auch großen Einfluss auf das Gesundwerden ausüben, und das wollen wir ja schließlich.

Man hat auch den Vergleich aufgestellt zwischen dem Nervensystem und einem elektrischen Leitungsnetz. Die&er Vergleich ist wiederum sehr berechtigt. Die Drähte unserer elektrischen Einrichtungen und Anlagen entsprechen weitgehend den Nervenbahnen, unseres Organismus, und es ist auch eine *Zentrale* da, das Gehirn, es gibt *Verbindungsstellen,* die Nervenknoten, ja auch *Einzelanschlüsse* in den verschiedenen Organen und Gewebsteilen. Dazu kommt noch ein unsichtbares: das Nervenfluidum, der Elektrizität vergleichbar beide kommen vom Kosmos, und wenn wir den Dingen ganz auf den Grund gehen, so handelt &s sich in Wahrheit auch bei beiden um dass gleiche Fluidum. Was dieses Fluidum ist, weiß eigentlich niemand genau, aber wir gebrauchen es, wir verarbeiten es, das eine Mal in der Technik, das andere Mal im Nervensystem unseres Körpers. Das, was wir dort Elektrizität, hier Nervenfluidum nennen, ist über den ganzen Kosmos allgemein verbreitet; zu uns kommt es von außen aus der Umgebung. Denn sein Ursprung ist unser königliches Gestirn, die

Sonne, und von ihr her teilt es sich dem Bereich unserer Erde als Elektrizität, dem unseres menschlichen Organismus als Nervenfluidum mit; als solches erscheint es in unserem Körper, wirkt, verbraucht sich und wird wieder ausgeschieden.

Wir unterscheiden an der Elektrizität einen galvanischen und einen faradischen Strom, sprechen von Elektromagnetismus und ähnlichem. Im Grunde aber ist bekanntlich alles das Gleiche, verschieden sind nur die Apparate und Maschinen und die Umwelt, in der sie wirken. Genau so ist es im Nervensystem. Das Fluidum ist der Elektrizität gleich, und es ist auch veränderlich wie diese. Genau so, wie der Elektrotechniker nichts an der Elektrizität selbst ändern, sondern nur die Apparate in Ordnung halten oder reparieren kann, so vermag auch der Arzt nichts auf das Nervenfluidum selbst, sondern nur auf den körperlichen Nervenapparat) den er genau kennen muss, wie der Techniker seine Maschinen und Leitungen und Instrumente.

Sowie die Drähte vom Elektrizitätswerk ausgehen, hat das Zentralnerven System seinen Ausgang vom Gehirn und Rückenmark und wirkt über die Ganglien oder Nervenknoten auf die Nervenendigungen in den Geweben. Neben dem Zentralnervensystem, das von unserem Willen gelenkt und beherrscht wird, haben wir aber auch noch das unwillkürliche (von unserem Willen unbeeinflusste) autonome oder vegetative Nervensystem mit seinen beiden Hauptnerven, dem Sympathikus und dem Vagus. In ihnen allen wirkt die Kraft des Nervenfluidums.

Stellen wir uns einmal einen Radioapparat vor. Die Elektrizität, die ihn belebt, wirkt auf allen nur denkbaren Wellenlängen, vermag mit den sogenannten Hertzschen Wellen überall und überallhin den Äther zu durchdringen. Unseren Radioapparat bringt sie jedoch erst dann zum Tönen, wenn der Apparat *richtig* geschaltet ist und seine Einstellungsvorrichtungen aus der Fülle der Möglichkeiten den entsprechenden Sender herausgreifen. Nun liegen die Dinge bei unserem Nervensystem ganz ähnlich. In unserem Organismus besorgt die Innervation die *Schaltung,* die auf dem Wege über die einzelnen

Nerven zu den verschiedenen Verrichtungen führt. Alle Nerven sind genau wie die einzelnen Teile eines Radioapparats auf die gleiche *Wellenlänge* gestimmt. Im Radio nennt man es Syntonisation.

Bañuelos, einer der berühmtesten spanischen Gelehrten, sagt: „Die vitalen Vorgänge, wie sie aus dem vegetativen Leben hervorgehen, entziehen sich größtenteils der Kontrolle des Willens, aber ihre Ordnung und wechselseitige Verbindung werden geregelt durch den Mechanismus der neurovegetativen Reflexe, angetrieben durch mannigfache Vorgänge verschiedener Art und durch Wechsel im ionischen und elektrischen Gleichgewicht des Zentrums unseres Organismus."

Bañuelos führt hier den neuen Begriff des „Neurovegetativen" ein, also der Verbindung von neuro- (vom Zentralnervensystem herrührend) und vegetativ (also vom vegetativen Nervensystem herrührend). Hier liegt folgender Sachverhalt zugrunde: die Ganglienbahn des vegetativen Nervensystems geht als *Grenzstrang* parallel dem Rückenmark beiderseits der Wirbelsäule entlang und zwischen dem Rückenmark und den vegetativen Ganglien bestehen nach neueren Erkenntnissen *Querverbindungen*. Bañuelos nimmt anscheinend an, dass diese Querverbindungen zwischen Sympathikus und Zentralnervensystem bei den Reflexen, also den sich unbewusst vollziehenden eigentlich bewussten Nervenaktionen, eine Rolle spielen: die Lebensvorgänge, die an sich größtenteils ohne unseren Willen vor sich gehen, also rein vegetativ unwillkürlich beeinflusst werden, werden nach Bañuelos trotzdem auf dem Wege über die Querverbindungen *kontrolliert* durch unseren Willen, obwohl sie an sich lediglich von mannigfachen Vorgängen verschiedener Art, also von äußeren *Reizen* und vom Gleichgewicht an Ionen abhängig sind.

Das vegetative Nervensystem, das im *Grenzstrang* und in den Nervengeflechten des Sympathikus (wozu also vor allem daa Sonnengeflecht und das Halsgeflecht gehören) seine Zentrale hat, leitet von hier aus alle unwillkürlichen, triebmäßigen Geschehnisse in unseren Körper. Um dem Leser das verständlich zu machen, genügt es, auf ein paar Beispiele hinzuweisen: die Peristaltik unseres Magens besteht darin, dass dieses Organ ohne unser Zutun ununterbrochen gewisse wellenartige Bewegungen ausführt, um auf diese Weise den Mageninhalt ständig zu verrühren und zu vermischen und gleichzeitig in dem Darm vorwärts zu bewegen; die gleiche *wurmförmige*, peristaltische Bewegung unseres Darmes schiebt den Speisebrei durch die ganze Darmlänge ebenfalls ohne unser Zutun hindurch, bis auf diese Weise alle brauchbaren Stoffe von den Darmschleimhäuten aufgenommen werden konnten und nur die Abfallstoffe für die Ausscheidung durch den Mastdarm übrig bleiben. Ebenso schlägt auch unser Herz ununterbrochen, ohne uns zu fragen, und auch das ganze vielseitige und ausgedehnte Drüsensystem wirkt in seinen wichtigen und komplizierten Bewegungen und Verrichtungen ohne unseren bewussten Willen.

Der Impuls zu alledem hat seinen Ursprung in der Zentrale des vegetativen Nervensystems, und in diesem ruht auch die Naturheilkraft unseres Körpers. Da also müssen wir unsere Bemühungen zur Krankheitsheilung ansetzen.

Der Orientalist Avalon spricht hiervon in seinem leider wenig bekannten Werk *Kundalini*, wenn er eine Geheimkraft in unserem Körper folgendermaßen beschreibt: es handele sich dabei um ein äußerst feines Fluidum, unmateriell und für unsere Sinne nicht zugänglich wie etwa die Elektrizität oder das Nerven-Fluidum. Die indischen Arzte sprechen von einer Art *Feuer*, als dem Wesentlichen der Nervenströmung, die ununterbrochen zwischen Wirbelsäule und Gehirn kreist. Unabhängig von unserem Willen wirkt sie hauptsächlich auf das vegetative Nervensystem. Der Verfasser behauptet weiter, jenes Fluidum stelle das Leben an sich dar, und in ihm liege das Wesentliche aller Lebenskraft, liege vor allem die eigene Heilkraft unseres Körpers.

Ein Schüler Avalons, ein Arzt, den wir einst kennenlernten, sagte, dass er und seine gleichdenkenden Kollegen meist mit Weihrauch und Düften heilten und dabei wunderbare Erfolge zu erzielen vermochten. Er war ein ganz besonders weiser Mann, und der Leser wird verstehen, dass wir uns eifrig mit der Literatur über Kundalini beschäftigten, die uns jener Arzt empfahl: Kundalini, so stellten wir fest, ist die Lebenskraft an sich, das universale Prinzip, welches sowohl Elektrizität wie Magnetismus in sich birgt. Herbert Spencer beschreibt es als die Verbindungskraft zwischen den inneren und äußeren Ursachen und betont, dass Kundalini die Kraft sei, welche als Schöpfer und Zerstörer alles meistere. Diese Kraft können wir sagen, ist die Essenz und äußert sich als nervöses Fluidum, welches zwischen Gehirn und Wirbelsäule zirkuliert und auch im vegetativen Nervensystem wieder zum Ausdruck kommt. Sie besteigt den Nervenstrang des Sympathikus beiderseits der Wirbelsäule aufwärts vom *os sacrum*, dem heiligen Knochen her und kehrt dann auf den zentralen Nervenbahnen über die sich überall verteilenden Vagusnerven (Parasympathikus) nach unten zurück.

Wir sollen unsererseits den Weg annehmen, dass die beschriebene Kraft im Sympathikus sich sammelnd aufsteigt, im Vagus sich trennend absteigt, um sich wiederum, im Sympathikus aufsteigend, zu vereinen.

Die indischen Mediziner haben große Abhandlungen über Kundalini geschrieben, und wir können das zitierte Werk von dem Engländer Avalon besonders empfehlen. Auch die Gnostiker, die sich mit Kundalini befassen, sind eingeweiht in die Kenntnisse um diese geheime Kraft.

Kundalini ist das Feuer des Heraklit, in ganz ähnlicher Weise bei den alten Mexikanern versinnbildlicht durch die befederte und feurige Schlange Quetzalcoatl. Heraklit von Ephesus, dem der große Arzt Prof. Bier in seinem Buch „Die Seele" und auch sonst soviel Verehrung zollt, nimmt das *Feuer* als Urgrund und Ursein aller Dinge an. Alle Dinge sind nach ihm aus Feuer geworden. Dabei ist der Makrokosmos eine Wiederholung des Mikrokosmos und umgekehrt, dem irdischen Feuer entspricht ein himmlisches Feuer, eine kosmische Kundalini, wie wir ähnliches als Weltschlange in vielen alten Religionen und Mysterien haben.

Heraklit sagt: Gott hat die weit nicht unmittelbar geschaffen, sondern sie ist, war und wird durch sein ewiges Feuer, das in steter Ordnung sich entzündet und erlischt. Alks ist demnach ein *Stirb und Werde; panta rhei* (alles fließt): in diesem weltberühmt gewordenen Satz liegt alles inbegriffen. In allem waltet das Gesetz, die Notwendigkeit, die durch den Logos die Harmonie erzielt, und so ist der Logos die Weltseele.

Die Seele ist als geistiges Wesen von ihrem Schöpfer zum Lenker und Leiter und damit auch zum Arzt ihres Körpers geworden, und sie ist hierzu mit aller notwendigen Kraft und Weisheit ausgestattet. Der allmächtige Schöpfer hat die Seele zur Beherrscherin dieser baufälligen Hütte gesetzt und sie mit viel Verstand und Vermögen ausgerüstet.

In unseren osmologischen Forschungen fanden wir alles bestätigt, was wir von Avalon und seinen Schülern erfahren, das zwang uns auch, etwas ausführlicher auf diese wichtigen gedanklichen Voraussetzungen für unsere Heilmethode einzugehen.

Im Buche der Bücher heißt es: „... und Gott blies ihm den lebendigen Odem in die Nase". Wir hören also eine ganz alte Anschauung von der Übertragung des Lebens auf diesem Wege. Warum soll nicht auch die dem Leben verwandte Heilkraft auf diesem Wege übertragen werden können?

Das Leben der Pflanzen wohnt in ihrem innersten Wesen, in ihren ätherischen Ölen, die beim Einströmen in die Nase auf und in unsere Geruchsnerven das Leben der Pflanzen als Heilkraft übertragen und so den stärksten Antrieb für Kundalini oder die eigene Heilkraft des Körpers werden.

Denn unser Körper hat als Wand die Haut, aber in den feinsten Teilen, wie im Mund, im Uterus und After, in den Ohren und zumal in der Nase haben die Nerven noch einen besonderen Schutz durch die Schleimhäute. In den gut geschützten Geruchsnerven verbindet sich nun das Nervensystem mit dem Gehirn.

Die Wirkung durch die Nase wird von ihr aus auf alle Plexe erzielt, zumal die Plexe des vegetativen Nervensystems, welches zum Beispiel der *plexus cardiacus*, der der Lungen, der Solarplexus (Sonnenplexus) als größter und wichtigster von allen, ist. Wir haben noch viele untergeordnete Plexe, den Phrenischen, den Adrenalen, den renalen, den Mesenterialen, den Aortischen, den Ovarischen, usw. Ein großes Geflecht stellt der hypogastrische Plexe dar mit seiner Fortsetzung, dem pelvischen Plexus.

Wenn wir dem Nichtfachmann mit diesen zahlreichen Fachausdrücken vielleicht etwas viel zugemutet haben, so nur deshalb, um die entscheidende Bedeutung des vegetativen Nervensystems aufzuzeigen. Besonders interessieren uns natürlich die Präkomponenten der Gesichtsnerven.

Diese geben neue Zweige an die Schleimhaut des Pharynx und verbinden sich schließlich mit dem Palatinus. Ein weiterer Zweig verbreitet sich durch die Nase, wo die Schleimhaut durch die nasalen Nerven innerviert wird. Es kann also dieses ganze große Gewebe durch das Einriechen von ätherischen Ölen erreicht und beeinflusst werden, denn die Essenzen von Pflanzen und Früchten wirken stark auf die Schleimhäute.

Die osmologische Heilbehandlung wirkt also auf das ganze Zentralnervensystem, verbreitet sich im ganzen Organismus und zirkuliert durch den Blutstrom bis in alle Teile unseres Körpers. Damit haben wir eine der Grundlagen unserer Heilmethode erarbeitet, und bevor wir unsere Gedanken über die einwirkenden Energien entwickeln, sei zum Abschluss dieser Untersuchung unserer eigenen Abwehrkraft nur noch der Vollständigkeit halber auf Untersuchungen hingewiesen, die den Zusammenhang zwischen dem neurovegetativen System und den Krankheitserscheinungen klarstellen sollen: Brodle, Weber und Bräucher stellten den Funktionsantagonismus des Vagus und den des Sympathikus in der Bronchialinnervation, sowie auch die Tatsache, dass während asthmatischer Anfälle eine bronchienzusammenziehende Aktion des Vagus und eine bronchienerweiternde des Sympathikus erfolgt, fest. Die Erklärung dafür gibt uns Prof. Uranga, welcher in seiner in spanisch verfassten Anatomie lehrt, dass der Vagus zentrale Fasern aufweist, mit denen er in den Bereich des Sympathikus reicht und der Sympathikus seinerseits mit seinen Fasern, die aus dem Medularzentrum des Parasympathikus stammen, in gleicher Weise eindringt. Dies ist also ein Beweis, dass das Asthma, als eine von vielen Krankheiten, mit dem neurovegetativen Nervensystem zu tun hat.

Innensekretion und Geruchswahrnehmung

Es ist heute allgemein bekannt, dass die innersekretorischen Drüsen Wachsen und Gedeihen, Aufbau und Niedergang, Gesundheit und Krankheit unseres ganzen Körpers beeinflussen.

Als man dieses Geheimnis der Drüsen erkannt hatte, verfiel man sofort wieder auf die materialistische Therapie und machte grobe, tierische Drüsenpräparate, um sie dem Kranken zu verabreichen. Und tatsächlich, einige wirkten wunderbar. Wir erinnern an das Thymrolin als Produkt der Schilddrüse, an das Adrenalin der Nebennieren, dann an das Pytroitin aus der Zirbeldrüse und auch an das bei der Diabetes so viel verwandte Insulin.

Also, wie schon erwähnt, die moderne Chemie erreichte diese Substanzen und der Erfolg war erhöht. Nur bestand der ewige Fehler unseres Erachtens in den hohen Potenzen der materiellen Präparate, anstatt sie in Gasform, in Duftform herzustellen und zu verabreichen.

Das Interessanteste ist, dass man eine Düngung von Pflanzen mit Präparaten aus weiblichen Sexualhormonen versucht hat und dadurch ein ungeheures Wachstum der Pflanzen erreichte. Nun ist aber allen Sexualhormonen, stammen sie aus dem Pflanzen- oder dem Tierreich, ein besonderer Geruch eigen. Ja, man weiß heute, dass jeder Pflanzenduft mit Sexualität in Verbindung steht. Wer kennt nicht den Einfluss von Baldrian auf Katzen? Diese sexuelle Anziehung chemischer Grundlagen nennt man Chemotaxis.

Die Mengen, welche in der Chemotaxis noch als chemische Substanzen wirken, sind unglaublich klein. So sagt Bruno Wille in einem Artikel „Reizphysiologie des Eros“, dass nicht nur die sexuelle, sondern auch die soziale Anziehung zwischen den Individuen sozial lebender Art größtenteils auf Chemotaxis beruht und daher mit der eigentlichen sexuellen Erotik jedenfalls eine gemeinsame Wurzel hat. Wasmann berichtet wiederholt, welche enorme Rolle der Nestgeruch bei Versuchen mit Ameisen spielt, sodass man beispielsweise bei der Übertragung von Ameisen oder Ameisengästen von einem Nest in das andere immer die Vorsicht gebrauchen muss, die zu übertragenden Tiere vorher einige Tage in Quarantäne zu halten, da andernfalls der fremdartige Geruch ein feindliches Verhalten der neuen Wirte hervorruft. Ferner hat Wasmann bewiesen, dass die Zuneigung der Ameisen zu gewissen Käfern auf Chemotaxis beruht, indem sich die Ameisen an einem Duftstoff gleichsam berauschen, welcher von jenen Käfern abgesondert wird.

Also kann man im Ameisennest mit einem Geruch verheerend, tot wirkend vorgehen, und mit einem anderen dagegen Leben spendend.

Dieselben Eigenschaften müssen nun die Mikroorganismen, Bazillen usw. haben, und es ist ja auch erwiesen, dass gewisse Düfte bakterizide Wirkung ausüben.

Grobstoffliche Duftsubstanzen gebrauchen wir in den Inhalationen. Jeder Arzt gebraucht Präparate zum Einatmen, nur hat man gerade diesem System niemals den wahren Wert zuerkannt.

Eine Art Dämpfe haben ja die Ärzte schon früher gegeben, z. B. nach Beendigung der Wechseljahre haben viele Frauen Blutungen, welche durch Kamillendämpfe zum Stillstand zu bringen waren.

Durch Sellerieextrakte hebt man die Förderung der Menses. Es gibt eine ganze Menge von Apiolpräparaten, welche in Extrakten und Pillen verabreicht werden. Die Erfahrung lehrt aber, dass der Geruch dieser Präparate bei Menstrualstörungen besonders wirksam ist.

Wie kann man sich nun diese Einflüsse erklären? Durch die Forschung der Plasmogeniker wissen wir, dass die Zellgewebe in jedem Organ charakteristische Zellformen annehmen. Lakhovsky, ein französischer Forscher, beweist nun in seinen Studien, dass je nach Art und Form der Zelle diese wellenartige Emanationen aussendet. Es wäre möglich, dass unsere ganze Pathologie durch die Emanationstheorie Lakhovskys neue Erklärungen findet.

Vor Jahrzehnten entdeckte ein russischer Forscher namens Gurwitsch die sogenannten mitogenetischen oder Wachstumsstrahlen.

Diese Strahlen sind imstande, in nahe liegenden Lebewesen Zellteilungen zu bewirken. Die Ärzte Wassiljew und Dr. Frank hatten den Riechnerv eines Fisches vorsichtig herauspräpariert und in die Nähe einer Hefekultur gelegt. Nun entdeckte man, dass sogar dieser präparierte Nerv Strahlungen aussandte, und binnen 20 Minuten die Vermehrung der Zellen um ein Doppeltes erreichte. Kontrollversuche bestätigten, dass kein anderer Sender in der Nähe war als eben dieser Fischnerv als Ursprung dieser geheimnisvollen Strahlen. Spätere Forschungen der genannten Gelehrten haben diese Nervenstrahlen endgültig bewiesen, und dass solche durch geringen Reiz außergewöhnliche Veränderungen in unserem flüssigen Nervensystem, d. h. in unseren inneren Drüsen, hervorrufen.

Wenn nun die Nerven an sich ungeheuer empfindlich sind, so ist diese Empfindlichkeit bei den inneren Drüsen noch viel größer, und man gebraucht nur ganz kleine Kolloidalmengen, um ungeheure Wirkungen zu erzeugen.

Wir können, wenn wir von Düften und Duftwirkung reden, nicht vorbeigehen an einer im Zusammenhange mit der Wünschelrutenfrage in allerjüngster Zeit gewonnenen Erkenntnis. Dass Duftempfindung nichts anderes ist als Strahlungs-, Wellenempfang durch eine von gewissen Zonen unseres Nasenaufbaues dargestellte Antenne, die für eine volle „Oktave" von Strahlungsfrequenzen abgestimmt ist, ist dem Strahlungsphysiker bekannt. Welcherlei Konsequenzen sich aber daraus für eine Strahlungstherapie ergeben können, zeigt ein Experiment mit ... Erdstrahlen. Wie sehr auch dies Kapitel und namentlich die Frage der mehr oder weniger schwindelhaften „Entstrahlungsapparate" umstritten sein mag, eins hat niemals ernstlich bestritten werden können: dass nämlich in gewissen Zonen über und unter der Erde „Reizstreifen" bestehen, die Krankheiten hervorrufen oder doch

Krankheitssymptome steigern können. Man kann über solchen Reizstreifen nicht schlafen, und in einer unglaublich großen Anzahl aller Fälle von Schlaflosigkeit zeigt uns die Rute, dass das Bett des davon Betroffenen über einem Reizstreifen steht. Die Empfindlichkeit vieler Personen gegenüber diesen Zonen schädlicher Erdstrahlungen geht so weit, dass, wird nicht das Bett rechtzeitig aus dem Bereiche der Reizstreifen gebracht, ein vollkommener Nervenzusammenbruch oder gar der Tod am Ende des Geschehens steht. Ob es richtig ist, dass es „Krebshäuser" gibt, also Wohnungen, in denen infolge des Vorhandenseins starker Erdstrahlungszonen jeder für Krebs Prädisponierte krebskrank zu werden pflegt, scheint zwar noch nicht exakt bewiesen, aber immerhin äußerst wahrscheinlich.

Wie gesagt, diese Reizstreifen machen sich dem Rutengänger kenntlich durch die Rutenreaktion. Durchtränkt man nun beispielsweise eine Decke mit einer gewissen Säurelösung und überdeckt damit einen Teil des Reizstreifens, so hört an dieser Stelle *a tempo* jede Art von Wünschelruten-Ausschlag auf, und dieser Zustand dauert haargenau so lange an, wie wir den durchaus nicht unangenehmen leichten Duft dieser Säure empfinden. Wir sehen also auch hier eine wahre Geißel der Menschheit, die als solche mehr und mehr erkannt wird, durch simple Duftwirkung erfolgreich niedergekämpft. Der Verfasser ist bereit, in allen Fällen, da das Vorhandensein derartiger schädlicher Reizstreifen festgestellt ist und diese als Ursache einer Krankheit vermutet werden müssen, und wenn ihm ein abgerundetes Krankheitsbild zugänglich gemacht wird, mit seinem Rat zu dienen.

Dass die Feinheit unserer Organe auch in das Rassenproblem eingreift, beweist der Physiker Judt. Aus seinem Buch „Reinigung der Rasse" geben wir folgenden Ausschnitt wieder:

„Es ist bekannt, dass die so genannten primitiven Völker (wieso eigentlich „primitiv"?), wie die reinrassig geblichenen Indianer- oder Negerstämme, mit unerhört scharfen Sinnesorganen ausgestattet sind. Sie vermögen mit unbewaffnetem Auge weiter und schärfer zu schauen als wir mit Zuhilfenahme eines Fernrohrs; ihr Gehör- und

Geruchssinn sind analog ausgebildet. Ich habe im tropischen Auslande vor einigen Jahren in dieser Beziehung ganz unverhofft eine äußerst interessante Beobachtung machen können. Ein in Asien lebender europäischer Gelehrter zeigte mir voller Stolz sein physikalisches Laboratorium, und namentlich seine Instrumente deutscher Herkunft, mit schmeichelhaften Komplimenten vor der Tüchtigkeit meiner Landsleute. Unter diesen Instrumenten befanden sich auch zeißsche Apparaturen für die Spektralanalyse, und unser Professor zeigte mir spielerischerweise das auf einem Schirm von weißem Zeichenkarton projizierte Spektrum des Sonnenlichtes.

Einem sich mir spontan aufdrängenden Gedankeneinfall nachgebend, bat ich den Gelehrten, die Grenzen des Spektrums mit Bleistift zu markieren. Ich stellte fest, dass das haargenau die von mir gesehenen Grenzen des Farbenbandes waren. Der Aszendent meines Gastgebers, Eurasier, europäisch-hinduistisches Mischblut, mischte sich nun ein und sagte erstaunt: „Aber meine Herren, das muss doch ein Irrtum sein", und bezeichnete und markierte nun seinerseits Spektrumsgrenzen, die sehr merkbar innerhalb unserer eigenen Markierungen lagen. Dieser Mischling „fifty to fifty" sah also ein kleineres Spektrum als mein Gastgeber und ich, den ich als Reinrassigen ansprechen möchte. Um dies verblüffende Bild für mich abzurunden, ließ ich einen malaiischen Boy heranrufen, einen vollkommen reinrassigen Malaien von der schönen Bandoenger Rasse, drückte ihm einen Bleistift in die Hand und ließ ihn nun die Grenzen des von ihm gesehenen Spektrums markieren. Es erwies sich als erheblich länger noch als das von meinem europäischen Freunde und mir gesehene Spektrum."

Soweit Judt. Sein äußerst lesenswertes Werkchen macht außerdem eine Reihe anderer interessanter Feststellungen, die in unser Problem hinübergreifen. So stellte er fest, dass der Reinrassige, auch wenn er Angehöriger einer Niederrasse ist, volle 8 Oktaven hört, vom zweigestrichenen G (Frequenz 96,825) bis zum fünfgestrichenen G (Frequenz 24787,200), während der als Mischling anzusprechende

Durchschnittseuropäer recht sehr viel weniger nach der tiefen und namentlich höheren Grenze des Gehörbereichs der Reinrassigen kennt. Das Auge des Reinrassigen sieht schärfer und weiter als das unsere, die Geschmacksempfindung warnt zuverlässiger und eindringlicher vor giftigen Substanzen als die unsere, sein Geruchssinn ist unerhört fein ausgebildet und lehnt bereits Missgerüche, namentlich Ausdünstungen stark Mischrassiger, als unerträglich ab, die wir kaum, oder überhaupt nicht als lästig empfinden kurz: der Reinrassige verfügt über unendlich feinere Sinne als der Mischrassige.

Nun ist aber unser Geruchssinn so empfindlich, dass er z. B. von künstlichem Moschus 0,0000005 Gramm wahrnehmen kann. Ein Millionstel Gramm würde 0,000001 Gramm sein. Die Moschuswurzel stammt von der Sambulpflanze, welche in Ostindien heimisch ist. Sie kommt auch in Russland vor, und es wäre vielleicht noch möglich, durch Zucht eine Steigerung herbeizuführen.

Ein französischer Parfümeur, namens Pieße, hat es erreicht, den Geruchssinn mit den Geschmacks- und Gehörorganen in eine Parallele zu bringen.

Wir kennen in der Musik Harmonie und Dissonanzen; das sind Töne, die zueinanderpassen oder nicht. Genau so ist es mit den Duftstoffen, welche man nach dem Pießeschen System kombinieren kann.

Die Entelechie als Heilenergie

Arnaldus de Villanova nannte den Arkanum, d. h., die eigene Heilkraft, „Spiritus" und in den vorhergehenden Gedanken über die Naturheilkraft unseres Organismus haben wir den „Spiritus" als vis *medicatrix naturae* bezeichnet. Wir haben auch den orientalischen Begriff von Kundalini besprochen als Essenz, als nervöses Fluidum, aber wir haben noch nicht die Herkunft dieses dynamischen Impulses erklärt, der die Vererbung einschließlich der Krankheiten und Familienähnlichkeit bedingt. Dies sei auch ein Hinweis auf erbliche Krankheilen und viele Erscheinungen, die wir bis jetzt noch nicht erklären konnten.

Allerdings wollen wir uns hüten, die Bedeutung der Vererbung zu überschätzen, eine jetzt allgemeine Gefahr, während früher alles damit Zusammenhängende maßlos unterschätzt wurde. Es beginnen sich in der Wissenschaft auch immer mehr Stimmen zu regen, die die Wichtigkeit der Umwelteinflüsse gegenüber den Erbeinflüssen hervorheben. Wir sehen zum Beispiel, wie Eheleute nach längerer, glücklicher Ehe sich immer mehr gleichen können, oder wie Stief- oder Adoptivkinder ihren Pflegeeltern immer mehr ähneln. Wenn erbliche Familienähnlichkeit auch niemals bestritten werden kann, so ist sie doch z. T. ein Ergebnis des Zusammenlebens — andererseits wissen wir, wie weitgehend es auf Einbildung beruht, wenn man schon in einem Neugeborenen Vater oder Mutter *erkennen* will. Auch die Stammesähnlichkeit beruht gutenteils auf solcher Ausgleichung; so kann zum Beispiel ein Berliner nach einigen Jahren Münchner Aufenthaltes auch äußerlich buchstäblich zum Bayerntyp werden.

Als organische Grundlage für das Wirken des Nervenfluidums habe ich das vegetative Nervensystem bezeichnet. Ein Rätsel blieb dabei zunächst, das Fluidum selbst, erst die Analyse des *Spiritus,* der

Seele, des Arkanum, von dem Villanova spricht, brachte uns die Möglichkeit einer Lösung des rätselhaften Problems, in das wir uns nun weiter vertiefen wollen. Lasst uns sehen, ob zu seiner Klarstellung das in Medizin und Philosophie als Entelechie bezeichnete Prinzip weiterhelfen kann und dabei Krank- und Gesundwerden zu erklären vermag.

Zuerst möchte ich unseren bereits in diesem Zusammenhang genannten großen Gelehrten Bier zu Worte kommen lassen, wenn er sagt: „An dieser teile muss ich kurz auf die Entelechie des Aristoteles eingehen, die sich im Lauf der Jahrhunderte die verschiedenartigsten Deutungen hat gefallen lassen müssen. Ich knüpfe die meinige an die wörtliche Übersetzung an, die lautet: *Das-Ziel-in-sich-haben.* Tatsächlich trägt jedes Lebewesen, nicht unähnlich der platonischen Idee, sein festbestimmtes Ziel in sich. Aus dem befruchteten Menschenei kann immer nur ein Mensch, aus dem Samenkorn der Buche immer nur eine Buche werden. Das Ziel, nach dem diese hinstreben, ist ein in sich vollkommenes Wesen. Die Erweckerin und Leiterin dieser Zielstrebigkeit ist die Seele. Sie verwirklicht erst die im Leibe angelegte Möglichkeit des Lebens. Daher nennt Aristoteles die Seele die oberste Entelechie des Leibes."

Goethe sagt in seinem Gespräch mit Eckermann: „Was hat man nicht alles über Unsterblichkeit philosophiert und wie weit ist man damit gekommen? Ich zweifle an unserer Fortdauer, denn die Natur kann der Entelechie nicht entbehren; aber wir sind nicht auf gleiche Weiße unsterblich, und um sich künftig als große Entelechie zu manifestieren, muss man auch eine sein." Ein Jahr vorher hatte er geäußert: „Jede Entelechie ist ein Stück Ewigkeit und die paar Jahre, die sie mit dem menschlichen Körper verbunden ist, machen sie nicht alt."

Er spricht aber auch von der „geprägten Form, die lebend sich entwickelt", und Gesundheit oder Krankheit sind zweifellos ein nicht zu unterschätzendes Erbgut, eine Art Erbprägung, die wir als Konstitution oder Summe der in uns liegenden Anlagen zu bezeichnen gewohnt sind. In ihr liegt auch die Naturheilkraft in ihrer jeweiligen Stärke begriffen, und deshalb ist eine wirklich biologisch eingestellte

Medizin stets nicht nur eine Natur-, sondern auch eine Geisteswissenschaft. Die Biologie entscheidet über Bestimmung und Gesetze, jeder Schritt von der Biologie weg ist Willkür; und wenn wir den Ichbegriff in der Biologie zusammenschließen, so haben wir es zu tun mit einem besonderen Impuls.

In der Rassenhygiene haben wir diesen Impuls schon kennengelernt. Er deckt sich mit dem Begriff der Entelechie, wie er von den Griechen des klassischen Altertums geprägt wurde. Wir begegnen ihm zum ersten Mal bei Aristoteles, der ihn als *Kraft*, als *Impuls*, als *die schöpferische Seele der Formen* beschreibt.

Auch Goethe sieht in der Entelechie die Zusammenfassung der gesamten Erbmasse, mit der jeder Mensch auf die Erde kommt, die jeder Mensch in sich trägt, und die als Veranlagung, Begabung, Tugend und Laster, Mängel und Fehler in der Familie wie in der Rasse in Erscheinung tritt.

Der Begriff der Entelechie des Aristoteles ist dann besonders von Leibniz vertieft worden; er beweist die Realität dieser Kraft als ein Urwesen des Seins und des Handelns, welches das Ziel in sich selbst trägt. Rabelais, mehr Literat, Dichter und Priester als Arzt und Wissenschaftler, der sich in keiner Weise mit einem Aristoteles oder Leibniz messen kann, lehrt allerdings, diese Kraft sei imaginär. Im Gegensatz zu ihm sagt jedoch der große Gelehrte und Biologe Driesch: „Wenn wir die aristotelische Lehre zusammenfassen, so finden wir sie als Ausdruck eines wirklichen Naturelementes."

Das Leben ist ein Ding an sich und ein besonderes Prinzip der an sich anorganischen Erscheinungen. Entelechie kann zur Entfaltung gebracht werden durch eine Veränderung in der körperlichen Natur, wie sie zum Beispiel in der Befruchtung oder in irgendeiner Operation vorliegt, aber auch durch einen Bewegungsreiz. Andererseits kann Entelechie zur Änderung der körperlichen Natur führen. Entelechie löst und schafft Kräfte, wirkt also als Energie, Heilenergie, wie ein anderer deutscher Gelehrter sagt.

Es gehört zum Wesen der Entelechie, sich weitgehend zu verzweigen; sie ist eine Kraft, die mannigfaltig wirkt, ohne selbst räumlich ausgedehnt zu sein: sie wirkt nur in den Raum hinein. Wäre die Entelechie materiellen Charakters, würde sie energetischen Veränderungen unterliegen, ja an sich selbst energetisch wirksam sein, was eine Unmöglichkeit ist. Sie ist also völlig unabhängig von dem Materiellen; sie überwacht Atem sowie Stoffwechsel und ohne sie würden diese Verrichtungen gestört sein.

Das Leben ist etwas, das, wie gesagt, das Ziel in sich selbst hat. Man bezeichnet also als Entelechie das, was als Grundlage individueller Formgebung anzusehen ist. Sie ist keine Materie, nicht einmal materieller Natur, sie ist das Prinzip des organischen Körpers, die Grundlage der Vereinigung seiner Bestandteile zum Typus und hauptsächlich Ursache seiner Veränderungen.

Es ist eine Tatsache, dass heute die ärztliche Wissenschaft, vertreten durch bedeutende Fachleute, die Entelechie anerkennt und als parabiologische These betrachtet. Es will dagegen wenig bedeuten, dass es auch Arzte gibt, die ähnlicher Ansicht wie Rabelais sind; das scheint nur zu beweisen, dass eine Gruppe zu Folgerungen kommt, während die andere nicht über uferlose Diskussionen hinausgelangt.

Die Grundlagen der neuzeitlichen Vererbungslehre und die Mendelschen Gesetze dürfen hier wohl bei unseren Lesern als bekannt vorausgesetzt werden.

Es würde über den Rahmen dieses Buches hinausführen, wenn wir auf alle diese biologischen Lehren näher eingehen wollten; es sei auf die entsprechende Literatur, insbesondere auf Wilson, Roux, Weißmann, Bujiula, vor allem aber auf Driesch, hingewiesen.

Das Wort *vererben* hat den gleichen Wortstamm wie das lateinische *haerere*, d. h., ankleben. Was uns als Erbe *angeklebt* ist, sind gute und schlechte Eigenschaften, aber auch alles körperliche Krankwerden und Wiedergenesen, übertragen von den Eltern auf die Kinder. Es sei hier ein Satz des Mediziners und Jesuitenpaters Bujiula wiedergegeben, indem er über Vererbung spricht: „Sicherlich kann nichts Besseres von den Eltern auf die Kinder übertragen werden als die natürliche Veranlagung, das Naturell, welches wir von Generationen unserer Vorfahren empfangen."

Als Veranlagung haben wir unsere Konstitution und unser Temperament usw.; das alles zusammen, die Quintessenz unserer erblichen Impulse, ist Entelechie! Ihr haben wir die Veranlagung zur Empfänglichkeit für Krankheiten zuzuschreiben, eine Veranlagung, die nichts als ein dynamischer Vererbungsimpuls ist, der sich dann nachher verwirklicht. Wenn wir von solcher entelechischen Vererbung sprechen, so denken wir dabei auch an den biblischen Spruch, dass die Sünden der Väter an den Kindern heimgesucht werden bis ins dritte und vierte Glied; so ist es aber nicht nur mit den Sünden, sondern auch mit den Tugenden. Das Prinzip der Kausalität ist fundamental und grundsätzlich in der Wissenschaft, und zwar sowohl auf physischem wie auch auf metaphysischem Gebiet. Alle Wirkungen bergen eine ganz bestimmte Ursache in sich. Es kann kein Zweifel darüber bestehen, dass auch unsere Krankheiten eine Ursache haben, und diese Ursache ist außer den von jedem selbst begangenen Lebensfehlern beeinflusst von der Entelechie, welche oft genug durch unzählige Generationen hindurch bis zu uns kommt.

Ebenso ist es mit dem Gesundwerden; auch die Naturheilkraft in uns ist in ihrer Fähigkeit, Krankheiten zu heilen, eine ererbte, also von Generation zu Generation übertragene Kraft; wir können sie deshalb nicht durch Arzneimittel ersetzen, sondern nur unterstützen, wohl aber auch verstärken, selbst wenn sie ererbt schwach ist. Sie ist eine Kraft, die von außen in uns hineinströmt und uns verlässt, wenn wir Sünden wider den Geist oder das Blut begehen; durch derartige Fehler wird die Naturheilkraft immer schwacher und schwächer. Solange der Verbrauch dieser Kraft sich in natürlichen Grenzen hält, ersetzt sich die Kraft immer wieder, steigt der Verbrauch aber über Gebühr, so vermögen wir mit unserem menschlichen Können die Kraft nicht wieder völlig zu ersetzen.

Gelingt es uns aber, durch besonders sinngemäßes Verhalten diese Kraft zu schonen, so werden wir mehr verloren gegangene Kraft ersetzen können, als wir verbrauchen, und die Gesamtkraft wird wiederum in uns ansteigen. Selbst ein Mensch mit schwacher Erbmasse braucht deshalb nicht zu verzweifeln, sondern kann daran arbeiten, diese Erbmasse wieder zu stärken. Da sich diese Tatsachen auch auf charakterliche Veranlagung und soziale Eigenschaften beziehen, so hat es durchaus seine Berechtigung, die Erbgrundlagen zu pflegen.

Unsere Heilkunde war in den letzten Jahrzehnten in ein ziemlich materielles Fahrwasser geraten, was zwar neuerdings besser geworden ist. Wenn die Medizin ihre Ergebnisse und Wirkungen nur auf einem mechanisch-chemischen Wege zu erreichen suchte und keinen dynamisch-geistigen Impuls dabei voraussetzte, könnte sie niemals die großen biologischen Aufgaben, die ihr gestellt sind, wirklich lösen.

Die Philosophen früherer Zeiten sprechen vom Logos, und diesen Logos halten sie für die rationale Seele, für den Ausdruck der universalen Ordnung, die Grundlage aller Vernunft. Sie sagen, *Logos* sei das, was der Materie die Form prägt, und auf diese Weise wäre der Logos zugleich die Triebkraft der Entelechie, wie er uns auf der Menschheitsebene als Bios oder Leben erscheint. Bios-Leben finden wir aber auch in den Pflanzen als automatischen Impuls und in der Tierwelt, sogar in den niederen Tieren, als Veranlagung und Trieb. Es ist die Grundursache der organischen vegetativen Zelle, die ohne des Logos Leitung zum Chaos würde, Logos oder universales Bewusstsein erscheint uns in den Steinen als Kristallisation der Mineralien und zeigt sich auch als Sensibilität der Pflanzen. Bei den domestizierten Tieren liegt diese Triebkraft der Entelechie in der Tendenz der Liebe, die sie zum Menschen haben.

Die biologische Vererbung prägt sich in ihrem eigentlichen Wesen im Urplasma und im eigenen Keim im Augenblick der Empfängnis aus. Es ist ein geistig-energetischer Impuls, wie eine dynamische Ladung, in der Wesenheit eines jeden; es ist der Impuls an sich.

Um diese Erscheinung zu verstehen, mögen wir sie mit einem Magneten vergleichen, der, wenn wir ihn über unmagnetisches Eisen streichen, dieses Eisen magnetisiert, ohne sich selbst dabei irgendwie zu verbrauchen, ja noch mehr, bis zu einem gewissen Grade wird er bekanntlich selbst dabei nur noch immer stärker. Die Kraft der Entelechie überträgt sich in ganz ähnlicher Weise durch Induktion wie der Magnetismus. Im Augenblick der Befruchtung erhält die Zelle die vererbten Eigenschaften der Ursamenzellen, die, nachdem sie sich vorher an den Samenmutterzellen in Samenzellen verwandelt haben, als Samenfäden in die weibliche Zelle dringen und so die Befruchtung vollziehen.

In einem Kubikzentimeter männlicher Samenflüssigkeit sind ungefähr 60.000 lebende Samenfäden enthalten, von denen jedem einzelnen ebenso wie allen zusammen die entelechische Vererbung anhängt, genau so wie der weiblichen Eizelle. Die interessanten und wertvollen Arbeiten der Plasmogonie können jedoch nie eine lebendige Zelle schaffen, denn das Leben ist göttlichen Ursprungs. Logos und Bios werden für uns immer ein unlösbares Geheimnis bleiben, zumal bei dem Höhepunkt des Augenblicks der Befruchtung.

Sicher ist, dass die treibende Kraft aller Vererbung im vegetativen Nervensystem verankert ist, und so erklärt es sich, dass die Zuckerkrankheit, der *diabetes mellitus*, meistens erst in reiferen Jahren auftritt, ohne dass man früher etwas davon gemerkt hat. Wenn der Diabetes vielfach noch lange mehr oder weniger latent gehalten wird, bevor er zum Durchbruch kommt, ist das auch der Naturheilkraft zu danken.

Es gibt sicher eine universale Seele, welche sich an die chemischen Moleküle anheftet; aber sie hat einen Logos-Bios in veränderter Form, ohne Bewusstsein. In der lebendigen Zelle unseres Organismus zeigt er sich in grundverschiedener Form, und die Kristallisation der Mineralien ist eine Brücke zwischen dem Organischen und dem Anorganischen. Bei diesen Betrachtungen sei auch an die Katalysatoren erinnert, die nur durch ihr Vorhandensein wirken, ohne dass dabei ein stofflicher Verbrauch an ihnen stattfindet. Die biologische Entelechie ist eine Realität, mit der wir Ärzte rechnen müssen, ja sie ist die Naturheilkraft schlechthin.

Ohne Zweifel besteht die Entelechie auch in den Pflanzen. Und so wie sie bei den Menschen durch die Samenflüssigkeit, der sie innewohnt, der Nachkommenschaft eingepflanzt wird, so ist auch bei den Pflanzen eine Flüssigkeit bei der Übertragung der Entelechie beteiligt: das ätherische Öl, das in ihnen enthalten ist und mit dem Samen auf die künftige Pflanze übertragen wird. Es ist sicher, dass der Geruch schon in den Kernen schläft, wenn er sich auch erst in der Blüte entfaltet, zusammensetzt und verbreitet. Wenn wir das ätherische Öl einer Pflanze ausziehen, fangen wir ihre keimende Kraft, also auch die ihr innewohnende Heilkraft ein. Als ich vor vielen Jahren meine ersten Versuche mit ätherischen Ölen machte, entfuhr mir dabei einmal das Wort: „Das ist ja der Samenschleim der Pflanze." Wer weiß, wie weit ich dabei buchstäblich recht hatte?

Dass bei der Heilung von Krankheiten der Geruch allein genügt, wird am meisten den Homöopathen verständlich sein, die ja auch oft mit kleinsten und allerkleinsten Mengen zu arbeiten gewohnt sind. Dass manchmal die Wirksamkeit einer Substanz gerade in der kleinsten Menge liegt, zeigt eine Begebenheit, welche ich im spanischen Espasa fand:

Bei Untersuchungen im Laboratorium hatte ein Chemiker viele Versuche mit einem bestimmten Stoff vorgenommen, ohne dass die Explosion, die er dabei erwartete, eintrat. Ermüdet durch die zahlreichen Versuchsreihen schüttete er die ganze Flüssigkeit in eine Flasche, in deren Öffnung dabei etwas Stoff hängen blieb. Beim Einsetzen des Glasstopfens nun explodierte dieser winzige Rest im Flaschenhals bei der Berührung mit dem Glasstopfen, und überdies mit einer ungeheuren Wirkung.

Wir sehen also, dass den subtilsten Stoffen ein enormer dynamischer Impuls innewohnen kann, und deshalb stehen unsere Ansichten im Grunde der Homöopathie näher als der Allopathie, die die Heilung gewöhnlich mit möglichst großen Dosen erreichen will.

Wir könnten noch viele Beispiele, ähnlich dem obigen, anführen, um zu beweisen, dass gewöhnlich der dynamische Impuls in jenen feinsten Stoffen am größten ist. Was wir über die Entelechie gesagt haben, als immaterielles geistiges Agens, und was wir eben anführten über die Wirksamkeit subtilster Stoffe, ist zugleich die Grundlage für unsere osmologische Heilmethode, und berechtigt uns, diese Heilmethode als grundsätzlich fundiert anzusehen, da sie die Naturheilkraft, die in sich entelechisch ist, wie die ätherischen Öle selbst, anspornt.

Die Gedanken grundsätzlicher Art dieses Abschnittes führen uns jetzt zu einer weiteren Betrachtung, die in dieser Form und diesem Zusammenhang wohl den Anspruch auf Erstmaligkeit erheben darf.

Die osmetischen Strahlen

Der Leser möge es uns erlauben, wenn wir zur Erklärung und Begründung unserer neuartigen Theorie über osmetische Strahlen etwas weiter ausholen und einige grundlegende Beobachtungen und Tatsachen aus dem Strahlenbereich herbeiziehen.

Wir kennen schon aus dem oben Gesagten den Grundsatz des Heraklit:

Alles fließt. Doch weit wichtiger für die heutige Wissenschaft sind die Sätze: Alles atmet — und — alles strahlt —, auch wenn wir diese Vorgänge nicht immer mit unseren Sinnen feststellen können. Bezüglich des menschlichen Körpers müssen wir Arzte der Atmung und Strahlung einen großen Wert beimessen, weil man durch sie viele Krankheiten heilen kann.

Alle Verrichtungen des Lebens haben einen Rhythmus, der in der Harmonie und Ausgeglichenheit gipfelt. Harmonie ist Gesundheit und — wir wollen es hier noch einmal sagen —, Disharmonie Krankheit. Aufgabe der Ärzte ist es, entdeckte Disharmonie in normale Lebensverrichtungen überzuleiten. Mit den Mitteln der Allopathie ist dies nicht immer gut möglich.

Denn was tut sie eigentlich? Sie erzeugt auf chemischem Wege ein der ursprünglichen Krankheit entgegengesetztes Leiden, das ihre Symptome unterdrückt, sie aber nicht direkt heilt. Die Heilung muss der Körper dann selbst übernehmen. Ein Herzfehler zum Beispiel wird mit Digitalis bekämpft. Digitalis ist ein Gift, welches das Herz zu größerer Tätigkeit anregt. Auf der einen Seite haben wir das erlahmte Herz, auf der anderen Seite die entgegengesetzte Arzneiwirkung oder Giftwirkung; daraus ergibt eich eine Mittellage, die dem gesunden Zustand wieder nahekommt. So sind Krankheit und Arzneiwirkung zwei gegeneinander gerichtete Kräfte, deren Ergebnis Gesundheit sein soll.

Was tut dagegen, die Homöopathie? Sie sagt, das Symptom habe immer die Anlage zur Heilung in sich. Alle Symptome, sogar der Schmerz, sind Heilbestrebungen. Vom Fieber und Eiter weiß man das schon lange. Aber warum sollten nur diese heilend wirken? Die Aufgabe eines Arzneimittels ist es, den Körper in seinen Heil bestrebungen zu unterstützen und nicht die Symptome zu unterdrücken. Dies tut die Homöopathie mit Mitteln, die die Symptome zunächst fördern. Diese Mittel werden an Gesunden erprobt. Erzeugen sie bei diesen die Symptome einer bestimmten Krankheit, so werden sie gegen diese Krankheit auch ins Feld geführt. *Similia similibus!* Nach einem homöopathischen Mittel tritt oft zuerst eine Krise ein, ja es sieht aus, als verschlimmere sich die Krankheit, aber dann erfolgt die wirkliche Heilung.

Schlaflosigkeit wird bei den Homöopathen mit Kaffee bekämpft, wenn auch nicht in der Form, wie wir ihn gewohnt sind. Aus den rohen Kaffeebohnen wird eine feinstoffliche Arznei — Coffea — zubereitet, diese wird stark verdünnt eingenommen und wirkt wie ein Schlafmittel. Dies ist natürlich kein chemischer Vorgang mehr, anders als bei den meisten allopathischen Schlafmitteln, denn in einer Verdünnung D 30 (1 zu einer 1 mit 30 Nullen) ist kein Molekül der Ursprungssubstanz mehr vorhanden.

Was bringt nun die Homöopathie dazu, mit derartigen Verdünnungen zu arbeiten? Sie hat in der Materie Formungs-, Bildungs- und Richtkräfte entdeckt, die auch ohne ihr Dasein noch vorhanden sind. Ein einfaches Beispiel möge das erläutern: Jeder kennt die Eisblumen, die man nach kalten Winternächten an den Fenstern beobachten kann. Was hat das Wasser veranlasst, sich gerade in diesen merkwürdigen Formen zu kristallisieren? Strindberg fand, dass sich dabei Abbildungen niederer Pflanzen zeigen, die tatsächlich in der Natur vorkommen. Diese Blumen sind früher einmal durch den Kreislauf des Wassers hindurchgegangen und haben diesem ihre Formungs-

und Richtkräfte zurückgelassen. Bei der Kristallisation werden diese Kräfte wieder wirksam und es entstehen die Eisblumen.

Strindberg ist noch weiter gegangen. Er hat Blüten bestimmter Pflanzen verbrannt, die Asche aufgelöst und das Lösungsmittel verdunsten lassen. Das Kristallisationsbild zeigte dann die ursprüngliche Blütenform wieder.

Ehrenfried Pfeiffer hat diese Formungskräfte auch im menschlichen Blut nachgewiesen. Kupferchloridlösung hinterlässt beim Verdunsten ganz bestimmte Kristalle. Hat man der Lösung menschliches Blut hinzugefügt, so entsteht ein völlig anderes Kristallisationsbild. Dieses ist außerdem noch krankheitsspezifisch; die einzelnen Krankheiten zeigen verschiedene Kristallisationen.

Die Homöopathie hat bewiesen, dass die Formungs- und Bildkräfte eines Stoffes in seinen feinsten Exponenten, dien Korpuskeln, am stärksten wirksam sind. Auch außerhalb der Verdünnung sind sie noch vorhanden; Hahnemann ließ z. B., seine Patienten die hoch verdünnten Arzneimittel nicht mehr einnehmen, sondern nur noch riechen. Wir haben also hier einen entstofflichten Arzneireiz. Diese Feinstoffkräfte aber sind Stellunswirkungen unterworfen, und man könnte sagen, dass das Leben ganz allgemein elektrische Vorgänge zeitigt. Diese Behauptung soll uns zur Beschäftigung mit Schwingen und Strahlen im Folgenden führen.

In seinem Buch: „Das Geheimnis des Lebens" beweist Prof. Lakhovsky, dass die Zellen elektromagnetische Resonatoren sind mit bestimmten Wellenlängen und Schwingungsphasen, und dass in Zukunft die Ärzte weiter nichts zu tun hätten, als die Wellenlänge des betreffenden Bazillus festzustellen und durch die entsprechende Oberlagerung zu töten. Hat nicht die Erforschung der Strahlungsvorgänge in den letzten Jahrzehnten zu Ergebnissen geführt, die ungeahnte Möglichkeiten für die Medizin und die Technik eröffnet haben?

Die Strahlen, die wir am besten kennen, sind die Lichtstrahlen. Doch welcher Natur sind sie? Versuche haben gezeigt, dass wir sie in bestimmter Weise mit Wasserwellen vergleichen können. Dadurch kommt man zu dem Schluss, dass das Licht Wellennatur haben muss. Allerdings ist die Wellenlänge des Lichtes bedeutend kleiner als die der Wasserwellen. Huygens erkannte 1680 zuerst die Wellennatur des Lichtes, und spätere Versuche haben seine Hypothese bestätigt.

Wie groß ist nun die Wellenlänge des Lichtes? Sie schwankt zwischen 0,0004 und 0,0008 mm. Die Unterschiede zwischen den Wellenlängen empfinden wir als Farbe. So erscheint das Licht mit der Wellenlänge 0,0007 mm uns als dunkles Rot, 0,0006 mm als Gelb, und so geht es weiter über Grün, Blau bis Violett, welches die Wellenlänge 0,0004 mm hat. Im weißen Licht sind sämtliche Wellenlängen, also sämtliche Farben, enthalten.

Ein wichtiger Beweis für die Wellennatur des Lichtes ist die Interferenz der Lichtwellen. Als Interferenz bezeichnet man die Erscheinung, dass sich Wellen bei geeigneter Übereinanderlegung auslöschen können, sodass also Licht zu Licht gebracht Dunkelheit ergibt. — Man kann dies bei allen Arten von Wellen beobachten, so etwa auch bei Schallwellen. Verschieden hohen Tönen liegen verschiedene Schallwellenlängen zugrunde. Bringt man zwei Schallquellen in einer solchen Entfernung voneinander an, dass sich beim Zusammentreffen ihrer Wellen, die natürlich die gleiche Länge haben müssen, immer eine Verdichtung und eine Verdünnung (Wellenberg und Wellental) zusammenlagern, so hören wir nichts. Für die Wellennatur des Lichtes spricht darüber hinaus noch die Polarisation.

Sind wir von der Wellennatur des Lichtes überzeugt, so müssen wir uns fragen, was eigentlich in einer Lichtwelle schwingt. Luft kann es nicht sein, denn sonst würde uns die Sonne nicht über den luftleeren Weltenraum ihre Strahlen senden können. Man nahm deshalb den Lichtäther an, einen Stoff, der den ganzen Weltraum erfüllen sollte. Durch Messungen der Lichtgeschwindigkeit und andere Erkenntnisse musste diese Theorie wieder fallen gelassen werden, doch man forschte weiter.

Maxwell fand im Jahre 1873, dass es elektromagnetische Schwingungen gibt, die sich mit Lichtgeschwindigkeit, aber bedeutend größerer Wellenlänge ausbreiten. Es sind die bekannten Rundfunkwellen. Wegen der Gleichheit der Geschwindigkeiten und anderer Obereinstimmungen nahm Maxwell an, dass das Licht auch aus elektromagnetischen Wellen bestünde, und stellte die elektromagnetische Lichttheorie auf.

Auf eine elektromagnetische Schwingung wollen wir hier nicht naher eingehen. Wir wollen nur noch betonen, dass den Rundfunkwellen, dem sichtbaren Licht und sogar den Röntgenstrahlen, wie auch vielen anderen Strahlen (ultrarote, ultraviolette, Gammastrahlen) die gleiche Natur zugrunde liegt. Sie unterscheiden sich lediglich in der Wellenlänge. Die kürzeren Wellen misst man mit Mikron (l/1000 mm, abgekürzt μ) oder Angströmeinheit (l/100.000.000 cm, abgekürzt å).

Wir unterscheiden die Wellen, die uns das Radio vermittelt, sehr wohl von denen, die uns das Licht spenden, oder denen, die die Wärme übermitteln. Das Band dieser verschiedenen Wellenlängen ist uns wohl bekannt, von den langen Wellen der drahtlosen Telegrafie über die infraroten, Licht- und ultravioletten Strahlen bis zu den Strahlen der kleinsten Schwingungszahlen von 0,002 μ.

Wer aber sagt uns, wo die untere Grenze der Wellenlängen liegt? Dass wir Wellen mit kleineren Längen nicht messen können, ist noch kein Beweis dafür, dass sie nicht existieren. Nach den nettesten Arbeiten von Reiter und Gabor soll es, nach den Mitteilungen des Siemenskonzerns, auch jetzt möglich sein, solche zu bestimmen.

Bereits Lakhovsky sprach von kosmischen Wellen mit Längen, die das uns bekannte Wellenband nach unten fortsetzen. Zu diesen kosmischen Wellen müssen wir nun auch die Ausstrahlungen sämtlicher Lebewesen rechnen; auf die Wichtigkeit dieser Aussage werden wir später noch einmal zurückgreifen.

Die elektromagnetischen Wellen sind aber nicht die Einzige in der Natur vorkommende Strahlungsart. Wir brauchen nur an einen

Wasserstrahl zu denken. Solche Strahlen aus materiellen Teilchen sind sehr verbreitet. Wir kennen die schon erwähnten Atom- oder Molekularstrahlen, denen die Wärmebewegung der Moleküle zugrunde liegt; denn die Empfindung von Wärme und Kälte hat die Ursache in der Bewegungsgeschwindigkeit der Moleküle; schneit sich bewegende Moleküle erscheinen uns warm, langsame als kalt. So kann durch geeignete Maßnahmen aus dieser Wärmebewegung ein Strahl entstehen.

Derartige Korpuskularstrahlen brauchen sich aber nicht immer aus so großen Bestandteilen wie die Moleküle zusammenzusetzen. Wir kennen Strahlen fliegender Elektronen, die wir Kathodenstrahlen nennen, und Kanalstrahlen, die etwas anderer Natur sind. Das Radium z. B. sendet drei verschiedene Strahlen aus, von den α und ß-Strahlen aus elektrisch geladenen Teilchen bestehen, die γ-Strahlen dagegen Wellennatur haben.

Wir haben also gesehen, dass es zwei Arten von Strahlen gibt: Teilchenstrahlen und Wellenstrahlen, die beide ganz verschiedene Eigenschaften besitzen.

In den letzten Jahrzehnten wurden nun Versuche gemacht, namentlich mit der sogenannten lichtelektrischen oder fotoelektrischen Zelle, die nur zu erklären waren, wenn man die Unterschiede zwischen den erwähnten Strahlenarten fallen ließ. Man kam zu einer Verschmelzung der Begriffe von Wellen- und Teilchenstrahlen.

Auch lässt sich die festgestellte Unabhängigkeit der Geschwindigkeit von der Intensität des Lichtes nicht mit seiner reinen Wellennatur vereinbaren. Andererseits decken sich manche Erscheinungen nicht mit der Auffassung des Lichtes als Teilchenstrahlung.

Planck fand, dass sich diese Erscheinungen nur erklären lassen, wenn man annimmt, dass die Lichtenergie in bestimmten Einzelquanten ausgesendet wird. Die Größe dieser Energiequanten ist von der Wellenlänge abhängig. Bezüglich der Energie eines Quants kam er auf das sogenannte Wirkungsquantum, welches er mit dem Buchstaben „h" bezeichnete. Das Licht besteht also aus einzelnen Teilchen, den Lichtquanten, deren Energie von der Frequenz abhängig ist.

Dieselben Schwierigkeiten traten auch bei den als Korpuskularstrahlen bezeichneten Kathodenstrahlen, die aus einzelnen Elektronen bestehen, auf. L. de Broglie stellte fest, dass sie sich manchmal wie Wellen verhalten können, denn man konnte auch bei ihnen Interferenzerscheinungen nachweisen. Interferenz ist aber nur bei Wellen möglich. Diese Elektronenwellen bezeichnet man zum Unterschied von den elektromagnetischen Wellen als Materiewellen.

Wie erwähnt, besteht alle Materie aus Atomen und diese aus Elektronen und Kernen. Für die Elektronen und auch für die Kerne müssen wir eine Wellennatur annehmen. So kommen wir zu dem Schluss, dass Materie wie Strahlung Wellennatur besitzt. Versuche, bei denen sich Materie zerstrahlt und Strahlen sich materialisieren, sind nicht die Einzigen in dieser Richtung. So sind Strahlung und Materie nur verschiedene Erscheinungsformen ein und derselben Sache. Die Energie ist Bindeglied.

Welche Anwendung finden nun die Strahlen in der Medizin? Ein alter Satz heißt: „Ohne Licht kein Leben." Unser lebenspendendes Licht ist die Sonne. Allerdings ist die direkte Sonnenstrahlung für Mensch und Tier nicht lebensnotwendig; ohne Sonnenstrahlung wäre aber überhaupt kein Leben möglich.

Alle Organismen, die nicht den unmittelbaren Strahlen des Sonnenlichtes ausgesetzt sind, also im Dunkeln leben, erhalten die Sonnenenergie in anderer Form. Wir kennen die Grubenpferde, die unter Tage geboren werden und nie das natürliche Licht sehen.

Trotzdem gedeihen sie und sind gesund, denn sie ernähren sich von Pflanzen, deren Aufbau die Sonne bewirkt hat, nehmen also Sonnenenergie in sich auf, die in die Pflanze eingegangen ist. Wachstum, Ernährung und Fortpflanzung bei der Pflanze sind notwendig an die Lichtaufnahme gebunden, bei Mensch und Tier nicht. Diese sind auf die von der Pflanze gespeicherte Sonnenenergie angewiesen. Wir wissen, dass das direkte Sonnenlicht darüber hinaus auf den Ablauf der Lebensvorgänge bei Mensch und Tier großen Einfluss hat.

Zunächst hat die Sonnenstrahlung eine wichtige Bedeutung für den Wärmehaushalt. Dies ist aber nicht die einzige Wirkung. Die Sonnenstrahlen treffen auf die Haut. Diese ist ein sehr kompliziertes Organ, dessen Bedeutung meist unterschätzt wird. Man kann die Haut als ein Drüsenorgan mit innerer Sekretion auffassen, welches bei der Bildung von Abwehrstoffen gegen Infektionskrankheiten eine große Rolle spielt. In der Haut hat die Sonnenstrahlung ganz spezifische Wirkungen. Bekannt ist die Bildung des Vitamins D in der Haut durch die Sonnenstrahlen. Damit tritt die Sonne in die Reihe der Heilmittel gegen Rachitis, wobei allerdings nur die ultravioletten Strahlen eine Rolle spielen.

Die ultraviolette Strahlung beeinflusst auch den gesamten Stoffwechsel, den Eiweiß-, den Lipoid-, den Kohlehydrat- und den Mineralstoffwechsel. Die Atmung wird durch eine Erregung des Atemzentrums tiefer und langsamer, der Blutdruck wird gesenkt, die Erythrozyten-, Leukozyten- und Thrombozytenzahl steigt. Wir können so noch eine Reihe von weiteren Einwirkungen der ultravioletten Strahlen anführen, was aber in diesem Rahmen zu weit führen würde.

Die Strahlen des sichtbaren Lichtes wirken in der Hauptsache über das Auge auf den Organismus. Es besteht eine hormonale Beziehung zwischen Auge und Hypophyse (Melanophoren Hormon). Dem Blauviolettlicht schreibt mau einen Einfluss zu, der die Adrenalinwirksamkeit herabsetzt und Insulin aktiviert, die Sexualhormone hemmt. Das rote Licht soll Wirkung auf das weibliche Sexualhormon haben. Dem blauen Licht gegenüber scheint es auf Adrenalin und Insulin entgegengesetzt zu wirken. Man wendet auch bereits das Rotlicht therapeutisch bei weiblichen Menstruationsstörungen an. So haben wir auch mit der Heliotherapie viele Möglichkeiten in der Heilkunde.

Das Anwendungsgebiet der Strahlen in der Medizin ist aber damit nicht erschöpft. Wir heilen heute mit Röntgenstrahlen, indem wir Gewebe zerstören. Bekanntlich ist jede Zelle gegen Strahlen sehr empfindlich, und je jünger sie ist, desto größer ist ihre Radiosensibilität. Diese Tatsache ist bei der Bestrahlung von Krebsgeschwülsten von großer Bedeutung. Da Krebsgeschwülste aus jüngeren, schnelllebigen Zellen bestehen, lassen sich diese mit einer derart kleinen Dosis von Strahlen zerstören, dass die gesunden Zellen in der Umgebung nicht in Mitleidenschaft gezogen werden.

Aber nicht nur bei Karzinomen hat sich die Röntgentherapie als erfolgreich erwiesen. Man heilt heute schon verstärkte Gebärmutterblutungen bei der Frau durch Bestrahlung der Eierstöcke; auch bei Myomen hat man durch Strahlenbehandlung gute Wirkungen erzielt. So könnte man noch Blutkrankheiten, Störungen der inneren Sekretion, Bronchialasthma, chronische Arthritis und Tuberkulose anführen.

Eine weitere Strahlenart, die in der Medizin Verwendung findet, sind die Kurzwellen. Prof. Esau in Jena beobachtete, dass Mücken, die zufällig zwischen Platten eines Kondensators seines Senders kamen, starben. Schliephake baute auf dieser Erfahrung auf und führte die Kurzwellen in die Medizin ein.

Einen großen Erfolg mit dieser Kurzwellentherapie hatte man bei allen entzündlichen Erkrankungen. Ungeklärt ist noch die Frage, ob bei der Heilung die Kurzwellen einen spezifischen Einfluss haben oder ob es nur die Wirkung der Wärme, ist, die man damit an jede beliebige Stelle auch im Innern des Körpers bringen kann. Auf jeden Fall entsteht durch die Kurzwellen eine stärkere Durchblutung des bestrahlten Körperteiles, und dadurch wird die Heilung schon sehr gefördert.

Alle diese Strahlen sind nur ein Ausschnitt aus der Mannigfaltigkeit der Strahlungserscheinungen. Wir brauchen nur an das Leuchten der Glühwürmchen zu denken. Diese Biolumineszenz kennt man bei vielen Tieren und Pflanzen; sie ist aber nicht die einzige Organismenstrahlung, die wir kennen. Weitaus interessanter für uns ist die von dem russischen Histologen Gurwitsch entdeckte mitogenetische Strahlung.

Wir haben gesehen; dass jedes Lebewesen aus Zellen besteht. Wie jeder Organismus lebt auch jede einzelne Zelle. Sie reagiert auf verschiedene äußere Reize, so z. B. auf chemische, thermische, mechanische und manche andere. Sie vermehrt sich durch Teilung. Frühzeitig haben nun mikroskopische Untersuchungen in den Zellen Körnchen erkennen lassen, die beim Durchtränken der Zelle mit Farbstoffen sich leicht färben ließen.

Man nannte sie *Chromatine*. Bei einem der elementarsten Lebensvorgänge, der Zellteilung, konnte man beobachten, dass im Kern eine Ordnung der Chromatinkörperchen zu einzelnen Gruppen stattfindet, zu Stäbchen, Fädchen oder Schleifen. Diese Kernschleifen erhielten die Bezeichnung *Chromosomen*. Sind sie mit ihrem Exerzieren fertig, dann platzt der Kern und die geordneten Körnchen liegen frei im Zellleib, wo sie sich zu einem Kranz zusammenfinden. In der Nähe des Kerns tritt gleichzeitig ein winziges Kügelchen auf, das sich alsbald in zwei teilt.

Sie wandern in entgegengesetzter Richtung auseinander, während zwischen ihnen die Chromosomen liegen. Dann teilen sich auch diese, in zwei Hälften jede Schleife, usw., und wandern jeweils zu einem der beiden Kügelchen hin. Schließlich schnürt sich die Mitte der Zelle ab, bis jede Verbindung abreißt und nun zwei Zellen weiterleben, jede mit den gleichen Chromosomenzahlen und -arten, wie die Mutterzelle, von der nicht einmal mehr eine *Leiche* übrig geblieben ist. Dieser Vorgang spielt, ob wir ihn im Pflanzen- oder Tierreich oder beim Menschen beobachten, eine große Rolle in der Vererbung, deren Bedeutung wir schon im Zusammenhang mit dem über die Entelechie Gesagten erkennen mussten.

Man sagt oft: „Die Zellen zergehen ja alle, sie sterben", aber dieses Sterben oder Absterben geht gar nicht so leicht vonstatten. Der Auslandsdeutsche Paul Busse-Grawitz hat in verschiedenen Versuchen mit fast strukturlosen holzartigen Teilen von 5000 Jahre alten Mumien mit starker Erhitzung bereits nach wenigen Stunden wieder lebendige Zellen erhalten, und selbst Zellteile eines in grauer Vorzeit ausgestorbenen Riesengürteltieres erwiesen sich immer noch nicht endgültig ohne Leben.

Durch die Forschung der Plasmogeniker wissen wir, dass die Zellgewebe in jedem Organ charakteristische Zellformen annehmen. Lakhovsky, der schon erwähnte französische Forscher, beweist nun in seinen Studien, dass je nach Art und Form der Zelle diese wellenartige Emanationen aussendet. Und inzwischen entdeckte nun, wie wir oben schon andeuteten, Gurwitsch die sogenannten mitogenetischen oder Wachstumsstrahlen.

Diese Strahlen sind imstande, in naheliegenden Lebewesen Zellteilungen zu bewirken. Die Ärzte Wassiljew und Dr. Frank hatten den Riechnerv eines Fisches herauspräpariert und in die Nähe einer Hefekultur gebracht. Nun entdeckte man, dass sogar dieser präparierte Nerv Strahlungen aussandte, und binnen 20 Minuten die Vermehrung der Zellen um ein Doppeltes erreichte. Kontrollversuche bestätigten, dass kein anderer Sender in der Nähe war als eben dieser Fischnerv als Ursprung dieser geheimnisvollen Strahlen. Spätere Forschungen der genannten Gelehrten haben diese Nervenstrahlen endgültig bewiesen, und dass solche durch geringen Reiz außergewöhnliche Veränderungen in unserem flüssigen Nervensystem, d. h. in unseren Drusen, hervorrufen.

Wenn nun die Nerven an sich ungeheuer empfindlich sind, so ist diese Empfindlichkeit bei den inneren Drüsen noch viel größer und man gebraucht nur ganz kleine Kolloidalmengen, um große und unvermutete Wirkungen zu erzeugen.

Ob nun diese mitogenetischen Strahlungen die Ursache der Zellteilung sind oder inwieweit sie mit ihr zusammenhängen, ist noch nicht restlos geklärt. Oft sind zunächst nur äußere Reize als Ursachen der Teilung zu beobachten gewesen, so Gewebeverletzungen, bei denen sich die Zellen der Umgebung teilen, um die Wunde wieder zu schließen. Durch Versuche an der verletzten Hornhaut eines Frosches konnte aber gezeigt werden, dass dieser Reiz, der die Zellen zur Teilung veranlasst, Strahlung ist. Ferner konnte festgestellt werden, dass sich dieser Reiz nicht nur innerhalb lebender Gewebe, sondern auch außerhalb im Raum ausbreitet. Man wies dies an den Zwiebelwurzeln nach.

In diesem Fundamentalversuch von Gurwitsch werden zwei Zwiebeln so angeordnet, dass je eine ihrer Wurzeln senkrecht zueinander mittels Glaskapillaren festgelegt sind. Die eine Wurzel soll die mitogenetischen Strahlen aussenden, und an der anderen sollen sie zur Wirkung kommen. Bei einer unbeeinflussten Wurzel war eine Zellenverteilung radiärsymmetrisch zur Wurzelachse festgestellt worden; nun aber, bei diesem Versuch, zeigte sich am Ende in jeder Zwiebel an der der anderen zugewandten Seite eine Überzahl von Zellen.

Man fand allmählich viele biologische Strahlenquellen, z. B. Seeigel- und Amphibieneier, Protisten, flüssige Extrakte und Körpersäfte, Organstücke und Gewebsbrei, ja sogar chemische Stoffe! Unter anderem wurde auch die Fähigkeit des Blutes zur Aussendung mitogenetischer Strahlen nachgewiesen. Ehrenfried Pfeiffers vorerwähnter Versuch gehört hierher. Es wurde bei den genauen Untersuchungen des Blutes festgestellt, dass die Strahlung mit dem Alter nachlässt. Auch infolge Gewichtsverlustes durch Hunger kann sie ausbleiben. Die Beziehungen zwischen Krankheit und Blutstrahlung fehlen nur bei Blutkrankheiten, Vergiftungen und Sepsis, ebenso bei Krebs. Zur Diagnose des Krebses ist die Blutstrahlung allerdings noch nicht herangezogen worden. Trotzdem die Blutstrahlung bei Krebserkrankungen fehlt, ist die Geschwulst selbst eine sehr starke Strahlenquelle, da ihre Zellen sich sehr rasch vermehren.

Nach den angeführten Versuchen dürfen wir wohl die Annahme zuversichtlicher aussprechen, dass die mitogenetischen Strahlen, die uns bisher noch ein völliges Geheimnis waren, die Zellteilungen beeinflussen oder veranlassen und im organischen Leben weitertreibend wirken. Bei den Untersuchungen gewinnt man auch die Überzeugung, dass sich jene Vorgänge im Atom auch im Kosmos wiederholen. Das Atom hat im gewissen Sinne seinen eigenen Metabolismus, ja, wir könnten beinahe sagen, es atmet sogar. Es ist ein Mikrokosmos der Zelle gegenüber, es ernährt sie und *irradiiert* sie (d. h., bestrahlt sie). Die Zelle ist wiederum ein Mikrokosmos gegenüber dem ganzen Organismus und dieser wieder ein Mikrokosmos gegenüber dem Weltall. Alles, vom Atom bis zum All, irradiiert, wie wir bei unserer Umschau durch die Welt der Strahlen feststellen konnten; alles sendet Strahlen oder Wellen aus.

Diese Wellen beschränken sich allerdings jeweils auf ein kleines Gebiet und sind gleich jeder bekannten Welle, die sich ihren Weg selber bahnen muss. Auch das menschliche Wesen ist ein Sender von unsichtbaren, wenigstens für unser Auge unsichtbaren, Wellen.

Heute widmen sich eine große Zahl von biologischen Ärzten der Mitogenesis, denn diese Strahlen sind ein hauptsächlicher Träger der inneren Heilkraft unseres Organismus, und da wir sie beeinflussen können, sind sie auch besonders wertvoll für unsere osmologische Heilkunde.

Bevor wir aber die Verbindungslinien von dem bisher Gesagten zu unseren eigenen, neuen Gedanken über die osmetischen Strahlen ziehen, wollen wir die genannte Ausstrahlung des menschlichen Körpers noch etwas näher untersuchen. Es handelt sich um eine Ausstrahlung, die wie eine Atmosphäre den ganzen Menschen umhüllt und den Körper in allen Richtungen und auf verschiedenen Wegen durchdringt.

In der allgemeinen medizinischen Wissenschaft nennt man die *Aura* einen erregenden Vorgang (Neurose), der, wie ein Dampf, durch den ganzen Körper bis zum Kopf steigt und meistens wie ein Hauch empfunden wird.

Bei den Krankheitserscheinungen der Epileptiker und Hysteriker wird, unserer Ansicht nach, die Ausstrahlung sogar zurückgezogen in den Körper, um den beginnenden Anfall zu dämpfen; eine Erscheinung, die wir mit einer häufig in Mexiko gemachten, magnetischen Beobachtung anschaulich machen wollen:

Ein Hufeisenmagnet, an dem ein normales Eisenstück (Nagel oder ähnliches) hängt, lässt dieses kurz vor Beginn eines Erdbebens plötzlich fallen. Wenn man diese Erscheinung mit einem kleinen Läutewerk mechanisch verbindet, so hat man einen akustischen Erdbebenwarner. Eine Erklärung für diese Erscheinung ist, ebenso wie für das Stehenbleiben selbst widerstandsfähiger Uhren bei Erdbeben, unseres Wissens bisher noch nicht gegeben worden.

Wir wissen, dass die Nervengewebe der Haut Strahlungen aussenden, einmal als Empfänger oder Sender, das andere Mal als Erzeuger der Vitamine D und E. Wenn wir die Wirkung dieser Vitamine studieren, dann liegt die Vermutung nahe und soll hier ausgesprochen sein, dass auch der Kuss, die Umarmung und ähnliches nichts anderes sind als elektro-strömende Erscheinungen. Wir empfehlen in diesem Zusammenhang die Tabellen von Bachen, die über die Aufsaugungsfähigkeit der Haut und ihre Reflexe eingehend unterrichten; an ihrer Hand ist es auch leicht zu verstehen, wie der uns hier besonders interessierende Geruchssinn dabei eine große Rolle spielt.

Und nun wollen wir noch einen letzten wissenschaftlichen Grundbegriff klären und erklären, der mit zu den Grundlagen unserer osmologischen Heilkunde gehört, wenn auch aus seinem ähnlich lautenden Namen keine falschen Schlüsse gezogen werden dürfen: die Osmose (vom Griechischen diosmos: durchdringen). Folgender Versuch erklärt den Vorgang der Osmose, der in jeder Zelle erfolgt, am besten: Wir trennen ein Glasgefäß in der Mitte mit einer wasserdurchlässigen Tonwand völlig ab. Durch Bestreichen mit Eisenzyankupferniederschlag können wir sie halb permeable, halb so durchlässig, machen. Gießen wir nun auf die eine Seite eine 5%ige Salzlösung, auf die andere dagegen eine 10%ige Lösung, so lässt sich beobachten, dass die beiden verschiedenen Lösungen das Bestreben haben, sich auszugleichen, sodass auf beiden Seiten eine 7,5%ige Lösung entsteht. Nun muss dazu eine Seite Wasser abgeben, um den Unterschied zu decken.

Mit diesem Vorgang der Osmose erklären wir auch das Wachstum der Pflanzenzellen, welche das Wasser einsaugen, weil in ihnen eine stärkere Salzlösung besteht, als wie m dem Wasser, das aus dem Erdboden kommt.

Diese Osmose kann auch durch elektrischen Hochfrequenzstrom erzielt werden. Dieser Strom wurde von Tepplar, d'Arsonval, Nernot, u. a., entdeckt. Von ihnen lernten wir auch die Anwendung dieser Ströme, für die dem Laien meistens das Verständnis fehlt, da er sie mit den hohen Spannungen der Ströme verwechselt, die uns das Licht geben. In der Diathermie braucht man dagegen die Ströme, die eine große Ampère- und kleine Voltzahl haben. Sie haben eine Frequenz von vielen Millionen Wellenbewegungen und sind auch besonders wertvoll für die Verabreichung von Heilmitteln in der osmologischen Therapie.

Um die Isotomie-Spannung der menschlichen Zelle zu mildern, werden sie mit elektrischen Strömen gereizt. Um diese Reizung zu erzielen, muss der Strom von Pol zu Pol durch die Zellularmembranen gehen, um die Ionen mitzureißen. Diese Strömungen, die zugleich einen Wechsel der Zellen bedeuten, können nun Träger der aller feinsten Heilmittel, wie unsere ätherischen Öle sie darstellen, in unserem Körper werden. Gerade also die hohen Frequenzströme sind es, die wir dazu brauchen, um Riechstoffe in den Körper zu bringen. Dass diese Ströme überdies die Naturheilkraft des Organismus anfeuern, bewiesen die Versuche von Nagelschmidt, Mann und Kahane.

Wir empfehlen den Ärzten, die sich mit der osmologischen Therapie befassen wollen, folgenden Apparat, den wir aua einem Nürnberger Inhalatorium bekamen und mit Erfolg benutzten:

Wir führen in die Nase die zwei Röhren der Inhalationselektrode ein, mit der wir einen Strom direkt in den Körper geben. Gleichzeitig wird mit einem Zerstäuber der erforderliche Heilriechstoff in die Nase eingeblasen, sodass er gemeinsam mit dem Strom durch die Nase über die Lungen in den Blutkreislauf kommt.

Das Zytoplasma, das Protoplasma ohne Kern, zeigt in der Zelle, die trotz verschiedener Formen eine einheitliche Struktur hat, zwischen Eisen und anderen Stoffen elektrolytische Substanzen. Wir können sogar sagen, dass jede Zelle ein elektrisches Feld mit einem positiven und negativen Pol ist.

Da sich nun die Zellen in Geweben sammeln und unser Körper aus Millionen und Abermillionen von Zellen besteht, so dürfen wir für ihn als Gesamtheit etwas Ähnliches annehmen und können ihn vielleicht am besten mit einem Radioapparat vergleichen, bei dem der Sender die Epiphyse, der Empfangsapparat der Sonnenplexus ut. Für Geruchsstrahlen — wir wollen sie ab jetzt osmetische Strahlen nennen —, ist aber die Nase der Spezialempfangsapparat. Genau wie die weißen Strahlen der Sonne vermittelst der in ihnen enthaltenen anderen Strahlen, z. B. der ultravioletten, in die innersten Teile des Organismus eintreten, um dort ihre schöpferische Arbeit zu tun und die Heilkraft des Körpers anzutreiben — genau so dringen auch die osmetischen Strahlen durch die Nase in den ganzen Körper. Diese Strahlen können entweder weitergetragen werden oder selbst Träger von Stoffkorpuskeln sein; deshalb können wir sagen, dass diese Geruchsstrahlen nicht nur ein elektromagnetisches, sondern auch ein chemisches Phänomen darstellen.

Wenn die osmetischen Strahlen außer ihrer elektromagnetischen Erscheinungsform eine chemische Wirkung ausüben, dann erweist es sich, dass die von Langley beschriebenen Reflexe von sicherer Wirkung sind, und wir können ahnen, wie die ausstrahlenden Teilchen unserer Heilessenzen wirken können. Es unterliegt keinem Zweifel, dass die Obertragung der nervösen Reize einer Neurose sich auf dem Wege einer chemischen Wirkung vollzieht. Es ist erwiesen, dass es sich hier um eine Substanz wahrscheinlich hormonaler Art handelt.

Brücke beweist, dass diese chemischen Reize lokalisiert und vor allem in den vegetativen Reflexzentren wirksamer sind. Man hat in diesem Sinne Versuche mit verschiedenen Nervenzentren angestellt, besonders mit dem *nervus accelerans,* der vom Sympathikus ausgeht und die Herztätigkeit vermehrt. Die Nachricht hiervon ließ uns große Hoffnungen fassen für die Heilung von Herzkrankheiten.

Wir haben nun, herleitend von den einfachsten und bekanntesten Strahlen, immer weitere Kreise, bis zu der Hypothese der osmetischen Strahlen gezogen, weil wir die ungeheure Bedeutung der Strahlen in der Therapie nicht klar genug herausstellen können. Aber ebenso, wie die Existenz der mitogenetischen Strahlen physikalisch noch nicht genügend bewiesen ist, so steht auch der Beweis für die osmetischen Strahlen noch aus. Wie aber für die mitogenetischen Strahlen der physikalische Beweis nicht allzu viel bedeuten würde — denn er würde ja doch nicht beweisen, dass sie wirklich mitogeneseerzeugend, d. h., wachstumanregend sind —, sondern die biologischen Nachweismethoden die Hauptsache sind, so mag auch unsere Hypothese der osmetischen Strahlen falsch sein, aber die enormen Wirkungen der osmologischen Therapie bleiben bestehen, und darum, d. h. den praktischen Heilwert und -nutzen, geht es letztlich.

Vielleicht geht es mir wie meinem väterlichen Freund, Dr. Karl Ochsen, der als weltbekannter Vulkanologe und Bergingenieur eine Theorie zur Bestimmung der Kali-Lager aufstellte und genau angab, wo die Lager zu finden seien. Die Geologen stellten zwar später fest, dass seine Theorie falsch war, aber die Lager wurden an der angegebenen Stelle jeweils genau gefunden. Dies soll der einzige Fall gewesen sein, dass eine falsche Hypothese ein richtiges Ergebnis gezeitigt hat!

Der Atem als Duftträger

Mehr als 7 Billionen Zellen bauen des Menschen Leib; und dieser menschliche Körper ist sich in keiner Sekunde gleich. Es ist gewaltig, dass die Natur in allen Bereichen einer ununterbrochenen Transformation unterworfen ist. Die Zellen werden und vergehen, sie ziehen sich zusammen und dehnen sich aus. Dieses Ausdehnen zwingt zur Annahme einer Zwischensubstanz, die wir, wie in anderem Zusammenhang schon angedeutet, mit dem alldurchdringenden Äther identifizieren können. Was der Äther an sich ist, ob z. B., der Plasmogenist Herrera recht hat mit seiner Behauptung, der Äther habe als Ursubstanz Kieselsäure, können wir hier nicht untersuchen; es wird wohl auch noch lange ein Rätsel bleiben. Für uns genügt es zu wissen, dass zwischen den Zellen eine Substanz existiert, ein Urweltstoff, den wir Äther nennen.

Fest steht ferner die Bewegung der Zellen und deren Stoffwechsel in sich; diese Zellenaktivität kann durch nichts, weder durch Willen noch durch Schlaf in ihrem ewigen Wechsel gestört werden. Dabei erscheint es geradezu als eine Profanierung, wenn im Krankheitsfall an dieses Lebenskunstwerk mit grobmateriellen Mitteln herangegangen wird, wie sie die Allopathie gebraucht. Der Arzt, der sich als Priester betrachten soll und den Körper als etwas Heiliges, suche daher nach anderen Wegen! Und wirklich bietet sich ihm ein solcher bei einer genauen Beobachtung des gigantischen Vorgangs des Stoffwechsels aller Zellen, nämlich aufgrund der speziellen Beobachtung eines der wichtigsten aller Lebensfunktionen, des Atems.

Die Aufgeschlossenheit des Körpers für dien Einfluss des Atems muss der Arzt benutzen, um die Heilkraft des Organismus mit osmologischen Mitteln zu stärken. Der Schlummer ist hierbei sein nicht unwichtiger Helfer, (über die Bedeutung des Schlafes für die Heilwirkung verweisen wir auch auf Dr. Brauchte, „Neue Lebensformen"). Wenn wir hier m diesem Teil schon einige Gedankengänge vorwegnehmen, die ausführlicher erst im dritten, medizinisch-praktischen Teil unseres Buches erläutert werden, so ist das notwendig, um das Verständnis des Lesers für die materiellen Grundlagen unserer Therapie und ihre Auswahl nach den hier zu skizzierenden geistigen Grundlagen verständlich zu machen.

Sprechen wir also den Atmungsprozess als die wichtigste Lebensfunktion an, so beziehen wir uns eigentlich damit nur auf den Gedanken, der in der Heiligen Schrift ebenso die Urkraft alles Lebens deutet: „Und er blies ihm den lebendigen Odem in seine Nase."

Wir atmen ja nicht nur mit der Lunge, sondern mit dem ganzen Körper. Die Haut, die ihn umschließt, ist nicht nur seine schützende, ihn von der Umwelt trennende Hülle, sie ist auch sein Organ des lebendigen Atemaustausches mit eben dieser Umwelt. Eigentlich ist sogar jede Zelle, die unseren Leib mitbaut, ein Atmungsorgan für sich. Denn der Atem bedeutet für die Zelle als Lebensei erneut genau das gleiche wie für unseren gesamt Organismus.

Nach dem kosmischen Gesetz: *sicut superius, sicut inferius* (wie oben, so auch unten; wie im Großen, so auch im Kleinen) kann man den Atmungsprozess der Zellen mit dem der Lungen gut vergleichen. Beim Atmen der Zellen vollzieht sich der Austausch von Blut zu den Zellen und umgekehrt genauso wie im Kapillarsystem, dem Netz der weitverzweigten, feinsten Erdgefäße. Jeder innere Atem, so sagte einmal Schmidt, kann nur vermitteln, was ihm übergeben wird, und während die Blutflüssigkeit den Saft der Speisen trägt, führen die roten Blutkörperchen bei ihrer Wanderung durch den Körper den Sauerstoff und beim Abwandern den wärmeausgeschiedenen Kohlenstoff mit.

Im Atem liegt zugleich die Tendenz zur Abwehr wie zur Anziehung von. Kräften und Stoffen. Atmen im gröberen Sinne ausgedrückt heißt: „Austausch der Luft von Lunge zu Blut und Ausscheidung der

Abfallstoffe von Blut zu Lunge." Größe des Atems, Tiefe des Atems und Rhythmus des Atems beeinflussen die Leibeslebendigkeit, deren Tiefe und Rhythmus. Wohl und Wehe des Lebens ist Wirkung des Atems: Atem ist Leben!

Nun haben wir eine neuere Wissenschaft, die Biozönose, die Umweltforschung, die die Grundlage einer Biosophie, der Wissenschaft des Lebens überhaupt werden muss. Wir müssen erforschen, in welchen Substanzen wir leben und atmen müssen, um die günstigsten Lebensbedingungen schaffen zu können.

In praktischer Hinsicht tun wir dies ja bereits schon täglich, wenn wir unsere Zimmer lüften, in den Arbeitsstätten den Staub bekämpfen, usw. Mit diesen Maßnahmen können wir zwar eine verhältnismäßig reine Luft herstellen, aber reine Luft alleine Ist noch kein Allheilmittel oder Vorbeugungsmittel. Wir müssen weitergehen und Heilluft schaffen!

Es gilt also, die Luft zum Träger für unsere Heilmittel zu machen und es wäre ideal, wenn man mit dem Atem zugleich die homöopathischen Kügelchen einnehmen könnte. Aber das erlaubt nun leider unsere Konstitution nicht. Man wird dabei auch nie den Gedanken los, dass selbst die homöopathischen Medikamente, vielmehr natürlich noch die allopathischen, in unserem Verdauungsapparat physiologisch und chemisch verändert werden können. Wir müssen also, so lautet die einfache Folgerung aus dem bisher Gesagten, andere Arzneien suchen, die so fein herstellbar sind, dass wir sie einatmen können.

Wie entsteht denn nun die Wirkung einer eingeatmeten Arznei auf unseren Körper, auf die einzelnen Zellen insbesondere?

Die Zelle ist getränkt mit einer zähen Flüssigkeit oder fettigen Masse, die unter den Namen Lipoide, Lipide oder Lipime bekannt ist. Wir unterscheiden verschiedene Lipoide. so das Cholesterin, das Lezithin, das Zerebrosid, je nachdem, an welcher Stelle sie wirken. Die Lipoide gestatten nun das Eindringen verschiedener Substanzen und Fermente.

Diese Erscheinung nennen wir Lipolyse, daher wir auch von lipolytischen Stoffen sprechen. Unter diesen stehen nun an bedeutender Stelle die für uns entscheidenden ätherischen Öle, die mit ihrem eingeatmeten Duft bis zur Zelle gelangen, in der sie wirken und durch die sie wirken.

So zum Beispiel erklären wir uns die Wirksamkeit der aus Fichtennadeln, Heidekraut oder Anis gewonnenen Öl, die in den Verästelungen der Bronchien bis zu den Lungenalveolen vordringen und eine lösende, kräftigende und entkeimende Wirkung ausüben. Der Vorgang der Lipolyse erklärt auch die großen Erfolge, die wir gerade bei der Heilung allergischer Krankheiten erzielen konnten.

Traurige Erfahrungen des ersten Weltkrieges haben uns auch gezeigt, wie die mit giftigen Stoffen erfüllte Luft der Träger des Gastodes werden kann; wer damals draußen war, weiß etwas von Bomben und Nebeln mit dem typischen Knoblauch-, Veilchen- und Fliedergeruch. Auch dort wurde damals von pflanzlichen Stoffen ausgegangen, die vergast oder vernebelt wurden, um tödlich zu wirken.

Nun ist aber alles bipolarisch. Wie der eine Pol uns eine tötende Wirkung zeigt und lehrt, so zeigt uns der andere, und wir sollten uns auch da belehren lassen, dass es auch lebensfördernde Gase geben kann. Das können wir von unserer hochverdienten, chemischen Wissenschaft fordern, nachdem sie die tötenden Gas gefunden hat!

Haben wir bisher zu zeigen versucht, dass das Atmen den unmittelbarsten Weg zur Beeinflussung des Blutes darstellt, so wollen wir im Folgenden nachweisen, dass auch dem Stoff selbst, der eingeatmet wird, im gasförmigen Zustand, also in dieser seiner feinstverteilten Form, die beste, weil intensivste Wirkungsmöglichkeit gegeben ist.

Die Homöopathie hat ja ohnehin schon bewiesen, dass die größte Kraft in den feinsten Exponenten, den Korpuskeln, wirksam wird. Aber welches sind nun die Kräfte, die dort wirksam werden und woher stammen sie? Jetzt ist der Augenblick gekommen, um uns wieder an die osmetischen Strahlen und unsere Vermutungen darüber zu erinnern:

Jedes Atom, auch das der Pflanze, lässt sich als ein Dreiklang von Materie, Energie und Bewusstsein auffassen. Das ganze Leben ist eigentlich nur ein ständiger Kampf innerhalb dieser drei Wesenheiten. Im Geruch nun hat dieser Dreiklang seinen stärksten Exponenten in der Pflanzenwelt. Er wirkt durch oder mit den osmetischen Strahlen nicht nur auf den Körper in allen seinen Gliedern, Organen und Zellen, sondern darüber hinaus auf den Teil unseres Wesens, das wir schon einmal als Aura bezeichneten.

Um die Aura, zunächst negativ, zu beschreiben, wollen wir einmal, nur theoretisch, aus dem menschlichen Körper das Knochengerüst herausdenken und dieses selbstständig als „Knochen-Ich" beiseitestellen. Ebenso sei danach unser „Blut-Ich" ausgesondert und separiert. Nehmen wir nun das „Drüsen-Ich" heraus, so können wir dort nicht nur die Absonderung der verschiedenen Sekrete beobachten, sondern auch das eigenartige Wirken einer wechselseitig beeinflussten Emanation.

Bei der Beobachtung dieses wunderbaren Arbeitsprozesses tun wir einen Blick in das Zentrum unserer eigenen Abwehr- und Heilkräfte des Körpers. Diese Emanation im Bereich unseres Drüsensystems beeinflusst auf bedeutsame Weise Blut und Nerven und wird damit zum mitbestimmenden Faktor unseres seelischen Ichs. Denken wir uns nun auch noch aus unserem Körper das Nerven-Ich herausgelöst, so würden wir bei diesem selbstständigen „Nerven-Ich" überrascht feststellen, dass dieser Nerven-Mensch strahlt. Das ist nun keine Theorie, sondern Wirklichkeit. Diese Strahlung, die den Körper umgibt, ist die Aura, von der schon die indischen Philosophen gesprochen haben, eine Aura, die auf wunderbare Weise Leuchtkraft und Farben zu wechseln vermag. Sie beeinflusst nicht nur den Mentalzustand des Körpers, sondern juch die Aktivität des gesamten Organismus. Nun kann die Aura aber nicht nur psychologisch beeinflusst werden, sondern — und das ist der Ansatzpunkt für unsere neue osmologische Heilkunde —, durch Riechstoffe.

Das beschriebene Abstrahieren der verschiedenen Körper-Ichs war freilich nur Theorie, nicht aber die Ausstrahlung, das Fluidum, die Aura, die tatsächlich nachweisbar ist. Ein englischer Arzt will bereits eine Brille erfunden haben, mit der die Aura des menschlichen Körpers zu sehen sein soll.

Ein deutscher Kollege hat jedenfalls die Emanation der Pflanzen schon sichtbar machen können. Beide haben dabei die wichtige Feststellung gemacht, dass sich die Krankheiten im Emanationsbild durch Modifikationen bemerkbar machen. Welche Möglichkeiten tun sich hier dem ärztlichen Forschergeist auf! Es gilt, dem Wirken der feinstofflichen Kräfte eine äquivalente Macht entgegenzusetzen, um so auf ganz neue Art und Weise die Disharmonien wieder auszugleichen, also eine Gesundung herbeizuführen.

Werfen wir jetzt noch einmal einen Blick von dem zu behandelnden Körper auf das Heilmittel, die Pflanze. Der Geruch der Blume ist schon immer als das Leben oder die Seele der Pflanzen dargestellt worden, und Paul an der Sorbonne hat die Gerüche verschiedener Blumen fotografisch festhalten können. Dass es sich bei Düften um die kleinsten denkbaren Gasteilchen handelt, sagten wir schon; wenn nun die aus Zellen zusammengesetzten Pflanzen an sich Strahlen aufweisen, so muss auch das kleinste Teilchen dieser Zelle, z. B. im Geruch, bei ihrem Ausströmen mit Strahlung weiterwirken können.

Ein amerikanischer Arzt hat die Einflüsse dieser Strahlung der Pflanzen, wir nennen sie ja osmetische Strahlung, auf Menschen untersucht, wobei er mit geruchsreicheren Pflanzen größere Wirkungen erzielt hat, als mit geruchsärmeren. Sobald er die Pflanzen den Patienten auf die Wange legte, beobachtete er unter Auswirkung der Pflanzenstrahlung eine Erweiterung der Iris. Dieselbe Wirkung können wir auch bei gleichen Versuchen mit reinen Riechstoffen beobachten.

Allgemein zusammenfassend müssen wir hier noch einmal feststellen: von jeder Substanz, besonders aber von solchen, die aus Lebensprozessen gewonnen werden, gehen Strahlungen aus, die in anderen Substanzen oder Lebensvorgängen Wirkungen hervorrufen! Über die Wirkung nun ergaben Untersuchungen das folgende Gesetz: Das Produkt aus Substanzwirkung (Materie) und Strahlenwirkung (Ätherische Bildungskraft) ist konstant; je dichter die Materie, desto kleiner ist ihre Strahlungswirkung und umgekehrt.

Um die Wirkung der Riechstoffdosierungen festzustellen, war es nun durch Versuche zu beweisen, dass das über die Homöopathie Gesagte auch in unserer Heilkunde entsprechend dem obigen Gesetz seine Gültigkeit hat. Nachdem, ein gesunder Körper durch große Dosierung (also vornehmlich Substanzwirkung) in einen Krankheitzustand gesetzt war, konnte er durch eine kleine Dosierung derselben Mittel (hauptsächlich durch eine überwiegende Strahlenwirkung) wieder gesund gemacht werden.

Wir müssen uns merken: Je feiner der Aggregatzustand der Medikamente, umso starker ist ihre Wirkung. Digitalis z. B. ist ein altes Herzmittel und es ist fast schon jedem Laien bekannt, dass es aus dem Fingerhut gewonnen wird. Aber wenige wissen, dass dieses herzstärkende Mittel gerade im verdunsteten Zustand am wirksamsten ist.

Diese Wirkung wird sogar nicht nur auf den menschlichen Organismus, sondern auch auf andere Pflanzen ausgeübt, wie die Versuche von Fahrenkamp beweisen, der mit diesen Glykosiden bei anderen Pflanzen eine außergewöhnliche Wachstumssteigerung erreicht hat. Ja, wir haben bei gleichen Versuchen festgestellt, dass auch eine erhöhte Abgabe ätherischer öle und eine Verstärkung des Geruchs durch diese Ausstrahlungen erzielt werden.

Der gasförmige Zustand bietet also offensichtlich die feinste Verteilung der Materie und damit ihre größte Strahlenwirkung. Wir stellen nunmehr also die Regel für den osmologischen Arzt auf: „Vor allem atme und rieche dich gesund!“

So schön nun gewiss ein Sich-gesund-atmen ist, noch besser ist eine Vorbeugung gegen alle Krankheiten, denen wir täglich ausgesetzt sind. Wir sprachen vorhin schon einmal davon, dass wir Heilluft schaffen müssen.

Im Falle des Verdachtes auf Epidemien werden Schiffe, ehe sie landen dürfen, oft ausgeräuchert. Wir sollten auf ähnliche Weise versuchen, Schulen, Krankenhäuser und andere öffentliche Gebäude mit Heilluft zu versorgen. Mit einer solchen Heilluft hätten wir das beste Vorbeugungsmittel gegen Epidemien, ein Mittel, das in seiner Naturgemäßheit alle anderen übertreffen würde. Der englische Generalstab, der einstens seine Truppen gegen Grippe alle gurgeln ließ, hätte es hiermit einfacher haben können.

Bei den geschilderten Versuchen wurde auch noch gleichzeitig festgestellt, dass die gestaltende Formkraft (oder ätherische Bildungskraft, von der wir vorher einmal sprachen) mit dem übermittelnden Pflanzensaft verschieden lang verbunden ist. Die Formkraft eines Seerosenblattes verschwand nach 14 Tagen aus seinem Saft, während der Saft einer blühenden Agave aus Mexiko, einer heiligen Pflanze nebenbei, über eineinhalb Jahre seine Kraft behielt.

Das Studium der Heilpflanzen ist in dieser Hinsicht ungeheuer interessant. Nicht genug kann ich Dr. Ferrandiz für die Errichtung einer *schola popularis botanicae* drüben danken, in welchem wunderbar gelegenen Gebäude ich von dem neu geschaffenen Lehrstuhl für Osmologie lehren durfte.

Die Duftstoffe, die ätherischen Substanzen der Pflanzen kann man durch sehr sorgfältigen Anbau erzeugen, wobei aber die Umwelt sehr berücksichtigt werden muss. Wir wissen ja, dass die Wirkung der Sonne zu verschiedenen Tageszeiten verschieden ist, dass der Mond in seinen verschiedenen Phasen verschieden auf die Pflanzen wirkt, dass der Erdmagnetismus an den einzelnen Stellen verschieden ist; das alles muss beim Säen, Züchten, Sammeln der Pflanzen berücksichtigt werden. Der Osmologe muss also, wenn er mit Pflanzen erfolgreich umgehen will, diese von Grund auf studieren, um später bei der Herstellung von Heilriechstoffen Erfolg zu haben.

In Spanien gibt es Verkaufsstellen für Arzneipflanzen, aber es war beklagenswert zu beobachten, was sich da gleich für ein Schund sammelte. Dieser Übelstand und die beschränkte Wirkungsdauer dieses Materials schaden natürlich dem Zweck.

Es genügt nicht nur, ein Botaniker zu sein, sondern man muss wie zu Mensch und Tier ein auf tiefstem Einfühlungsvermögen basierendes Verhältnis zur Pflanzenwelt haben, wenn man ihr die geheimnisvollen Kräfte entlocken will. Ich riet meinen Schülern immer, sie sollten die Steine wie Pflanzen betrachten, die Pflanzen wie Tiere behandeln, die Tiere wie Menschen ansehen, die Menschen wie Engel lieben.

Wir können so viel aus der Natur lernen, die nicht so selbstsüchtig ist wie die Menschen. Die Natur sieht nicht in allem Nützlichkeit und materielle schöpferische Kraft, sondern sie steht geistig im Zenit aller Bedeutung. Gönnt uns nicht der Apfelsinenbaum, bevor er uns die köstlichen Früchte schenkt, noch seine Blüten mit ihrem wunderbaren Geruch?

In diesem Geistesgang behandelten die alten Mexikaner ihre Pflanzen. Unvergesslich sind für mich die Besuche in den botanischen Gärten der alten Azteken, die heute noch in Resten bestehen.

Prof. Dr. Reich, der in Chile und Mexiko seinerzeit als Botaniker unvergängliche Pionierarbeit leistete, stimmte mir immer bei, wenn wir feststellten, welche unschätzbaren Werte die alten Literaturen der Mayas, Inkas und Azteken gerade in Bezug auf die osmologischen Gedanken bergen, wenn sie auch leider nur wenigen Lesern zugänglich werden. Da muss man schon, wie ich, zwischen den jahrtausendealten mexikanischen Pyramiden groß geworden sein, um mit Verständnis und Liebe eindringen zu können.

Es ist jetzt an der Zeit, dass wir zu den Heilmitteln selber übergehen, zu ihren Substanzen, deren Auswahl und Zusammenstellung, ihren individuellen Gebundenheiten und ihren chemischen Grundlagen.

Die Beziehungen zwischen Pflanzen und Sternen

Betrachten wir jetzt die spagyrischen Arkane, die Trennung der giftigen, tötenden Substanzen von den Leben spendenden, heilenden Prinzipien. Es gibt da eine Fülle von Literatur in lateinischer Sprache, die von den führenden Alchemisten des Mittelalters auf uns gekommen ist. Damals musste der Mediziner, wie in den Gilden eines Handwerks, eine Art Meisterstück auf diesem Gebiet herstellen, ein Spezifikum, das dann auch meistens sein Eigentum verblieb und für dessen Weiterherstellung ihm von seiner Obrigkeit ein Privileg zugeteilt werden konnte.

Viele dieser Extrakte haben sich bis heute erhalten, denken wir nur an die bekannten Hoffmannstropfen. Friederich Hoffmann wirkte um 1685 im Fürstentum Minden als Hofmedikus und erprobte damals viele alte Rezepte, die ihrerseits schon vor 3 – 400 Jahren geschaffen worden waren.

Er bemerkte schon damals als großen Nachteil die primitiven Einrichtungen, mit denen die Präparanten sich begnügen mussten. Was würde Hoffmann wohl sagen, wenn er in ein heutiges, modernes chemisches Laboratorium blicken könnte, wo wir mit Zentrifugen und elektrischen Apparaten aller Gattungen das erreichen können, was man damals kaum zu erträumen wagte. Die modernsten Verkehrsmittel bringen uns aus allen Teilen der Welt in Kürze die Pflanzen, die wir zur Untersuchung oder Mischung brauchen.

In einem Schweizer Laboratorium hat man nun neuerdings Versuche angestellt, um ausgepresste Pflanzensäfte nach ihrem Niederschlag, d. h. Ihrem Kristallisationsbild, zu beurteilen, und man ist da zu endgültigen Beweisen gekommen, dass doch eine Beziehung zwischen den Pflanzen und Sternen besteht.

Seit vielen Jahren stritt sich die Wissenschaft über die Behauptungen des Swante Arrhenius in seinem Lehrbuch der kosmischen Physik, dass die Beziehungen der Planeten und unserer Flora absolut nachweisbar seien. Den Anweisungen Pfeifers und Koliskos folgend, haben wir selber in jahrelangen Experimenten bei Sonnen- und Mondfinsternissen mit Metallpräparaten und Pflanzensäften den Beweis dafür erbringen können, dass zum Beispiel die Säfte der Pflanzen bei jeder Mondphasenänderung steigen und fallen, sich auch mit jeder anderen Konstellation andere gruppieren, was ja jeder Bauer als selbstverständlich erachtet und jeder Forstmann als unbestritten hinstellt.

Wenn wir eine Pflanze verbrennen und dann die sich ergebende Asche untersuchen, so finden wir Salze und metallische Bestandteile, je nach Gattung verschieden. Die Spektralanalyse beweist, dass gleiche Substanzen auch aus den Himmelskörpern als Emanationen herausströmen. Da sich aber Gleiches anzuziehen pflegt, haben wir im Raum ein Zusammentreffen dieser Substanzen, einmal von der Pflanze ausströmend, ein anderes Mal von den Himmelskörpern kommend, sodass sich im Weltenraum die Kolloidalsubstanzen bilden, mit denen sich die Kolloidalchemiker befassen. Wir empfehlen in diesem Zusammenhang eine Untersuchung der bekannten mexikanischen Pflanze „Gobernadora" (Gebieterin) — *Covilka tridentata* —, die auf Kalkfelsen auf kaum wahrnehmbarer dünner Humusschicht wächst. Mehr als die Hälfte der chemischen Substanzen, die wir bei der Analyse finden, kommt in dem Boden, wo die Pflanze wachst, nicht vor, und es unterliegt keinem Zweifel, dass sie diese Substanzen aus der Umgebung, d. h aus der Atmosphäre bezogen hat. Mazeriert und extrahiert, strömt die Pflanze einen durchdringenden Geruch aus, der für ein spezielles Parfüm geeignet ist.

In die Fußstapfen der großen Naturkundigen und Ärztephilosophen Paracelsus, Oswald Crollius und Jollivet Caslelot tretend, sprachen wir schon über den Grundgedanken aller medizinischen Lehre, dass eine vollkommene Übereinstimmung des Mikrokosmos,

z. B. des Menschen, mit dem Makrokosmos, d. h., der großen und äußeren Welt besteht. Der Makrokosmos ist der Vater des Mikrokosmos; die äußere Welt ist der Spiegel, worin der Mensch sich erkennen kann, denn zwischen beiden gibt es keinen grundlegenden Unterschied. Es besteht nämlich eine göttliche Analogie zwischen dem sichtbaren Makrokosmos und dem unsichtbaren Mikrokosmos; denn alles, was im Menschen verborgen und unsichtbar ist, offenbart sich im Universum. Die Eltern des Menschen sind der Himmel und die Erde, also ist der Mensch nur eine Wiederholung der gesamten Welt im verkürzten Maßstabe.

Dass zwischen den Sternen und der Behandlung menschlicher Krankheiten schon zu allen Zeiten Zusammenhänge gespürt wurden, braucht nicht besonders erwähnt zu werden, zumal ja gerade die Gedankenkreise, in die uns Rudolf Steiner geführt hat, diese Beziehungen zwischen Mensch und All auch wieder anklingen lassen. Hören wir einmal, was Maria Hachez in diesem Sinne über die vielfach geahnten oder beschriebenen Wirkungen der Sonnenstrahlen auf das Pflanzenleben sagt:

„Wenn wir das Werden und Vergehen und das wieder sich Neubilden in der Pflanzenwelt betrachten, so haben wir da hinzuschauen auf zweierlei: auf das wechselnde Leben der gesamten Pflanzendecke der Erde und auf die Metamorphosen der einzelnen Pflanzengestalten. Schon in dem, dass wir hinschauen müssen, um die Pflanze zu verstehen, auf das Leben der Erde, zeigt sich, dass die Pflanze als kein in sich abgeschlossener Organismus angesehen werden kann. Nur im Zusammenhang mit der Erde erfassen wir die Pflanze vollgültig, wie sie wurzelt in der Erde, ihr Wachstum entfaltet im Wechselleben der Sonne mit der Erde im Jahreslauf. Sonnenstrahlen und Erdenleben, ihrer werden wir ansichtig im Pflanzenleben, ja, das Pflanzenleben entsteht erst im Zusammenwirken beider. Was äußert sich durch die Erde, was durch die Sonne? Zeigen wir einige Aspekte auf, die für das Pflanzenleben von Bedeutung sind. Mit der Erde wird immer verbunden das physisch-schwere, mineralisch-feste.

Das Sonnenleben weist hin auf Lebenserscheinungen, ruft Lebenserscheinungen im Stofflichen hervor, wirkt aus dem Umkreis auf die Erde herein, löst das verhärtende, das zu fest sich fügende der Erde auf und unterwirft es den Umkreiskräften. In der Geisteswissenschaft Rudolf Steiners finden wir diese Polarität charakterisiert als vom Mittelpunkt her nach außen wirkende zentrale — und vom Weltenraum hereinstrahlende peripherische Kräfte. Man kann sie auch in diesem Zusammenhang nennen: irdische und kosmische Kräfte und als kosmische Kräfte hier vor allem verstehen: Lebenskräfte — ätherische Kräfte. Sie wirken in entgegengesetzter Richtung und Qualität. Im Zusammenwirken dieser beiden Kräfte entstehen die Pflanzenwesen, das Pflanzenleben.

Es kann an der Pflanze nun in vielfacher Art dasselbe studiert werden vom Himmelsgang der Gestirne und dem Einwirken derselben in Erdengebiete. Die Formenmannigfaltigkeit der Blätter, die Blütenfarbenpracht, das Werden des Samens, das Verwelken, sie sind Buchstaben, die richtig gelesen, erzählen vom Wechselleben der Erde und der Sonne. Wir lernen verstehen das ruhige Leben der Erde im Winter, wo die schneebedeckte Erde nicht in lebhafter Wechselwirkung zur Sonne steht, wo aber wohl die Sonnenwärme und das Sonnenlicht des Sommers einzog in die Erde. Die Erdoberfläche nahm auf, was ihr an Sonnenlicht und Sonnenwärme und damit verbundenen Kräften im Lauf des Sommers zukam, dieses dringt tiefer in die Erde ein, wenn es dem Winter zugeht. Wir haben noch etwas vom Sommerleben in der Erde zur Winterszeit. —

Die Erde, die im Sommer ganz der Sonnenwirkung geöffnet war, ist im Winter eine am meisten in sich abgeschlossene Wesenheit. Sie hat im Einatmungszug in sich hereingenommen, was sie von der Sonne, vom Weltall empfing, mehr und mehr zieht sie sich gleichsam in sich selber zusammen. Die Wirksamkeit des außerirdischen Kosmos wirkt erdenhaft lebendig unter der kristallenen Schneedecke fort. Die Sonnenkräfte, die dieses Leben immer wiederum herausholen aus dem irdischen Bereich, sie haben sich zur Tiefwinterszeit am meisten der Erde entzogen. So ist das Samenkorn in diesem Sinne in der Erde auch dieser Erdenwirkung unterworfen. Es würde selber ganz Erde werden, wenn nicht die Sonne in der Blüten Samenbildung ihre Sonnenschwungkraft als kleines Abbild dem Samenkorn verlieh.

Dies ist ganz konkret zu nehmen. Der Bewegungsimpuls der Sonne lebt fort im Samenkorn, dadurch kann die Sonne später wiederum in dieses eingreifen, es dem rein irdischen Kräftesystem entreißen, in das es immer wieder zu fallen droht. Samenkörner, die ihre Keimkraft, ihren Sonnenimpuls verlieren, bleiben ja unbeweglich wie das Mineral in der Erde zurück, sie können nicht mehr unter dem Einfluss des Sonnenlebens ihre Pflanzeilgestalt entwickeln. –

Aber indem die Sonne in das keimkräftige Samenkorn wiederum eingreift, macht sie auch ihre Wirkung im Erdenbereich geltend. Durch die sprossende, zur Sonne hinaufwachsende Pflanze wird die Erde im Frühling für den Himmel, den außerirdischen Kosmos, wieder aufgeschlossen. – Die Pflanze ist mehr Sonnen- als Erdengeschöpf und durch sie wird immer von neuem Himmelskraft in die Erde verpflanzt."

Wir wollen aber noch einen anderen Spezialisten auf diesem Gebiet, Dr. Friedbert Asboga, zu Worte kommen lassen, damit der Leser sieht, dass wir nicht allein mit diesen zunächst etwas außenseitig erscheinenden Gedankengängen dastehen. Asboga schreibt u. a.: „Nicht nur der Mensch als solcher untersteht den Einflüssen der Gestirne, sondern auch sämtliche Reiche der Natur, sowie sämtliche Gattungen und Individuen sind der Herrschaft dieser kosmischen Individuen unterworfen. So besitzt nicht nur jeder Mensch, sondern auch jedes Tier, jede Pflanze und jedes Mineral gewisse Eigenschaften, die ganz bestimmten Gestirneinflüssen entsprechen. Damit soll natürlich nicht gesagt sein, dass ein bestimmtes Individuum immer nur einem bestimmten Gestirneinfluss unterstehe. Denn die Schöpfung, die Materie, unterstellt mit allen ihren Einzelindividuen dem gesamten Planetensystem. Aber für jedes Einzelindividuum herrschen bestimmte Einzeleinflüsse vor.

So kann man also bestimmte Pflanzen speziellen Planeteneinflüssen unterstellen und insoweit von einer Herbalastrologie sprechen. In der Tat sind die Beziehungen der Astrologie zu den Pflanzen viel tiefere, als der Nichteingeweihte zu ahnen vermag. Wenn wir erst in vollem Umfang diese Beziehungen kennen, dann kennen wir auch genau die Heilmittel, die wir bei den einzelnen Krankheiten anzuwenden haben. Culpeper hat vollkommen recht, wenn er sagt: „Die Heilkunde, die nicht an der Sternenwissenschaft orientiert ist, ist eine Lampe ohne Öl."

Praktisch sehen diese Gedanken nun etwa so aus: Die Metalle gehören zu bestimmten Planeten, so das Gold zur Sonne, Silber zum Mond, Eisen zum Mars, Quecksilber zum Merkur, Zinn zum Jupiter, Kupfer zur Venus und Blei zum Saturn. Andererseits hat die Kolloidalchemie bewiesen, dass diese Metalle m sieben Baumarten zu finden sind: Quecksilber in der Linde, Kupfer in der Birke, Gold in der Buche, Eisen in der Eiche, Zinn in der Pappel, Blei in den Kiefern und Silber im Kirschbaum. Dass in der Birke ganz besondere Mengen von Kieselsäure stecken, hat man auch erst in den letzten Jahren gefunden.

Die Planeten korrespondieren ihrerseits mit den Tierkreiszeichen, sodass z. B., im Frühling Mars der herrschende Planet des Zeichens Widder alle Kopfleiden, alle ansteckenden Krankheiten, Fieber, Masern und Zahnleiden beeinflusst. Ihm unterstehen Pflanzen wie die Zwiebel, der Hanf und der Knoblauch. Dann folgt Venus vom 21. April an mit dem Zeichen Stier für die Halskrankheiten, Furunkel, Katarrhe, Heiserkeit. An Pflanzen korrespondieren Flieder, Gänseblümchen, Flachs und Moose.

Dem Merkur mit den Zwillingen (am 21. Mai beginnend) unterstehen die Lungen, die Bronchien, Rippenfellentzündungen, Verletzungen an Schultern und Armen, dazu die Pflanzen Schafgarbe und der Lorbeerbaum. Der Mond, welcher als herrschender Planet am 21. Juni im Krebs beginnt, beeinflusst Magenkrankheiten, Verdauungsbeschwerden, Stoffwechsel, Krebs und anderes. Zu ihm gehören die Wasserpflanzen und Kohlsorten.

Die Sonne folgt im Löwen etwa vom 22. Juli ab: dort finden wir den Einfluss auf Herzkrankheiten, Blutzirkulation, Rückenleiden und Fieber (Eiche und Holunder als Pflanzen). Vom 23. August bis zum 23. September geht die Sonne durch die Jungfrau und ist der Merkur herrschender Planet. Die Konstellation der Jungfrau hat nach astrologischen Gesichtspunkten mit Leber, Darm, Stoffwechsel, Blähungen zu tun, auch Krämpfe unterliegen diesem Zeichen (Apfelbaum).

Die Waage mit dem herrschenden Planeten Venus folgt für Blasenleiden, Leber, Nieren; Rosen, Veilchen und Erdbeeren sind die wirksamen Pflanzen. Skorpion als nächstes Zeichen mit dem vorherrschenden Mars hat Ahorn und Heidekraut zugeteilt für Geschlechtskrankheiten. Der Schütze, ab 21. November, mit dem Jupiter als Planet, wirkt auf Hüftweh, Oberschenkelleiden, Gicht und alle nervösen Störungen. Vom 21. Dezember an regiert Saturn im Steinbockzeichen über alle Lähmungen, Knieleiden und Rheumatismus. Fichte und Efeu gehören hierher; zum vorigen Zeichen die Palme und Begonie.

Bei der Konstellation des Wassermanns herrschen Uranus und auch Saturn; Bronchien, Krämpfe, Beinleiden und Krampfadern sowie die Pflanzen Alpenrosen, Myrrhe, Narde gehören ab 19. Januar hierher. Das Sonnenjahr, aus dem wir hier bloß einen ganz flüchtigen überblick bringen konnten, endet vom 20. Februar ab mit den Fischen, bei welchen Saturn und Jupiter die Herrscherrollen spielen über alle Geschwüre, Blutkrankheiten und Fußleiden; Ulmen und Farne werden hier zugeteilt.

Nur einige Pflanzen haben wir bei den einzelnen Zeichen des Tierkreises als Beispiel genannt. Es unterstehen aber jedem Tierkreiszeichen und jedem Planeten eine große Anzahl von Pflanzen, Bäumen, Krautern und Blumen. Allerdings besteht über die einzelnen Pflanzen und ihre Zugehörigkeit zu den Planeten noch keine volle Übereinstimmung unter den Autoren, wenn auch schon eine große Anzahl ganz eindeutig festgelegt sind. Im Anhang geben wir ein ausführlicheres Verzeichnis von Pflanzen, die wir nach ihrer Zugehörigkeit zu Tierkreiszeichen und Planeten untersucht und geordnet hallen.

Nehmen wir einmal an, dass der Astrologe bei einein Kranken feststellt, dass er durch diese oder jene Planeten oder Tierkreiszeichen günstig beeinflusst wird, so suchen wir die dazu gehörigen Pflanzen (speziell bei uns deren Riechstoffe) und stellen sie zusammen, über die Art und Weise der Zusammenstellung wollen wir im nächsten Abschnitt einiges Überraschende berichten. Mit dem so gewonnenen Duft müssen wir an die Heilung der Krankheit gehen.

Für die Auswahl der heilkräftigen Pflanzen soll hier aber noch auf einen anderen Gesichtspunkt hingewiesen werden, der aufgrund eigener Beobachtungen in Übersee eine erhebliche Steigerung der Wirksamkeit pflanzlicher Heilmittel herbeiführen kann. Wir müssen bei der Auswahl der Pflanzen die schon von Paracelsus begründete und ausführlich beschriebene Signaturenlehre berücksichtigen.

Diese Signaturenlehre spielte nicht nur in unserer Volksmedizin eine, allerdings meist unbewusste und vielfach belächelte Rolle, sondern sie wird auch in den Heilmethoden der Naturvölker überall verwandt. Diese Lehre besagt, dass die Pflanzen eine besondere Heilwirkung für jeweils die Körperteile haben, deren Signatur, also äußerliches Aussehen sie tragen oder wenigstens ähneln. So wird zum Beispiel der Mohnkopf um seiner Ähnlichkeit mit der menschlichen Kopfform willen als Mittel gegen Kopfschmerzen, Schlaflosigkeit, usw. empfohlen. Wiederum taucht hier die praktische Anwendung der oben geschilderten Gedanken auf, dass unser Körper als Mikrokosmos in engster Beziehung zum Makrokosmos steht und sich in dessen Erscheinungen spiegelt.

Vielfach habe ich in den südamerikanischen Urwäldern beobachtet, dass die Eingeborenen mit ausgezeichnetem Erfolg gegen Schlangenbisse eine Pflanze verwandten, die so täuschend einer Schlange glich, dass ich selber mehrfach diese Pflanze zunächst als Schlange ansah, bis ich ihre wahre Natur erkannte. Diese beobachtete, unfehlbare Wirkung gab mir zu denken und hat mich davon abgebracht, mit der großen Menge über diese Zusammenhänge spöttisch zu lächeln; denn meistens ist es nur die Unkenntnis der tatsächlichen Verhältnisse, die ein „Lächeln des Überlegenseins" veranlasst.

Lassen wir den berühmten Philosophen des 16. Jahrhunderts, Johann Arndt, in seinem Buch vom wahren Christentum zu Worte kommen; er sagt über das Wesen der Signaturlehre treffend:

„Da hat Gott zugerüstet eine große Apotheke und ein groß Kräuterbuch ganz wunderlich und vollkommen geschrieben. Das ist ein lebendiges Buch; nicht wie man die Krauter in Büchern beschreibt und als ein toten Schatten abmalt, sondern das Buch Gottes sind lebendige Buchstaben, welche allen Menschen, groß und klein, gelehrt und ungelehrt, vor Augen gestellt werden; allein dass sie nicht von jedermann recht gelesen werden können, darum, dass sie die schöne und herrliche Signatur der Krauter nicht kennen; dieselbe muss man zuvor wissen. Bedenke allhier die Güte und Weisheit Gottes! Du wirst an einem Kraut und Blümlein sonderliche Zeichen finden, welches sind die lebendige Handschritt und Überschrift Gottes, damit er jedes Kraut gezeichnet hat nach seiner verborgenen Kraft. Denn eines hat die Gestalt eines Hauptes, ein anderes die Gestalt und Signatur der Augen, usw. Und liegt das vor deinen Augen allenthalben.

Sobald du auf einen grünen Rasen trittst, so hast du unter deinen Füßen eine Speise und Arznei. Denn in dem allergeringsten Graslein und Sämlein, welches du gar gering und für unnütz achtest, ist größere Weisheit Gottes, Kraft und Wirkung, als du ergründen kannst. Ich sage dir, es ist der tausendste Teil der Krauter Kraft noch nie ergründet. Wo du nun nicht alleine die äußere Form und Signatur erkennest, sondern die innerliche verborgene Form, und dieselbe offenbar machst durch die Kraft der Scheidung (Alchemie), dass du herausziehst die Kraft, in welcher die rechte Arznei liegt, so wirst du erst die Güte des Schöpfers schmecken in seinem Werk."

Jakob Böhme, ein anderer großer Geist der gleichen Zeit, schreibt in seiner Schrift: *de signatura rerum* (Über die Signatur der Dinge) folgendes:

„Alles, was von Gott geredet, geschrieben oder gelehrt wird ohne die Erkenntnis der Signatur, das ist stumm und ohne Verstand, denn es kommt nur aus einem historischen Wahn. Und ist kein Ding in der Natur, das geschaffen ist, es offenbart seine innerliche Gestalt auch äußerlich. Denn das Innerliche arbeitet stets zur Offenbarung. Als wir solches an der Kraft und Gestaltens dieser Welt erkennen: wie sich das ewige Wesen mit der Ausgebarung in der Begierde hat in einem Gleichnis offenbart; wie es sich hat in soviel Formen und Gestaltnissen offenbart, als wir solches an Sternen und Element, sowohl an Kreaturen, auch Bäumen und Krautern sehen und erkennen. Darum ist in der Signatur der größte Verstand, darinnen sich der Mensch nicht allein lernt selber erkennen.

Denn an der äußerlichen Gestaltens aller Kreaturen, an ihrem Trieb und Begierde, item an ihrem ausgehenden Hall, Stimme und Sprache kennt man den verborgenen Geist. Denn die Natur hat jedem Dinge seine Sprache gegeben, und das ist die Natursprache, daraus jedes Ding aus seiner Eigenschaft redet und sich immer selbst offenbart."

Crollius hat als erster ausführliche Beispiele, dabei jeweils die Pflanzennamen in acht Sprachen, gegeben und dabei den Grundsatz der Homöopathie (*similia similihus curantur*) schon um Jahrhunderte voraus genommen. Für unsere osmologische Heilmethode brauchen wir natürlich in erster Linie solche Pflanzen, die reich an ätherischen Ölen sind.

So sei hier in erster Linie der Salbei (*salvia real*) genannt, der in Lateinamerika von fast allen Ärzten und Schamanen verschrieben wird bei krankhaften Schweißausbrüchen, die besonders bei Schwindsüchtigen auftreten. Ihr wirksames Prinzip ist ein ätherisches Öl *Salviol* ($C_{10}H_{16}O$). *Cymal* ($CC_{10}H_{14}$). Tatsächlich fühlt sich die Pflanze zu manchen Zeiten genau wie eine stark transpirierende Haut an.

Der Pferdeschwanz (*equisetum*) besitzt die Signatur der Wirbelsäule und hat große Wirkung bei Kreuzschmerzen. Die Birke (*betula*) hat die Signatur der Gebärmutter in ihrer grünen, inneren Rinde und ist bei vielen Frauenkrankheiten besonders wirksam. Außerdem ist das Mittel sehr wirksam zur Vermehrung der Muttermilch.

Der Sadebaum (*juniperus sabina*) zeigt die Signatur der Blutgefäße der Gebärmutter und ist zum Verhüten von Fehlgeburten anzuwenden. Bei sehr starker Dosis allerdings wird gerade das Gegenteil erreicht, nämlich die Fehlgeburt gefördert. Dieser Sadebaum, auch Wacholder genannt, riecht zwar hässlich, aber kann mit anderen Ölen gemischt und zu einem wunderbaren Riechstoff verbunden werden.

Der Eisenhut (*Aconitum*) ist ein gefährliches Gift, aber in der homöopathischen Anwendung sehr wohltuend. Seine schwarzen Körner ähneln den Augenlidern bzw. den Pupillen. Ihr Öl (Aconitin $C_{39}H_{47}NO_7$) ist bekanntermaßen gegen Bindehautentzündungen, Schwellung der Augenlider von der Homöopathie benutzt worden, kann auch insbesondere eine Erweiterung der Pupillen verursachen.

Das Lungenkraut (*Pulmonaria*) wird wegen der Ähnlichkeit seiner weiß gefleckten Blätter mit der Lunge in der Signatur-Heillehre, aber auch sonst in der ganzen Medizin, gegen Lungenleiden, Asthma, Heiserkeit, usw., verwandt. Es ist von Pfarrer Kneipp populär gemacht worden.

Basilienkraut (*Ocimum Basilicum*), was sehr ergiebig an ätherischen Ölen ist, gilt als hervorragendes Mittel bei allen Nierenleiden. Als Aphrodisiakum ist es auch in der Volksmedizin seit langem bekannt. Es trägt die Signatur des männlichen und weiblichen Geschlechts.

Haselwurz (*Asarum europaeum*), dessen Blätter eine gewisse Ähnlichkeit mit der Ohrmuschel zeigen, wird außer gegen Asthma, Gelbsucht, Kopfschmerzen in der Homöopathie auch gegen nervöse Überempfindlichkeit des Ohres und Schwerhörigkeit durch Verstopfung und Verengung des Ohrenkanals verwendet. Augentrost (*Euphrasia officinalis*) ist, nicht nur dem Namen, sondern auch seiner Signatur nach, ein bekanntes Mittel gegen entzündete Augen und andere Augenleiden.

Die Melisse (*melissa officinalis*) zeigt die Signatur des Herzens, die Blätter sind unverkennbar herzförmig, und wird allgemein gegen Herzleiden, nicht nur als Tee, sondern auch in Riechstoffform mit größtem Erfolg verwendet.

Der Nachtschatten (*solanum nigrum*), die Signatur der Harnblase tragend, wird viel gegen Blasenleiden eingesetzt. Das Johanniskraut (*Hypericum perforatum*) zeigt schließlich auf seinen Blättern die Signatur der Hautporen und wird außer gegen Magen-, Nieren- und Leberleiden auch gegen Schweißabsonderung und Porenverstopfung gebraucht.

Es wäre eines ernsten und forschungsinteressierten Arztes unwürdig, wenn er solche viel erprobten und bewiesenen, erfolgreichen Möglichkeiten nicht bis zum Letzten ausschöpfen würde, sondern sich mit einem großzügigen Lächeln darüber hinwegsetzen wollte!

Die unumgänglichen Tatbestände auch auf diesem Gebiet müssen ebenfalls ausgenutzt werden, und dafür wollten wir durch das Vorstehende die Anregung gegeben haben. Unsere osmologische Heilmethode ist in keiner Weise abhängig von der Wirksamkeit der hier geschilderten Prinzipien, aber erfahrungsgemäß lässt sich auch ihre gute Wirkung durch Berücksichtigung dieser Gedankengänge erheblich verstärken und in ihrer Heilwirkung abrunden. Dasselbe gilt für einen letzten, weiteren Zusammenhang, den wir noch erörtern wollen, bevor wir zum rein Chemischen kommen, nämlich der Zusammenhang zwischen Pflanzen (damit auch Riechstoffen) und Tönen.

Riechstoffe und Töne

Bei Barth und Roger finden wir eine merkwürdige Abhandlung über die im Jahre 1856 entdeckte Dynamoskopie von Dr. Collognes in Paris. Wenn man sich den kleinen Finger ins Ohr steckt, so empfindet man ein ganz sonderbares Geräusch, das dem Ton einer Seemuschel ähnelt, deren Rauschen wir auch hören, wenn wir sie dicht an unser Ohr halten.

Merkwürdig ist, dass dieses Geräusch nur empfunden wird, wenn man sich den Finger ins Ohr hält, während es, wenn man dasselbe mit einem Stück Holz oder einem anderen toten Gegenstand verschließt, nicht erfolgt. Lännec sprach schon vor hundert Jahren von diesem Geräusch und nannte es das Muskelzusammenziehungsgeräusch.

Man könnte nun glauben, dass dieses Geräusch vom Ohr ausginge, aber das ist nicht der Fall; es ist der Körper als Ganzes, der durch die Finger rauscht. Collognes griff nun zur Stimmgabel und konstruierte einen Apparat aus Metall, der in das Ohr eingeführt wurde; der Patient musste mit dem kleinen Finger eine Metallplatte berühren, die an den Apparat angeschlossen war, und sofort fing das Geräusch an, während es verstummte, wenn die Verbindung mit dem Körper fehlte. Diesen Apparat nennt man Dynamoskop.

Nun wurden die Schwingungen gezählt, und man stellte fest, dass es sich um 72 handelte, die dem Ton Re entsprachen. Dieser Ton aber ist auf der linken und rechten Körperseite gleich, nur bei Gelähmten liegt er verschieden. Als man weiterforschte, fand man, dass der Ton abklingt und vollständig aufhört, wenn der Mensch stirbt, ja, dass Höhe, Umfang und Klangfarbe dieses digitalen Tones dem Zustand der Gesundheit oder Krankheit eines Menschen entsprechen.

Normal beträgt dieser Ton bei Kindern, Jünglingen und bei Erwachsenen, gute Gesundheit vorausgesetzt, immer 72 Schwingungen in der Sekunde. Doch bei Kranken und Müden geht die Schwingung herunter auf 36. Man kann, wenn man die Sache näher studiert, eine Diagnose durch diesen Ton stellen Diabetes, Rheumatismus, Neurosen, usw., kann man durch die Klangfarbe dieses Tones bestimmen. Bei gewissen Krankheiten hat man ein La mit 54 oder ein Fa mit 42 Schwingungen.

Es ist eigenartig, dass diese dynamischen Schwingungen die Stärke unserer heilenden Naturkraft erkennen lassen, sodass beim kranken Menschen der Ton tiefer ist und die Schwingungen langsamer, während er bei der Genesung ansteigt.

Diese Beobachtung, die natürlich nur langsam sich vollzieht, kann man aber auch augenblicklich bewerkstelligen, und dies ist durch Riechstoffe zu erreichen. Es genügt, während man den Finger ins Ohr steckt, Riechstoff unter die Nase zu halten, um sofort einen Wechsel dieses Geräusches wahrnehmen zu können. Man beobachtet, dass diese Veränderung des Geräuschen nur vor sich geht, wenn man den der Person zukommenden Duftstoff einriecht. So haben wir hier auch eine Methode, um indirekt für den Einzelnen den richtigen Riechstoff feststellen zu können, und diesen Riechstoff sollte man in Krankheitsfällen immer zur Hand haben.

Wir können, wenn wir von Dutten und Duftwirkung reden, nicht vorbeigehen an einer in der allerjüngsten Zeit gewonnenen Erkenntnis im Zusammenhange mit der Wünschelrutenfrage. Dass Duftempfindung durch eine von gewissen Zonen unseres Nervenaufbaues dargestellte Antenne, die für eine volle *Oktave* von Strahlungsfrequenzen abgestimmt ist, weiß nicht nur der Strahlungsphysiker, sondern, nach den vorangegangenen Ausführungen, jetzt auch unser aufmerksamer Leser. Welcherlei Konsequenzen sich aber daraus für die Strahlungstherapie ergeben können, zeigt ein Experiment mit — Erdstrahlen.

Wie sehr auch dieses Kapitel und namentlich die Frage der „Entstrahlungsapparate" umstritten sein mag, so konnte eines niemals ernstlich bestritten werden: dass nämlich in gewissen Zonen über und unter der Erde „Reizstreifen" bestehen, die Krankheiten hervorrufen oder doch Krankheitssymptome steigern können. Man kann über solchen Reizstreifen nicht schlafen, und in einer unglaublich großen Anzahl aller Fälle von Schlaflosigkeit zeigt uns die Rute, dass das Bett des davon Betroffenen über einem Reizstreifen steht. Die Empfindlichkeit vieler Personen gegenüber diesen Zonen schädlicher Erdstrahlungen geht so weit, dass, ward nicht das Bett rechtzeitig aus dem Bereich der Reizstreifen gebracht, ein vollkommener Nervenzusammenbruch oder gar der Tod am Ende des Geschehens steht. Ob es richtig ist, dass es *Krebshäuser* gibt, also Wohnungen, in denen infolge des Vorhandenseins starker Erdstrahlungszonen jeder für Krebs Prädisponierte krebskrank zu werden pflegt, scheint zwar noch nicht exakt bewiesen, ist aber immerhin äußerst wahrscheinlich.

Wie gesagt, diese Reizstreifen machen sich dem Rutengänger durch die Rutenreaktion erkenntlich. Durchtränkt man nun beispielsweise eine Decke mit einer gewissen Säurelösung und überdeckt man damit einen Teil des Reizstreifens, so hört an dieser Stelle sofort jede Art von Wünschelrutenausschlag auf, und dieser Zustand dauert haargenau so lange an, wie wir den durchaus unangenehmen leichten Duft dieser Säure empfinden.

Wir sehen also auch hier eine wahre Geißel der Menschheit, die als solche mehr und mehr erkannt wird, durch simple Duftwirkung erfolgreich niedergekämpft. Dass die Feinheit unserer Organe, die wir eben demonstriert haben, auch in den verschiedenen Rassen eine Rolle spielt, beweist der Physiker Judt: „Es ist bekannt, dass die primitiven Völker, wie die reinrassig geblichenen Indianer- oder Negerstamme (wieso eigentlich primitiv? d. Verf.), mit unerhört scharfen Sinnesorganen ausgestattet sind. Sie vermögen mit unbewaffnetem Auge weiter und schärfer zu schauen als wir mit Zuhilfenahme eines Fernrohres: ihr Gehörs- und Geruchssinn sind analog ausgebildet. Ich habe im tropischen Auslande vor einigen Jahren in dieser Beziehung ganz unverhofft eine äußerst interessante Beobachtung machen können. Ein in Asien lebender europäischer Gelehrter zeigte mir voller Stolz sein physikalisches Laboratorium und namentlich seine Instrumente deutscher Herkunft, mit schmeichelhaften Komplimenten vor der Tüchtigkeit meiner Landsleute. Unter diesen Instrumenten befand sich auch eine Zeißsche Apparatur für Spektralanalyse, und unser Professor zeigte mir spielerischerweise das auf einem Schirm von weißem Zeichenkarton projizierte Spektrum des Sonnenlichtes. Einem plötzlich sich mir aufdrängenden Gedankeneinfall nachgebend, bat ich den Gelehrten, die Grenzen des Spektrums mit Bleistift zu markieren. Ich stellte fest, dass das haargenau die von mir gesehenen Grenzen des Farbbandes waren.

Der Assistent meines Gastgebers, Eurosier, europäisch-hinduistisches Mischblut, mischte sich nun ein und sagte erstaunt: „Aber meine Herren, das muss doch ein Irrtum sein", und bezeichnete und markierte nun seinerseits die Spektrumsgrenzen, die sehr merkbar innerhalb unserer eigenen Markierungen lagen. Dieser Mischling „fifty of fifty" sah also ein kleineres Spektrum als mein reinrassiger Gastgeber und ich. Um dies verblüffende Bild für mich abzurunden, ließ ich einen malaischen Boy kommen, einen vollkommen reinrassigen Malaien von der schönen Badoenger Rasse, drückte ihm einen Bleistift in die Hand und ließ ihn nun die Grenzen des von ihm gesehenen Spektrums markieren. Es erwies sich als erheblich länger noch als das von meinem europäischen Freunde und mir gesehene Spektrum."

Judt machte außerdem eine Reihe anderer interessanter Feststellungen, die in unser spezielles Problem hinübergreifen. So stellte er fest, dass der Reinrassige, auch wenn er Angehöriger einer Niederrasse ist, volle 8 Oktaven hört, vom zweigestrichenen G (Frequenz 96,825) bis zum fünfgestrichenen G (Frequenz 24787,200), während der als Mischling anzusehende Durchschnittseuropäer sehr viel geringere Grenzen nach der tiefen und namentlich nach der hohen Seite des

Gehörbereichs aufweist! Das Auge des Reinrassigen sieht schärfer und weiter als das unsrige, die Geschmacksempfindung warnt zuverlässiger und eindringlicher vor giftigen Substanzen als die unsrige, sein Geruchssinn ist unerhört fein ausgebildet und lehnt bereits Mißgerüche, namentlich Ausdünstungen stark Mischrassiger, als unerträglich ab, die wir kaum oder überhaupt nicht als lästig empfinden.

Nun ist aber unser Geruchssinn so empfindlich, dass er z. B. von künstlichem Moschus 0,0000005 Gramm wahrnimmt. Ein Millionstel Gramm wäre 0,000001 Gramm. Wir können diesen feinsteil Duftstoffen ohne weiteres eine große eigene Empfindlichkeit hinsichtlich ihrer Kompositionsmöglichkeiten mit anderen Riechsubstanzen beimessen. Ober die Grundsätze der chemischen Verbindungen mehrerer Riechstoffe miteinander soll hier an sich noch nicht gesprochen werden. Aber es gibt eine eigenartige Methode, die Wirksamkeit der Zusammenpassung zu steigern, und dies hängt an den Beziehungen zwischen Tönen und Pflanzen.

Der französische Parfümeur Piesse hat es erreicht, den Geruchssinn mit den Geschmacks- und Gehörsorganen in eine Parallele zu bringen. Wir kennen in der Musik Harmonie und Dissonanzen; also Töne, die zueinanderpassen oder nicht. Genauso ist es mit den Duftstoffen, welche man nun nach dem Piessschen System zur erhöhten Wirkung durch richtige, harmonische Kombination bringen kann.

Die Zuordnung der Pflanzen zu den Tönen ist am besten aus der nachfolgenden Tonleiter der Gerüche (nach Piesse) ersichtlich. (s. nächste Seite)

Wir können jetzt also ganz nach harmonischen Prinzipien unseres musikalischen Denkens Dreiklänge oder andere Harmonien in die Pflanzenwelt übersetzen, um auch dort harmonische Zusammenstellungen zu erreichen. Wir geben als Beispiele nachfolgend zwei verschiedene Riechstoffzusammenstellungen und ihre erprobte Wirksamkeit gegen bestimmte Krankheiten an. Der Leser möge ihre *Komposition* mit den entsprechenden Notenakkorden nachprüfen!

Veilchen	Patsschuli
Akazie	Vanille
Tuberose	Alheli
Zitronenblütc	Benzol
frisches Heu	Steinbrech
Eberraute	Storax
	Gewürznelke
Kampfer	Sandel
Bittere Mandel	
Portugal	
Narzisse	Waldrebe
Pfeifenstrauch	Kalmus
Schweinsbohne	Bibergeil
Pfefferminze	Pergularia
Jasmin	Perubalsam
	Nelke
Bergamott	Geranie
Zider	
Ambra	Heliotrop
Magnolie	Lilie
Lavendel	Moschus
	Moschus
Minze	Tolonbalsam
Ananas	Zimt
Zitrone	Roae
Verbene	
Zibet	

1. *Acacia farnesiana* ist ein in ganz Europa bekannter und zumal in Spanien und Südfrankreich gezüchteter Baum, der uns das Cassia-Öl liefert. Es ist, für sich allein, ein hervorragendes Mittel gegen Herz- und Milzkrankheiten.

2. Zur Erhöhung der Wirksamkeit komponieren wir die Eberraute (*artemisia abrotanum L.*) dazu, die hier in Deutschland, zumal in

Thüringen und Schwaben, wild wächst. Sie hat, schon für sich allein, eine große Wirkung bei Erkrankungen der Geschlechtsteile und ist, besonders wichtig für uns hier, ein hervorragendes Stärkungsmittel.

3. Dazu tun wir *Citrus limonium* (Zitronenbaum), der uns ein wunderbares Mittel gegen Leberkrankheiten schenkt. Er wächst in vielen südlichen Ländern und wird von dem Botaniker Losch in seinem Kräuterbuch als eine Hauptingredienz des Hoffmannschen Lebensbalsam (*mixtura oleoso-balsamica*) genannt.

Wenn wir nun die Riechstoffe dieser drei Pflanzen, die in Tönen einen normalen Dreiklang ergeben, durch ein entsprechendes Bindemittel vereinigen, so haben wir ein überaus wirksames Herzmittel, das alle Herz- und Lebenselixiere übertrifft.

Wenn wir statt der Eberraute, nach einem anderen Akkord unserer Skala, Kampfer (*camphora officinamm*) einsetzen, ein in der Medizin weitverbreitetes Mittel in Salben, Zahntropfen, usw., so gibt auch diese neue Mischung ein sehr erfolgreiches Mittel gegen Nervenleiden, Rheumatismus und manche andere Krankheit.

Wir gehen einem anderen Akkord nach und machen folgende Zusammenstellung:

1. Habatunca oder *faba vulgaris* (Bohne), die überall vorkommt, ab ein harntreibendes Mittel, besonders auch für Nierenleiden. (Speziell ist es hier das aus den Blüten erzeugte Öl!)

2. *Narcissus* (Narzisse), allgemein in Europa verbreitet, gegen Asthma, Keuchhusten und verschiedene Lungenkrankheiten sowie bei Malariafieber verwandt.

3. Kampfer (wie oben beschrieben).

4. Tuberose oder Nachthyazinthe (*tuberosa*), eine echt mexikanische Pflanze, die jetzt auch in Europa gezüchtet wird, als Mittel für Magenkrankheiten.

5. *Rosa centifolia* (Rose), überall vorkommend, ist ein besonders vielseitiges Mittel und wirkt auf die innensekretorischen Drüsen. Es

kann als Öl mit gutem Erfolg fast allen Heilmitteln beigesetzt werden, und wenn es nur ein Tropfen ist.

Als Bindemittel, auch harmonisch passend, nehmen wir den Moschus, ein tierisches Produkt, das bei genauer Dosierung, die eine erhebliche Praxis voraussetzt, die genannten Öle sehr gut zusammenfasst. Die ganze Zusammenstellung ist ein gutes Mittel gegen alle allergischen Krankheiten.

Wir können dem Leser noch zahlreiche, ähnliche Beispiele bringen, aber dieses bleibt einem ausführlichen Kursus von Fachleuten vorbehalten, da alle diese Mittel systematisch erarbeitet werden müssen. Wir wollen hier nur die Zusammenhänge und Möglichkeiten aufdecken und zur Anregung geben. Wichtig ist aber bei allen Zusammenstellungen, die zur Heilwirkung führen sollen, dass das für den individuellen Fall erforderliche Mittel harmonisch mit dem persönlichen Duftstoff, der dem Kranken beigeordnet ist, verbunden wird.

Dazu kann die obige Skala dienen, über die persönliche Beiordnung von Gerüchen wird noch ausführlicher zu handeln sein; darum sei es hier nur erwähnt, denn da die Pflanzen, wie wir sahen, ebenfalls zu den Sternen in Beziehung stehen wie jeder Mensch, so kann sich der Leser aus dem im Anhang befindlichen Verzeichnis die unter seinem Sternbild auffindbaren Pflanzen mit den aus jedem Krauterbuch zu entnehmenden Heilmitteln für seine Krankheit zusammenstellen (unter Berücksichtigung der oben erwähnten Methoden). Es handelt sich hier natürlich jeweils um die ätherischen Öle und ihren Gebrauch, soweit sie von den zuständigen Firmen auf den Markt gebracht werden oder selber zu beschaffen sind.

Grundsätzlich müssen wir hier noch bemerken, dass natürlich auch schon der Riechstoff einer einzigen Art große Wirkung haben kann; denn der Leser wird uns mit Recht fragen, wie alle diese verschiedenen Prinzipien (Töne, Sterne, Signatur, Krankheitsheilmittel an sich, usw.) in einem Mittel berücksichtigt werden können. Das ist nach dem eben Gesagten nicht unbedingt erforderlich; aber die angegebenen Methoden lassen eine erhebliche Steigerung der Wirkung zu oder lassen, negativ, erkennen, warum irgendein Gemisch oder eine einzelne Art eines Riechstoffes nicht anspricht. Es hat dann eben gegen eines der genannten Prinzipien, die alle zusammen oder auch einzeln für jeden Einzelfall verschieden stark in Erscheinung treten können, verstoßen. Je größer die Einfühlung in den Einzelfall — das gilt hier genau so, wie für alle ärztliche Behandlung —, desto größer die Chance, das richtige Hellmittel zu finden oder zusammenzustellen. Das heißt aber mit anderen Worten: Fachkenntnisse und ungeheure Erfahrung sind in gleicher Weise erforderlich.

Chemie der ätherischen Öle

Ein Hauptgebiet der eben geforderten Fach- und Sachkenntnisse umfasst die Chemie. Denn die Grundlage aller Riechstoffheilmittel sind die ätherischen Öle. Diese sind zwar keine einheitliche chemische Verbindung, aber ein Gemisch von Substanzen, die den verschiedensten Körperklassen angehören. Zum großen Teil handelt es sich um Terpenverbindungen, Kohlenwasserstoffe von der Formel C5 H8 und ihre Alkohole, Aldehyde und Ketone.

Schlüsse auf die Zusammensetzung dieser Öle sind mithilfe folgender Bestimmungen möglich: l. spezifisches Gewicht, 2. optische Eigenschaften und 3. Verhalten in Kälte und Warme. Bei gewöhnlicher Temperatur sind die ätherischen Öle flüssig, lösen sich aber nicht in Wasser, sondern vorwiegend in Alkohol, Äther, Petroläther und ähnlichen Lösungsmitteln. Sie verflüchtigen sich sehr leicht und haben einen penetranten, zumeist aber, sehr angenehmen Geruch.

Diese Riechstoffe können fotografiert und ihre Reize auf den Schleimhäuten der Haut festgestellt werden. Marfori sagt in seiner Pharmakologie, dass die biologischen Aktionen sehr verschieden sind, dass aber die meisten dieser Stoffe antiseptisch wirken, also bestimmt auf die pathogenen Keime sowie auf Fermente und Reize in höchstem Grade. Binz meint, dass die antiseptische Aktion dieser Öle auf eine Exydation zurückzuführen sei. Beobachtungen in Hospitälern beweisen, dass sie den Appetit anregen, die peristaltischen Bewegungen steigern und so die Verdauung begünstigen. Weiter meint Marfori in seinem Handbuch, dass eine antifermentative und antiseptische Wirkung auf den Darm vorhanden ist. Im Allgemeinen ist die Aktion der ätherischen Öle auf das Zentralnervensystem gerichtet; so erzielen sie in dem Cardio Muscular Nerven zeitweise eine Erregung oder Niedergedrücktheit desselben. Ferner wirken sie unmittelbar auf den Stoffwechsel. Wir können die ätherischen Öle als pharmakologisches Agens somit ohne Weiteres daran erkennen, dass es die Naturkraft unseres Organismus, auch wenn er noch gesund tat, schon hebt. Sie steigern die Tätigkeit der Haut und wirken im Allgemeinen desinfizierend. Die Ausscheidung der ätherischen Öle geschieht durch die Atmungsorgane und die Nieren.

Die Öle aus Wacholder, Rosmarin und Raute z. B. wirken hervorragend auf die Beckenorgane, bei Krankheiten besonders auf die Bekämpfung von Entzündungen der Ovarien und auf die Regulierung der Perioden. Die Atmungsorgane verlangen Terpene, z. B. Fichten, Thymian, Salbei, Eukalyptus oder Veilchenwurzel als Lieferanten.

Um nur einige Leiden anzudeuten, sei hier Wacholder und Petersilie gegen Nierenleiden, Basilienkraut, Lavendel, Zitrone, Orange, Kamille und Rose als Hauptmittel gegen die bekanntesten, anderen Krankheiten angeführt; insgesamt gebrauchen wir als Mindestes für unsere Heilkunst hundert verschiedene Pflanzen als Haupt- und mindestens ebenso viele als Hilfsmittel oder besser als Beigabeöle für die jeweilige Mischung.

Diese Riechstoffe ergeben eine günstige Reiztherapie. Als Kuriosum sei hier bemerkt, dass das Haus Merk in beinen Annalen den Gebrauch von Ephedrin empfiehlt, ein Produkt aus der Ephedrapflanze, das als Pomade hergestellt und durch die Nase eingezogen wird, wobei ein Tropfen 5%iger Substanz genügt, um Erfolge zu erzielen. Die Ärzte, die in diesem Hause arbeiteten, bestätigten, dass sie damit große Erfolge gegen das Heufieber, sowie gegen allergische Krankheiten aller Art zu verzeichnen hatten.

Aber auch sonst empfehlen schon eine größere Reihe von Ärzten, meist Allopathen, die Riechstoffe und erkennen damit die Güte der osmologisches Heilkunde an. Wir können deshalb stolz darauf sein, weil, wenigstens zeitlich gesehen, die meisten Versuche mit Riechstoffen nach unserem ersten Buch über diese Fragen, gemacht wurden und uns damit als Bestätigung umso wertvoller sind.

Wichtig und merkwürdig zugleich ist ein Versuch mit einem Hund, der eine Mischung von ätherischem Öl riechen musste, in der Petersilie und Wacholder enthalten waren. Eine diuretische Steigerung von 95% auf 700% wurde erzielt, ein Beweis für die starke Wirkung der ätherischen Öle, die augenblicklich einsetzen kann. Aus diesem Grunde müssen wir sehr vorsichtig sein in der Wahl der Mischungen.

In unseren Laboratorien in Valencia stellten wir, neben den oben schon genannten Pflanzen, alleine aus den Apfelsinen zehn verschiedene Öle her, von denen jedes einen ganz unterschiedlichen, von den übrigen abweichenden Geruch hatte. Eine 30-jährige Erfahrung bei dieser Herstellung ließ uns wertvollste Medikamente aus allen Pflanzensorten gewinnen, wobei besonders die aus der Veilchenwurzel gewonnenen sich durch große Güte auszeichneten.

Wie wird nun, so fragt der Leser, das ätherische Öl eigentlich gewonnen? Teile von Pflanzen, Blätter, Blüten, Knollen und Wurzeln z. B. liefern uns die Grundstoffe. Eine befriedigende Ausbeute an Öl ist, wie langjährige Versuche ergaben, abhängig von der Art der pflanzlichen Produktion. Viele Pflanzen speichern das durch Drüsen produzierte ätherische Öl auf, so z. B. viele Labiaten und Umbelliferen. Bei anderen, z. B. bei Jasmin, produzieren die Pflanzen nur soviel Riechstoffe, wie ihren Blüten entströmen. Es ist also die erste Aufgabe die Auslese einer hochwertigen Droge mit hohem Ölgehalt, die zweite Aufgabe sodann die Anwendung einer richtigen Gewinnungsmethode.

Am häufigsten wird die Wasserdampfdestillation angewandt, wobei ein kontinuierlicher Wasserdampfstrom durch die fein geschnittene Droge geleitet wird. Der mit Öl angereicherte Dampf wird dann kondensiert. Vielfach wird die Droge mit Wasser angesetzt und gekocht, der entstehende Dampf aufgefangen und ebenfalls kondensiert. Das Öl lässt sich leicht vom Wasser trennen.

Eine wesentliche Hauptgruppe der Gewinnung stellt die Extraktion dar. Wir unterscheiden die Extraktion mit flüchtigen Lösungsmitteln und mit nichtflüchtigen Lösungsmitteln, d. h. mit Fetten. Die Extraktion durch Fette ohne Anwendung von Wärme wird *Enfleurage*, die mit Anwendung von Wärme *Mazeration* genannt.

Für einen einzelnen Arzt wäre die selbstständige Herstellung von Riechstoffen sehr kostspielig, denn sie erfordert eine große Anzahl von Sonderapparaten, wie wir sie nur in großen Laboratorien haben. Hinzu kommt noch ein anderer Umstand. Die Verarbeitung der verschiedenen Pflanzen geschieht am besten an desselben Stelle, an der sie gewachsen sind, denn die atmosphärischen Verhältnisse haben auf diesen Vorgang eine bestimmende Wirkung. Bekannt ist folgendes Beispiel: Wenn man die mexikanische Agave, aus der der Pulque, das mexikanische Nationalgetränk, gewonnen wird, nach Europa verpflanzt, so gibt sie, auch wenn man ihr den gleichen Nährboden bietet, hier keinen Saft, wogegen drüben täglich 4 – 5 Liter gewonnen werden können. Der Grund dieser Veränderung kann nur in der Verschiedenheit der atmosphärischen Verhältnisse liegen.

Bei der Extraktion von Reseda, Veilchen, Nelken und Flieder fand man, dass gerade diese Pflanzen sehr wenig ergiebig sind, dass man z. B. 30.000 Mark für Blüten ausgeben muss, um ein Kilo Resedaöl zu gewinnen; bei Veilchen sind es 80.000 Mark. In Bulgarien, dem Hauptland der europäischen Rosenerzeugung, benötigt man 3000 Kilo Rosen für ein Kilo Öl (in Deutschland braucht man die doppelte Menge Rosen!)

Die Herstellung von Rosenöl in Bulgarien ist erst 200 Jahre alt. Die Rosen wurden damals aus den Rosengärten Teherans eingeführt, und nach und nach entstand daraus die heutige große *Industrie*. Die Produktion ist an und für sich einfach, erfordert aber riesige Anlagen, da die Rosen in ihrer großen Empfindlichkeit sofort in großen Mengen verarbeitet werden müssen. Die Rosen werden in kochendes Wasser geworfen, zwei Stunden lang gekocht, der entweichende Dampf wird abgekühlt und setzt sich, gesondert als Rosenöl und Wasser, ab. Die erhaltene Flüssigkeit ist grünlich opalihierend und ihr Geruch ist so stark, dass er mehr herbe als süß wirkt. Er dient als Grundlage für viele Parfüms und feine Seifen.

Kostspielig wird das Rosenöl durch die ungeheure Menge von Rosen, die dazu benötigt werden. Dreihundert bis fünfhundert Blüten — alle von Menschenhand gepflückt — ergeben erst ein einziges Kilogramm frischer Rosenblüten. Also brauchen wir für ein Kilogramm Rosenöl etwa 1 Million Blüten, was weit mehr als die gesamte Jahresproduktion einer ganzen Rosenbauerfamilie in Bulgarien beträgt. Insgesamt werden in Bulgarien etwa 2000 Kilo im Jahr hergestellt.

Die Rose selbst ist eine anspruchslose Pflanze, klein und ohne besondere Schönheit, einer dick gefüllten Heckenrose gleich. Auch ihr Duft ist einfach, zwar stark, aber weniger gepflegt, als wir es aus unseren Rosengärten gewöhnt sind.

Erst in der ungeheuren Menge wirkt der Duft so unvergleichlich schön. Noch frühmorgens, ehe die ersten Sonnenstrahlen sie treffen, die ihr den Duft aussaugen würden, wird sie gepflückt, in Säcke gepackt, auf Maulesel verladen und in der Fabrik gewogen, zu hohen Haufen geschichtet, in die Kessel geworfen, bis sie aus ihnen als ein armseliges Häufchen Unrat, ab schwärzlich klebrige Masse, wieder zum Vorschein kommen und immer noch einen leisen, lieblichen Duft verströmen.

Die deutsche Gewinnung der ätherischen Öle wurde vor dem Krieg vom 1939–1945 vorwiegend von der Firma Schimmel u. Co. bestritten, wohl die größte Riechstofffabrik der Welt. 1838 gegründet, beherrschte sie alle Kontinente mit ihren hochwertigen Erzeugnissen und gab über dreißig Spezialchemikern besondere Arbeit.

Zu den Spezialisten, die mittelbar oder unmittelbar mit ätherischen Öle gearbeitet haben, gehören Bredt, Thiemann, Semmler, Asschau, Hesse, Harries, Komppa, Brauer, Power, Kleber, Walbaum und Gildemeister, deren Werke wir für Interessenten sehr empfehlen können. In der großen Bibliothek der Firma Schimmel konnte man alle Autoren finden, die sich mit der Ölproduktion befasst hatten.

Aufgrund weiterer Forschungen ist es auch gelungen, die wesentlichen Bestandteile der natürlichen ätherischen Öle zu isolieren und alsbald diese synthetisch herzustellen. Diese Ergebnisse führten zu einer großen Industrie für künstliche Riechstoffe.

Die Ausbeute verschiedener Öle ist (nach Walbaum):

Extrakt aus 1000 kg Jonxquille gab 1577 gr. Öl
Extrakt aus 1000 kg Cassie 840 gr. Öl
Extrakt aus 1000 kg Orangenblüten 600 – 800 gr. Öl
Extrakt aus 1000 kg Jasminblüten 770 gr. Öl
Extrakt aus 1000 kg Rosen 520 gr. Öl
Extrakt aus 1000 kg Mimosen 180 gr. Öl
Extrakt aus 1000 kg Narzissen 68 gr. Öl
Extrakt aus 1000 kg Tuberosen 66 gr. Öl
Extrakt aus 1000 kg Veilchen 30 gr. Öl
Extrakt aus 1000 kg Reseda 30 gr. Öl

Die Blütenöle sind sehr delikat, sehr empfindlich gegen höhere Temperaturen. Daher ist besondere Vorsicht nötig, denn wir wollen doch das Höchstmaß an Wirkung daraus hervorholen. Ein besonderes Studium müssen wir darauf verwenden, ob wir die Gewinnung von Riechstoff sofort nach dem Abpflücken vornehmen müssen, oder ob wir, bei anderen Arten, durch eine längere Aufspeicherung einen Gewinn an aromatischen Werten erzielen.

Wir haben aber auch zu berücksichtigen, dass sowohl in den Tropen, als auch unter anderen klimatischen Verhältnissen die Versuche ergaben, dass gewisse Pflanzen im Urwald einen größerem Geruch ausströmen als im Gewächshaus und umgekehrt. Die im Gewächshaus gezüchteten Blumen können auch ihr Aroma teilweise gewaltig steigern; die Bodenverhältnisse sind von großer Bedeutung; so gibt Pfefferminze und Lavendel bei gepflegtem Boden eine Stärke des Geruchs, die sie wild wachsende nie erreichen. Das sind alles eigene Erfahrungen, die wir hier nur andeuten, nicht aber detailliert aufführen können.

Greifen wir nur einmal ein bemerkenswertes Öl aus den hunderten von uns untersuchten Pflanzen heraus. Das Öl, das wir aus

Basilienkraut (*ocimum basilicum L.*) erhalten, ist sehr verschieden je nach den Variationen der Pflanze (*album, Thysiflorum, crispum u. a.*) und ist auch wieder ganz verschieden in Mexiko oder in Deutschland. Unter dem Namen Xcaltun fehlte es wohl auf keinem Markt des alten Aztekenlandes bei den Mayas.

In botanischen Werken findet man, dass es aus Afrika und Asien stammen soll, wir aber wissen, dass es seit Urzeiten in Mexiko ebenfalls bekannt war, heute wächst es fast auf der ganzen Welt, wo es das Klima einigermaßen erlaubt; als Zierpflanze kennen wir es in vielen Gärten. Die chemische Zusammensetzung ist: Estragol, Linaol, Ciniol und Pinen.

Vor einiger Zeit fand man im Handel gewisse Kissen, welche mit Hopfen gefüllt waren und mit denen man in der Tat die angepriesene Wirkung gegen Schlaflosigkeit gut erzielte. Nun ist ja Hopfen auch ungeheuer verschieden, je nachdem, wo er wächst; wir kennen ihn, mit dem Namen verbunden, aus dem spanischen Hopfenöl, das aus Mayoran hergestellt wird und wiederum gerade belebend, statt einschläfernd wirkt. Das eigentliche Origaöl, aus Mayoran (*origanum vulgaris*) stammend, nennen wir aber Dostenöl.

Pfefferminzöl kennen wir in den verschiedensten Arten, als japanisches, englisches, französisches, amerikanisches, italienisches und mexikanisches; alle sind mehr oder weniger verschieden, obwohl sie alle von der *menta piperita* stammen. Die Zusammensetzung beruht auf dem Unterschied in den Mengen an Mentol, Acetat und Menton. — Erwähnt sei noch das viel gebrauchte Creosot, das aus der Destillation des Buchenteeres gewonnen wird Creosot setzt sich aus Polyphenolen zusammen und hat ungefähr 50% Guajacol und Creosot.

Zur Herstellung von richtigen Riechstoffen gehören, nach allem in den vorigen Kapiteln Gesagtem, nicht nur erfahrene wissenschaftliche Kenntnisse, sondern auch die seelischen Impulse des Künstlers, denn es soll ja auch das Nützliche mit dem Angenehmen verbunden werden.

Wie schon gesagt, gehört zur Herstellung des Riechstoffes zuerst der Grundstoff, man konnte auch sagen, das spezifische Mittel gegen die jeweilige Krankheit. Dieses unterstützen wir dann nach den zahlreichen anderen Gesichtspunkten, von denen wir genügend anführten, mit einem anderen Produkt, das wir Unterstützer nennen; natürlich können es auch mehrere Substanzen sein, die wir komponieren und durch einen Binder und Träger, meistens Alkohol, zusammenhalten. Die Kraft des Riechstoffes hangt, wir wollen es hier noch einmal betonen, wesentlich an der Auswahl der richtigen Komponenten.

In der allgemeinen Medizin wird ein Rezept ja auch nicht viel anders formuliert, indem wir unser Augenmerk auf das Hauptsymptom richten, weitere Substanzen hinzufügen, und schließlich alles durch einen Träger, wie Wasser, Zucker oder Alkohol verbinden. Für den reinen Laien soll es genug sein an chemischen und physikalischen Erklärungen, für den Fachmann wollen wir noch im folgenden Kapitel einige interessante Dinge über die rein chemischen Grundlagen der osmologischen Heilkräfte geben.

Zuvor wollen wir aber noch aus einem geistreichen Artikel, der in einer Tageszeitung, von einem Unbekannten geschrieben, mancherlei über die Riechstoffherstellung in Frankreich berichtete, einige Abschnitte zur Ergänzung dessen anführen, was über die Schwierigkeiten der Duftherstellung, aber auch über deren alte Tradition gesagt wurde. Wir lesen dort:

„Die Parfüm-Industrie, ist wahrscheinlich die älteste Industrie der Welt. In Frankreich behauptet man, sie gehe direkt auf Eva zurück. Adam und Eva", erzählt man, „hätten sich im Paradies die Zeit mit einem Fangspiel vertrieben. Zuletzt war Eva müde geworden und sie warf sich in einen blühenden Rosenstrauch. (Die Rosen hatten bekanntlich im Paradies keine Dornen.) Am Abend fand dann Adam, Eva rieche so gut, dass sie sich entschloss, sich täglich mit Rosenblättern einzureiben." In Frankreich gibt es ein Parfüm, das nach diesem ältesten Menschenrezept hergestellt wird, es heißt „Die erste Sünde".

Aber auch Historiker, die nicht an die Geschichte von der Erfindung der Parfüms glauben, behaupten, Instrumente zur Herstellung von Parfüms gefunden zu haben, die über 30.000 Jahre alt sind. Jedenfalls ist die Parfüm-Industrie unendlich viel älter als die ihr heute nahestehende Seifenindustrie. Ja, es gab bekanntlich Zeiten, wo der Parfüm-Verbrauch den von Seife vertrat und wo Menschen, die sich nicht gerne wuschen, ihre nicht immer angenehmen Ausdünstungen unter dem Geruche von Parfüms verschwinden ließen. Noch im Jahre 1850 warnte im englischen Unterhaus ein würdiger Parlamentarier seine Landsleute: „Der Tag, da eine Badewanne und ein Stück Seife anstelle des anständigen King James Rosenwasser in jedem englischen Haushalt vorhanden sein werden, wird die letzte Stufe des Niedergangs des britischen Reiches ankündigen."

Allerdings die Geschichte der schönen Ninon de Lenclos deutet darauf hin, dass die Bäder vielleicht doch nicht so gefährlich sind, wie man das im Zeitalter der Königin Viktoria in England noch glaubte. Die schöne Ninon de Lenclos, die das Alter von 85 Jahren erreichte, verstand es nämlich, in wunderbarer Weise, ihre jugendliche Schönheit zu erhalten. Ihre Freunde, zu denen auch Voltaire gehörte, waren von diesem Wunder ewiger Jugend so überrascht, dass sie zu munkeln begannen, ihre schöne Freundin stehe mit übernatürlichen Mächten im Bunde. Dieser Glaube wurde auch dadurch noch genährt, dass die schöne Ninon sich jeden Morgen ganz allein in einen Raum zurückzog, wo sie der Schönheitspflege oblag. Da sie niemandem sagen wollte, wer sie dort behandele, so behauptete man, es sei der Teufel selber, der sie massiere und mit Parfüms und Elixieren ewiger Jugend versehe.

Als aber dann die schöne Ninon de Lenclos trotz allem starb, brachen ihre Bewunderer in den geheimnisvollen Raum ein und fanden als einziges Geheimnis … eine Badewanne.

Die Herstellung von guten Parfüms ist außerordentlich schwierig. Nicht nur die Zucht der Blumen erfordert viele und sorgfältige Arbeit, sondern auch das Pflücken der Blüten muss nach ganz bestimmten Regeln erfolgen. So müssen Nelken drei Stunden, nachdem sie sich geöffnet haben, der Sonne ausgesetzt bleiben, um ein Maximum an Wohlgeruch zu entwickeln. Noch komplizierter ist das Pflücken von Jasmin, der zwar voll erblüht sein muss, aber an der Sonne sofort einen Teil seines Geruches verliert.

Chemische Analysen

Einen großen Teil der heutigen Riechstoffe verdanken wir der organischen Chemie. Nicht nur, dass sie durch Erforschung der Zusammensetzung der bekannten natürlichen Riechstoffe die Reindarstellung ermöglichte, — sie schuf auch eine große Anzahl neuer Riechstoffe natürlicher Herkunft durch Eliminierung gewisser riechender Grundsubstanzen, bzw., deren Transformation.

Dadurch ist der Chemiker heute imstande, einen großen Anteil der Riechstoffe künstlich herzustellen, und es ist wohl nicht zu viel gesagt, dass es uns dereinst möglich sein wird, sämtliche uns bekannte natürliche Riechstoffe künstlich herzustellen und weitere neue, noch unbekannte, zu erzeugen.

Die chemische Definition eines Riechstoffes ist äußerst schwierig. Bei den Farben kann man sagen: diejenige organische Verbindung, die färbt, ist ein Farbstoff. Da die meisten organischen Verbindungen riechen, genügt dieses nicht allein, um einen Riechstoff zu charakterisieren. Allgemein werden nur die wohlriechenden Substanzen damit bezeichnet, wobei man nicht vergessen darf, dass Wohlgeruch ein sehr relatives oder objektives Urteil ist. Im weiteren, Sinne sind also alle durch Geruch wahrzunehmenden Substanzen Riechstoffe.

Aus den vorigen Kapiteln wissen wir, dass die Riechstoffe fertig gebildet als ätherische Öle im Pflanzenreich vorhanden sind. Moschus und Ambra entstammen allerdings dem Tierreich. Wir wollen uns hier aber lediglich mit den Riechstoffen beschäftigen, deren chemische Konstitution aufgeklärt ist.

Es ist bereits lange bekannt, dass der Geruch eines Stoffes mit dem chemischen Aufbau desselben in naher Beziehung steht. Heute wissen wir, dass die meisten Riechstoffe folgenden Klassen angehören: den Kohlenwasserstoffen der Benzol- und Terpenreihe, den Alkoholen, Aldehyden und Ketonen der aliphatischen Benzol- und Terpenreihe, den Säuren, Säureanhydriden, Äthern und Phenoläthern der alipathischen Benzol- und Naphtalireihe, dazu noch einige Verbindungen mit anorganischen Substanzen.

Darüber hinaus können wir feststellen, dass der Geruch an gewisse Gruppen gebunden ist: die Alkoholgruppe, die Äthergruppe, die Aldehydgruppe, die Ketongruppe, die Carboxidgruppe, die Lactongruppe, die Phenol- und Phenoläthergruppe, Nitril-, Nitro-, Azimido- und Sulfozyangruppe. Diese Gruppen bedingen nun keinen spezifischen Geruch, sondern bewirken in den einzelnen Klassen der Verbindungen ganz verschiedene Gerüche. Sie wirken allerdings nicht nur auf die Art des Riechstoffes, sondern auch auf seine Intensität.

Allgemein kann behauptet werden, dass ähnliche Gerüche auf ähnliche chemische Konstitution zurückzuführen sind. Auch hier bestätigen Ausnahmen die Regel. Es kommt vor, dass Stoffe von vollkommen verschiedenem Aufbau verblüffend ähnlichen Geruch haben. So wird z. B., das Bittermandelöl oft mit billigerem Nitrobenzol verfälscht. Nitrobenzol und Benzaldehyd besitzen fast denselben Geruch. Noch erstaunlicher ist die Übereinstimmung des Geruches bei Bornylacetat und Trichlorpseudobutylalkohol. Wollte man behaupten, dass der Geruch lediglich die Wirkung eines Moleküls auf den Riechnerven sei, so könnte man diese Ansicht damit widerlegen, denn wie sollen zwei gänzlich verschiedene Moleküle die gleiche physiologische Wirkung haben.

Wichtig für die Art des Geruches ist auch die Stellungsisomerie und die Anzahl von Bindungen bei den Kohlenstoffatomen. Man kann fast behaupten, dass die doppelte und dreifache Bindung Voraussetzung für einen Riechstoff ist. Wir haben sie bei fast allen Benzolherkömmlingen und Terpenen. Ihre Stellung ist ebenfalls nicht ohne Einfluss. Zum Beispiel lässt sich der Unterschied im Geruch von Eugenol und Isoeugenol, Safrol und Isosafrol noch feststellen, obwohl diese Stoffe sich lediglich durch die Stellung ihrer doppelten Bindung unterscheiden.

Bei der Analyse der natürlichen Riechstoffe muss man zunächst die einzelnen Bestandteile voneinander isolieren. Dann folgt die Darstellung dieser einzelnen Bestandteile. Zum Schluss muss man noch die Mengenverhältnisse feststellen, denn die meisten Riechstoffe, welche die Industrie herstellt, bekommen erst ihren charakteristischen Geruch durch das Mischen mehrerer riechender Substanzen.

Wir erwähnten bereits, dass die Riechstoffe einzelnen Klassen von organischen Verbindungen angehören und bestimmte Gruppen wichtig sind. Im Folgenden wollen wir eine kurze Obersicht über einige künstlich hergestellte Riechstoffe bieten, indem wir bei der Einteilung die erwähnten Klassen und Gruppen zugrunde legen.

Von den aliphatischen Kohlenwasserstoffen werden die Methanreihe, Acetylenreihe und Ätylenreihe gar nicht als Riechstoffe verwandt. Namentlich die Glieder der Methanreihe sind geruchlos, falls sie nicht mit irgendeiner Verunreinigung versetzt sind, die sich meistens schwer entfernen lässt.

Mit dem Steigen der mehrfachen Bindung wird der Geruch auch immer unangenehmer. Während die niedrigen Glieder der Ätylenreihe noch einen nicht unangenehmen, schwachen Geruch besitzen, zeichnen sich die Verbindungen der Acetylenreihe und noch mehr der Acroleinreihe durch intensiven unangenehmen Geruch aus.

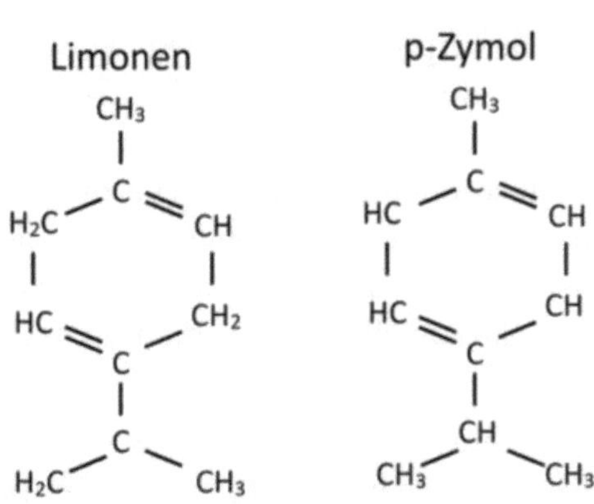

Die Terpene dagegen sind ausgesprochene Riechstoffe. Meist sind sie aliphatischer oder hydroaromatischer Natur. Die aliphatischen allerdings, von denen man Myrcen und Ozimen kennt, spielen keine so wesentliche Bolle. Anders die monozyklischen Terpene. Unter Ihnen ist das Limonen wichtig. Es findet sich im Bergamottöl, Neroliöl, Orangenschalenöl, Kümmelöl, Pfefferminzöl, Kampferöl, Zitronenöl und anderen. Wie die meisten monozyklischen Terpene geht es auf das Zymol zurück und man kann es als Hydrat des Parazymols auffassen.

Durch Einwirkung von Bromwasserstoff, Brom und Reduktion lässt sich das Limonen in p-Zymol überführen. Leider tat es nicht gelungen, diese Reaktion umzukehren. Aus diesen Reaktionen ergibt sich die Konstitution des Limonen. Allerdings ist damit noch nicht die Lage der Doppelbindung geklärt.

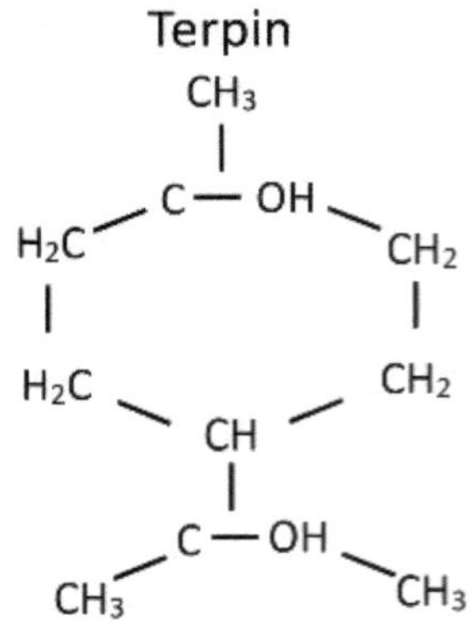

Diese folgt erst aus dem zweiwertigen Alkohol Terpin. Man kann seine Hydroxylgruppen mit Hilfe von Bromwasserstoff durch Brom ersetzen und kommt dann zu demselben Dibromid, das man erhält, wenn man Bromwasserstoff an die Doppelbindung des Limonen addiert. Daraus ergeben sich vier Möglichkeiten für die Lage der Doppelbindung, von denen aber nur eine der optischen Aktivität des Limonen gerecht wird, weil keine weitere ein asymmetrisches Kohlenstoffatom besitzt.

Terpin

CH_3 | C — OH ; H_2C, CH_2 | | H_2C, CH_2 ; CH | C — OH ; CH_3, CH_3

Von den Isomeren dea Limonen, bei denen lediglich die Doppelbindungen anders liegen, spielt das Terpinen noch eine Rolle. Es ist im Majoranöl, Cardamonöl, Korianderöl und Kampferöl enthalten. Das optisch inaktive Limonen, welches man erhält, wenn man gleiche Gewichtsmengen des rechts- und linksdrehenden Limonen vermischt, nennt man Dipenten. Man kann es auch gewinnen, wenn man die Terpene — es gelingt bei den meisten — eine Zeit lang über 250 Grad erhitzt. Um es dann chemisch rein darzustellen, muss man es nach Wallach in Essigsäure losen.

Durch Salzsäure wird es in Dichlorhydrat überführt. Nachdem es mit Natriumacetat zersetzt ist, kann man es mit Wasserdampf destillieren. Sein Geruch ist zitronenartig. Enthalten ist es im Kampheröl, Terpentinöl, Fichtennadelöl, im Weihrauch-, Massoyrinden-, Thymian-, Bay-, Cascarill- und Bergamottöl, u. a.

Ein anderes, zitronenartig riechendes Terpen ist das Sylvestren. Es ist optisch rechtsdrehend. Es hat, wie alle Terpene, die Bruttoformel $C_{10}H_{16}$. Die optische, inaktive Modifikation nennt man Carvestren. In der Natur kommt das letztere allerdings nicht vor. Das Sylvestren wird bei der fraktionierten Destillation des schwedischen oder russischen Terpentins gewonnen.

Ein weiteres Terpen, welches in der Natur ebenfalls noch nicht nachgewiesen wurde, aber häufig als Nebenprodukt bei Reaktionen auftritt, ist das Terpinolen. Man erhält es beim Erhitzen von Pinen mit Schwefelsäure oder beim Kochen von Terpenhydrat, Terpineol, Cineol mit Phosphor- oder Schwefelsäure.

Nach Wallach und Kerkhoff kann man es darstellen, indem man 1 Teil Oxalsäure in 2 Teilen Wasser löst, dieses Gemisch bis zum Sieden erhitzt und dann das geschmolzene Terpineol langsam eintropfen lässt. Man muss dabei das entstandene Terpinolen mit Hilfe von durchströmendem Wasserdampf der weiteren Einwirkung von Oxalsäure entziehen. Man destilliert es dann im Vakuum.

Von den bizyklischen Terpenen ist das Pinen von Bedeutung. Es ist wohl das am meisten verbreitete Terpen in der Pflanzenwelt. Im

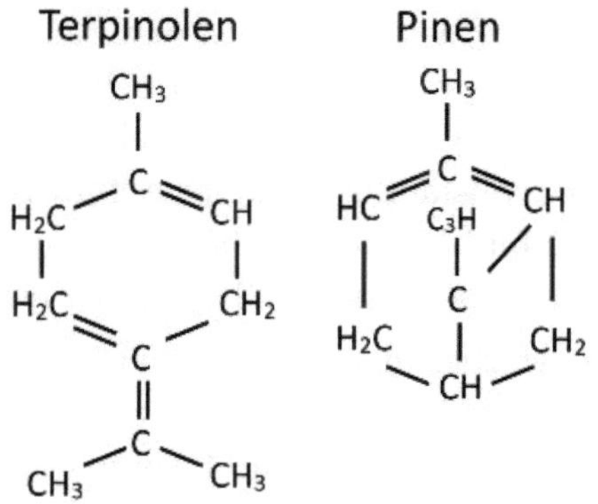

Terpinolen

Pinen

Gegensatz zu Limonen enthält Pinen nur sine doppelte Bindung. Es findet sich in einer rechts- und in einer linksdrehenden Modifikation. Enthalten ist es im Kampheröl, Koriander-, Zypressen-, Fichtennadel-, Terpentin- und Fenchelöl u. a.

Am häufigsten kommt es in den Ölen der Nadelhölzer vor. Harz liefern bei trockener Destillation ebenfalls Pinen. Wahrscheinlich sind sie Umwandlungsprodukte desselben. Nach Wallach wird das chemisch reine, optisch inaktive Pinen hergestellt, indem man gleiche Teile Terpentinöl, Eisessig und Ethylnitrat in einer Kältemischung abkühlt. Wenn man dann Salzsäure einleitet, entsteht Pinennitrosochlorid. Der Kristallbrei wird mit Alkohol gewaschen. Dieses Präparat löst man dann in Chloroform und fällt es mit Methylalkohol.

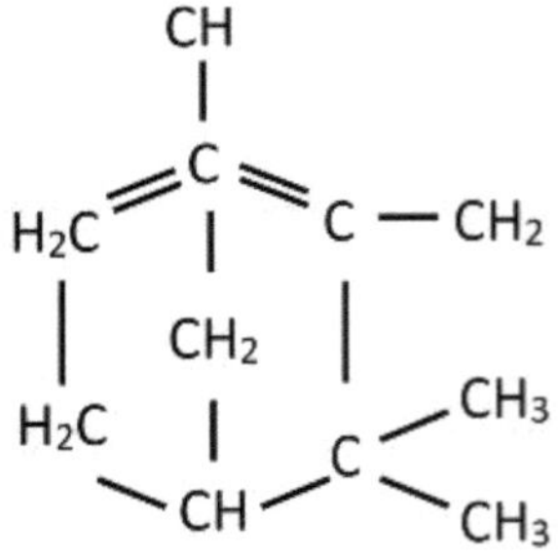

Die optisch links- und rechtsdrehenden Modifikationen kann man durch fraktionierte Destillation des amerikanischen und französischen Terpentinölen gewinnen. Lagert man an Pinen Salzsäure heran, ao erhält man Bornylchlorid, welches bei Abspaltung von Salzsäure Camphen ergibt. Nach Kachler und Wallach kann man Bornylchlorid auch herstellen, indem man Phosphorpentachlorid mit Petroleumäther überschichtet und darauf allmählich kleine Mengen Benzol einwirken lässt. Nachdem man die Ätherschicht abgegossen hat, wäscht man wiederholt mit kaltem Wasser und lässt den Petroläther verdunsten. Das zurückbleibende Bornylchlorid geht schon beim Erhitzen mit schwachen Alkallien in Camphen über. Seine Strukturformel zeigt gegenüber Pinen ein vollständig verändertes Bild. Interessant ist, dass bei Oxidation des Camphens der synthetische Campher entsteht. Auf diese Weise wird auch aus Terpentinöl Campher hergestellt.

Ein Terpen, welches man bisher in der Natur nicht nachgewiesen, sondern nur synthetisch hergestellt hat, ist das Fenchen. Nach Wallach wird es aus Fenchylchlorid und Anilin gewonnen.

Von den Alkoholen haben nur die Terpenalkohole und die der Benzolreihe eine Bedeutung für die Riechstoffindustrie. Die Alkohole der alphabetischen Reihen ergeben nur als Äther mit Säuren verbunden einen Geruch; allerdings auch nur die einwertigen Alkohole. Der Geruch richtet sich nach der Art der Saure. Bei den zwei- und dreiwertigen Alkoholen verschwindet der Geruch ganz.

Wie schon gesagt, sind aber die Terpenalkohole von ganz besonderer Wichtigkeit. Man hat auf keinem Gebiet der künstlichen Riechstoffherstellung soviel Erfolge erzielt wie gerade hier. Besonders gilt dies von den Untersuchungen des Rosenöles und dessen Ersatzstoffen. Die Terpenalkohole tind am meisten in den ätherischen Ölen enthalten. Die Isolation daraus ist allerdings mit Schwierigkeiten verbunden. Die fraktionierte Destillation führt nur in den wenigsten Fällen zum Erfolg. Gewöhnlich muss man sie erst zur Isolierung der Terpenalkohole und Befreiung von Terpenen veresten. Tiemann und Krüger geben dazu folgende Vorschrift:

„Wenn man in die absolut ätherische Lösung eines Alkohols Natrium im fein verteilten Zustande, zweckmäßig in Form eines dünnen Drahtes bringt, so wird der betreffende Alkohol bei gewöhnlicher Temperatur in das entsprechende Natriumalkoholat umgewandelt, das sich meist am Boden des Gefäßes als gelatinöse oder feinpulvrige Masse abscheidet.

Die besondere Vorschrift des Arbeitens in ätherischer Losung braucht man indessen nicht bei der Darstellung aller Natriumalkoholate anzuwenden. So kann man z. B. zur Darstellung des Linaloyinatriumalkoholates alsbald eine größere Menge Natrium in Linaloyl auflösen, wenn man die Operation im luftverdünnten Raum ausführt und dafür sorgt, dass der entwickelte Wasserstoff sofort entfernt wird. In diesem Fall darf man die Reaktion durch Erwärmen unterstützen. Das unangegriffene Natrium wird nach dem Erkalten von der Auflösung des Linaloyinatriumalkoholats in überschüssigem Linaloyl getrennt und danach das letztere im luftverdünnten Raum von der gebildeten Natriumverbindung abdestilliert.

Andere Alkohole, z. B. Geraniol, ertragen aber eine solche Behandlung nicht. Wenn man zu dem in absolutem Äther verteilten Natriumalkoholat die äquivalente Menge Bernsteinsäureanhydrid oder Phtalsäureanhydrid bringt, so erfolgt die Umsetzung in phtalestersaures oder bernsteinsaures Natrium.

Man lässt, damit diese vollständig geschieht, das Gemenge einige Tage bei Zimmertemperatur stehen. Fügt man nun Wasser hinzu, so geht beim Umschütteln das phtalestersäure Natrium in die wässerige Losung, während im Äther überschüssiges Phtalsäureanhydrid, unangegriffener und regenerierter Alkohol zurückbleibt. Die wässerige Lösung des phtalestersäuren Natriums kann beliebig oft mit Äther gewaschen und so völlig gereinigt werden.

Aus dieser Lösung lässt sich die freie Phtalsäure durch Ansäuren und Ausäthern gewinnen. Bei Verarbeitung kohlenstoffreicher Alkohole kann man auch durch konzentrierte Kalilauge das phtalestersaure Natrium aussalzen, welches sich in der Regel über der alkalischen Flüssigkeit als dickflüssige Seife sammelt. Die freier Phtalastersäure oder das Natriumsalz lassen sich durch alkoholische Kalilauge bei Zimmertemperatur in wenigen Stunden verseifen.

Das Fortschreiten und die Beendigung dieses Prozesses lassen sich nach dem Auskristallisieren der in Alkohol bzw. alkoholischer Kalilauge schwer löslichen, neutralen phtalsäuren Alkalisalze leicht beurteilen.

Wenn man die abgegossene alkoholische Lösung mit einer ausreichenden Menge Wasser versetzt, so scheiden sich die in Freiheit gesetzten, in Wasser schwer oder unlöslichen Alkohole als öl ab. Kamphersaureanhydrid darf man an Stelle von Phtalsäureanhydrid bei diesem Verfahren nicht anwenden, da das erstere unter den angegebenen Bedingungen äußerst schwierig verseifbare Kampherestersäuren liefert, um zu den verseifbaren Kampherestersäuren zu gelangen, muss man Kamphersäureanhydrid mit dem betreffenden Alkohol versetzen.

Die beschriebene Alkoholreinigung lässt sich ohne jede Temperatursteigerung, und ohne Anwendung stark saurer Agentien ausführen. Die Nachteile der Methode bestehen in der Schwierigkeit, die Alkohole annähernd quantitativ in ihre Natriumverbindungen überzuführen und in der leichten Dissoziierbarkeit der letzteren. Bei Verarbeitung der Terpenalkohole betragt die Ausbeute an Reinprodukt gewöhnlich 70 – 80% vom Gewicht des angewandten Rohmaterials" — Soweit Tiemann und Krüger.

Menthol

CH_3 – CH (ring: H_2C, CH_2, H_2C, $CHOH$, CH) – CH – CH_3, CH_3

Geraniol

CH_3 – $C(CH_3)$ – CH – CH_2 CH_2 – $C(CH_3)$ = CH – CH_2OH

Wenn die Terpenalkohole allerdings gleich als Ester in den ätherischen ölen enthalten sind, gelingt die Isolation bedeutend leichter. Zu den Terpenalkoholen gehört auch das Menthol, welches der Hauptbestandteil des Pfefferminzöls ist und die kühlende Wirkung dieser Öl hervorruft. Durch Oxidation geht Menthol in ein Keton (Menthon) über, welches man ebenfalls in ätherischen Ölen findet.

Wichtig ist noch das Geraniol. Wie alle Terpene und deren Sauerstoffabkömmlinge, die Campher, ist auch dieser aliphatische Campher ein Isopten-Derivat. Das Geraniol ist der Hauptbestandteil aller Rosenöle. Es wird als billiger Ersatz des Rosenöls in Verbindung mit anderen ölen verwandt. Es ist eine farblose, optisch inaktive Flüssigkeit von angenehmem, rosenartigem Geruch.

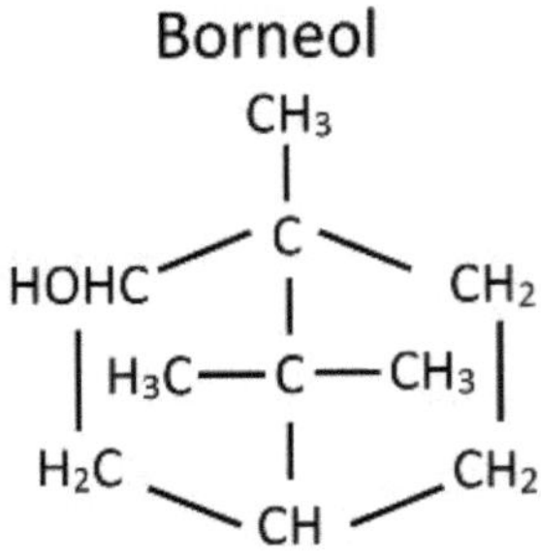

Zu erwähnen wäre noch das Borneol, welches wie das Menthol zu den zyklischen Terpenalkoholen gehört. Es ist namentlich auf Borneo und Sumatra sehr verbreitet. Es wurde außerdem im Rosmarinöl, Rainfarnöl und im Baldrianöl nachgewiesen. Die Ester, die ebenfalls sehr wohlriechend sind, wurden in vielen Nadelholzölen gefunden. Interessant ist, dass man dasselbe Bornychlorid erhält, das auch bei der Anlagerung von Salzsäure an Pinen entsteht. Wir sehen, dass die Chemie der zyklischen Terpene und Campher reich an eigenartigen innermolekularen Umlagerungen ist.

Borneol

CH_3

C

HOHC CH_2

H_3C — C — CH_3

H_2C CH_2

CH

Einen großen Zweig der Riechstoffindustrie bilden die Phenole und Phenoläther. Nach ihrer Struktur sind die Phenole die Alkohole der aromatischen Reihe. Sie zeichnen sich durch die Intensität ihres Geruchs aus. Besonders wohlriechend sind ihre Äther. Von ihnen wollen wir Thymol, Carvacrol, Eugenol und Safrol erwähnen. Thymol ist ein in der Natur am längsten bekanntes Phenol. Es wurde in den Ölen der Thymusarten nachgewiesen. Aus dem indischen Ajowan wird es im Großen hergestellt. Das Öl, welches daraus mit Wasserdampf destilliert wird, enthält ca. 40% Thymol. Es wird mit Natronlauge von den anderen ölen geschieden und dann von Mineralsäuren in Freiheit gesetzt.

Carvacrol tat mit Thymol isomer und unterscheidet sich von ihm lediglich durch die Stellung der Hydroxylgruppe. Es tritt in der

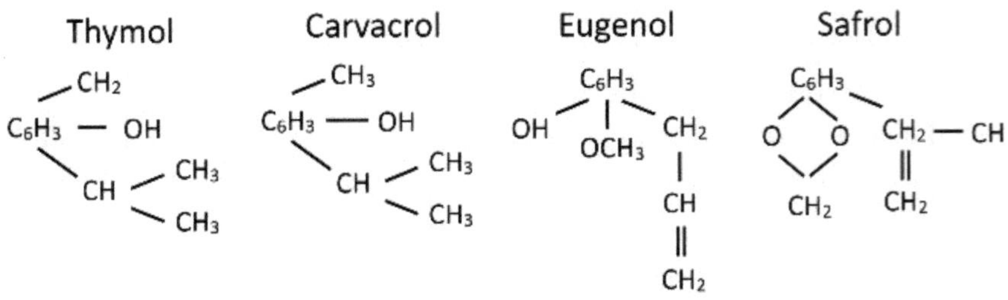

Thymol

CH_2

C_6H_3 — OH

CH CH_3 CH_3

Carvacrol

CH_3

C_6H_3 — OH

CH CH_3 CH_3

Eugenol

C_6H_3

OH OCH_3 CH_2

CH

CH_2

Safrol

C_6H_3

O O CH_2 — CH

CH_2 CH_2

Natur auch häufig mit ihm gemeinsam auf. Es ist in vielen Hopfenölen, im Thymian- und Quendelöl enthalten. Am besten lasst es sich aus den Origanumölen gewinnen. Es gibt auch mehrere Methoden, um ea synthetisch herzustellen.

Eugenol ist der Hauptbestandteil des Nelkenöles. Außerdem finden wir es im Bayöl, Pimen- und Zimtblätteröl u. a. Aus dem Nelkenöl wird es nach der allgemeinen Trennungsmethode der Phenole gewonnen.

Safrol kommt im Sassafras-, Sternanis-, Massoyrinden-, Zimtblätter- und Campheröl vor. Es wird in der Seifenindustrie direkt als Riechstoff verwendet und dient auch zur Herstellung von Heliotropin.

Die Aldehyde bilden auch eine wichtige Gruppe von Riechstoffen im Pflanzenreich. Viele von ihnen können synthetisch hergestellt werden. Man gewinnt sie gewöhnlich, indem man die Alkohole und ungesättigten Kohlenwasserstoffe in sauren Lösungen oxidiert. Da sie sehr reaktionsfähig sind, ist es nicht schwierig, sie zu erkennen und zu isolieren.

Die Aldehyde der alipathischen Reihe sind in der Natur nicht sehr verbreitet. Von den olefinischen Terpenaldehyden kennt man nur drei, die in der Natur vorkommen: das Citral, das Cironellal und der Menthonylaldehyd.

Das Citral wurde im Jahre 1888 von Chemikern der Firma Schimmel im Citronenöl wie im Lemongrasöl entdeckt. Es ist eine hellgelbe, optisch inaktive Flüssigkeit, welche im unverdünnten Zustand einen scharfen Citronengeruch besitzt. Um es aus den ätherischen Ölen darzustellen, werden diese mit Natriumbisulfit geschüttelt.

Citral $(CH_3)_2C{=}CH{-}CH_2{-}CH_2{-}C(CH_3){=}CH{-}COH$

Es entsteht dann eine kristallinische Doppelverbindung, die von den anderen öligen Bestandteilen befreit wird. Man kann es auch aus Geraniol durch Oxidation gewinnen. Der weitaus größte Teil des Citral dient als Ausgangsmittel für die zahlreichen, künstlichen Veilchenriechstoffe.

Die zyklischen Aldehyde werden synthetisch aus Benzol oder den Homologen des Phenols hergestellt. Haben diese eine gesättigte Seitenkette, so kann man direkt oxidieren. Bei einer ungesättigten Seitenkette muss man erst chlorieren. Dann kann man es mit Wasser leicht in das Aldehyd überführen. Allgemein erfolgt die Oxidation bei der Propylengruppe leichter als bei der Allylgruppe.

Benzaldehyd ist ein zyklischer Aldehyd. Es ist das künstliche Bittermandelöl. In der Natur kommt es nicht frei vor, sondern als Glykosid an Blausäure gebunden im Amygdalin. Dieses ist in den bitteren Mandeln, in Pfirsichkernen und Kirschlorbeerblättern enthalten. Aus Amygdalin kann man durch Gärung Benzaldehyd gewinnen. Es ist wahrscheinlich, dass das Emulsin, welches ebenfalls in bitteren Mandeln vorkommt, das Gärungsferment darstellt. Synthetisch kann man Benzaldehyd herstellen, indem man Tuluol durch Einleiten von Chlor in Benzaldehyd umwandelt. Dieses geht beim Erhitzen mit Wasser auf 150 – 160 Grad in Benzaldehyd über. Allerdings ist der synthetische Benzaldehyd nie ganz chlorfrei. Dadurch ist der Geruch und die Haltbarkeit beeinträchtigt. Der Firma *Schimmel und Co.* ist es inzwischen gelungen, ein praktisch chlorfreies Benzaldehyd herauszubringen.

Vanillin

$$C_6H_3 \begin{array}{l} \diagup COH \\ — OCH_3 \\ \diagdown OH \end{array}$$

Vanillin ist der Hauptbestandteil der Vanille-Schoten. Der Verbrauch dieses Stoffes hat ganz beträchtlich zugenommen. Es ersetzt die teuren Vanilleschoten vollständig. Es gibt sehr viele Methoden, Vanillin synthetisch herzustellen, auf die wir aber nicht näher eingehen wollen. Von den Aldehyden sind noch das Piperonal oder Heliotropin und Zimtaldehyd wichtig.

Von den Ketonen gehören die wohlriechenden der Terpenreihe an. Von denen der Fettreihe wurde nur eines, das Methylnonylketon in ätherischen ölen nachgewiesen. Die olefinischen Terpenketone spielen als Riechstoffe keine Rolle. Anders die zyklischen Terpenketone, die früher auch oft als Campher bezeichnet wurden. Von diesen wollen wir nur des Jonon betrachten.

Jonon

CH_3 CH_3 C H_2C $CH=CH-CO-CH_3$ H_2C $C-CH_3$ CH

Diesen Veilchenriechstoff hat zuerst nach jahrelanger Arbeit Tiemann dargestellt. Gewonnen wird es aus dem Geranial, welches sich aufgrund seiner Aldehydnatur mit Aceton zu dem Keton Pseudojonon vereinigt. Dieses geht bei Behandlung mit verdünnter Mineralsäure unter Ringschließung in das isomere Jonon über. Das Pseudojonon hat einen eigenartigen, aber nicht sehr ausgesprochenen Geruch. Bisher ist noch nicht einwandfrei festgestellt, ob das natürliche Veilchenblütenaroma vollkommen identisch mit Jonon ist. Die Schwierigkeit liegt in der Isolierung des natürlichen Veilchenblütenaromas.

Die Säuren besitzen nicht den Charakter als Riechstoffe. Die Fettsäuren riechen zu stechend, die aromatischen Säuren zu schwach. Erst ihre Ester sind als Riechstoffe anzusprechen. Sie kommen auch meistens als solche vor. Es würde zu weit führen, sie einzeln aufzuzählen. Die zyklischen Sauren, jedenfalls die, die einen Geruch entwickeln, sind in den Harzen und solchen Pflanzenteilen enthalten, die wenig ätherische Öle aufweisen.

Von den organischen Verbindungen mit anorganischen Substituenten wäre nur der künstliche Moschus zu erwähnen. Jedoch entspricht keines von diesen Surrogaten vollkommen dem natürlichen Moschus, da dessen Struktur noch nicht aufgeklärt ist.

Schließlich sei in diesem Zusammenhang noch auf ein wichtiges Gebiet der Riechstoffchemie hingewiesen, die Geruchsschwellen. Die Werte, die wir in der nachfolgenden Tabelle (nach v. Skramlik) wiedergeben, wurden so gefunden, dass man eine abgewogene Menge von Riechstoff entweder direkt oder in einem bestimmten Lösungsmittel zum Verdampfen brachte und die Größe des Luftraumes bestimmte, in dem der betreffende Stoff noch gerochen wurde.

In der ersten Spalte steht die Substanz verzeichnet, in der zweiten ihre chemische Formel, in der dritten das Molekular-Gewicht, der vierten die Konzentration in Millionstel Mol in 1 Liter, in der fünften die zur Auslösung einer Geruchsempfindung ausreichende Menge des betreffenden Stoffe in 50 ccm (das Luft-Volumen, das nach Valentin an der Riechschleimhaut vorüberstreicht).

Substanz	Chem. Formel	Mol. Gew.	Millionstel Mol in 1 l.	Millionstel g in 50 ccm
Alcohol amylicus	$CH_3(CH_2)_3CH_2OH$	88,1	0,011	0,05
Alcohol isoammylic.	$(CH_3)_2CH(CH_2)_2OH$	88,1	0,0011	0,005
Alcohol heptylicum	$CH_3(CH_2)_5CH_2OH$	116,2	0,0086	
Terpinöl	$C_{10}H_{18}O$	154,5	1,17	
Citral	s. oben im Text	152,2	0,0066 - 0,0033	0,005 - 0,025
Acidum evalerianic	$CH_3(CH_2)_3CO_2OH$	102,1	0,000098	0,0005
Acidum capronic.	$CH_3(CH_2)_4CO_2OH$	116,1	0,0033	0,002
Acidum heptylic.	$CH_3(CH_2)_5CO_2OH$	130,1	0,0023	0,015
Acidum caprylic.	$CH_3(CH_2)_6CO_2OH$	144,2	0,00035	0,0025
Acidum nonylic.	$CH_3(CH_2)_7CO_2OH$	158,2	0,000126	0,001
Acidum caprinic.	$CH_3(CH_2)_8CO_2OH$	172,2	0,00029	0,0025

Acidum laurinic.	$CH_3(CH_2)_{10}CO2OH$	200,2	0,0006	0,005
Amylium acet. iso.	CH_3CO_3 $(CH_2)_2CH(CH_3)_2$	130,1	0,6	45
Cumarin	C6H4 (CHO)CHCO	146,1	0,000068 - 0,00034	0,0005 - 0,0025
Guajakol	OCH_3 – [Benzolring] – OH	124,1	0,03	0,19
Vanillin	s. oben im Text	152,1	0,0000033 - 0,000033	0,000025 - 0,00025
Heliotropin	–	150,1	0,00033 - 0,00066	0,0025 - 0,005
Anthranilsäu-remethylester	$C_6H_4NH_2CO_3CH_3$	139,1	0,000042	0,0003
Trinitrobutyl-toluol	–	283,13	0,000000017 - 0,00000034	0,0000025 - 0,0000005
Brom	Br.	79,96		1,67
Phosphor-wasserstoff	PH_3	34	–	44124
Schwefel-wasserstoff	H_2S	34,1	–	0,4
Alcohol metylicus	CH_3OH	32	18,7	30
Alcohol aethylicus	CH_3CH_2CH	46,1	5,42	12,5
Alcohol propylicus	$CH_3CH_2CH_2OH$	60,1	0,084 - 0,166	0,25 - 0,5
Alcohol isopropylic.	$(CH_3)_2CHOH$	60,1	0,664	2
Alcohol butylicus	$CH_3(CH_2)_2CH_2OH$	74,1	0,0135	0,05

Alcohol carbolicum	C_6H_5OH	94,1	0,0425	0,2
Alcohol chlorocarbol.	$C_6H_4C_2OH$	128,5	0,000034	0,000217
Alcohol aceticus	$CH_3C(OH)_3$	44	0,016	0,035
Aceton	CH_3COCH_3	58,1	0,069	0,2
Camphora	$C_{10}H_{16}O$	152,2	0,033	0,25
Acidum formicic.	HCO_2OH	46	0,54	1,25
Acidum propionic.	$CH_3CH_2C(O_2OH)$	74,1	0,000675	0,0025
Methylium acetic.	$CH_3C(O_2(OCH_3))$	74	0,027	0,1
Aether sulfuric.	$C_2H_5OC_2H_5$	74,1	0,07135	0,05
Nitrobenzol	$C_6H_5NO_2$	123,1	0,33	2,05
Pyridin	–	79,1	0,000505	0,002
Merkaptan	C_2H_5SH	62,1	0,000001	0,000002
Aethylbisulfid	$(C_2H_5)_2S$	122,2	0,00245	0,015
Acidum butyricum	$CH_3(CH_2)_2CO_2OH$	88,1	0,000011	0,00005
Alcohol isobutylic.	$(CH_3)_2CHCH_2OH$	74,1	0,0135	0,05
Skatol	–	131,1	0,000003	0,00005

Als Abschluss dieses hauptsächlich für den chemisch interessierten Fachmann geltenden Abschnitte sei noch eins wichtige Tabelle, ebenfalls nach v. Skramlik, angeführt, in der die Verbindungen aufgezählt sind, bei denen eine Wirkung auf den Geruchssinn nachzuweisen ist:

Von aliphatisch Kohlenwasserstoffen: Myroen;

Von alizyklischen Kohlenwasserstoffen: Limon, Pinen, Cadinen, Caryophyllen, Phellandren;

Von aliphatifichen Alkoholen: Decyl-Alkohol, Citromellol, Geraniol, Linalool, Nerol;

Von alizyklischen Alkoholen: Terpineol;

Von aromatischen Alkoholen: Benzyl-Alkohol, Phonyläthyl-Alkohol, Carvacrol, Thymol;

Von aliphatischen Aldehyden: Citral;

Von alizyklischen Ketonen: Iron, ß-Jomn, Carvon, Pulegon, Thujon;

Von aromatischen Ketonen: p-Methoxyaoetophenon;

Von aliphatischen Säuren: Valerian-, Capron-, Heptyl-, Capryl-, Nonyl-, Caprin-Säure;

Von aromatischen Säuren: Phenylessig-Säure;

Von Estern, Gruppe α: Essigsaure-Ootyl-ester, Caprinaäure-Athyleäter;

Von Estern, Gruppe γ: Essigsaure-, Propionsäure-, Buttersäure-Benzyleeter;

Von Estern, Gruppe ε: Benzoesäure-Äthylcöter, -Propylester,

Phtalßäure-Diäthylester, Zimtsäure-Methylester;

Von Lactooen, Gruppe τ: Cumarin, Methyl- und Athyl-Cumarin;

Von aliphatischea Äthern: Ceranyl-Methyläther;

Von aromatischen Äthern: Anethol, Guajakol, Kreoeol, Eugenol, Iso-Eugenol, Eugenol-Methylather, Vanillin, Heliotropin;

Von aromatischen N-Verbindungein: O- und p-Toluidin, Xylidin, Toluol-, Xylol-, Moschuss;

Von heterozyklisch; N-Verbindungen : Indol, Skatol.

Damit haben wir das unerschöpfliche Gebiet der Chemie, das nun auch einmal eine Hauptgrundlage unserer osmologischen Heilmethode ist, etwas ausführlicher gestreift. Der Fachmann wird daraus manche Anregung schöpfen können; der Laie aber sieht, welches profunde Fachwissen auch dieser, zunächst vielleicht recht einfach aussehenden Riechstoff-Heilkunde zugrunde liegen muss, um sowohl mit größtem Heilerfolg, als auch mit modernen, rationellen Mitteln und Methoden zu einem schnellen und nicht zu kostspieligen Erfolg zu kommen.

Nachdem wir in diesem Teil unserer Ausführungen die geistigen und materiellen Grundlagen für unsere Heilmethode erarbeitet haben, können wir im Folgenden nun an unseren Körper selbst und an die Betrachtung der Heilmethode herangehen.

III. Teil – Medizinische Anwendung und Heilverfahren

Morgenstern:
Korfs Geruchsinn ist enorm.
Doch der Nebenwelt gebrichts! –
Und ihr Wort: „Wir riechen nichts“,
Bringt ihn oft aus aller Form.

Und er schrieb wie Stendhal Beylo
Stumm in sein Notizbuch ein:
Einst, nach überlanger Weile,
werde ich verstanden sein.
(Aus Palmström)

Das Geruchsorgan

Wie aus allen vorangegangenen Ausführungen zu schließen, kann es uns hier bei der Behandlung des Geruchsorganes nicht so sehr darauf ankommen, die Nase medizinisch eingehend zu betrachten: denn dieses wird der interessierte Leser in vielen Standardwerken ausführlich und unübertrefflich finden können. Uns geht es vielmehr um dis engen Zusammenhänge zwischen den verschiedenen Organen, dem Geruchsorgan an sich und dem Geruchssinn und -gefühl.

Ohne Frage ist ja der Geruchssinn einer der interessantesten Sinne: denn schon die Art seiner Erregung zu erklären stößt, wie wir oben sahen, auf viel größere Schwierigkeiten als z. B. beim Geschmack. Er steht einerseits zu diesem ja auch im stärksten Gegensatz, als dieser ein *Nahsinn* ist, bei dem in besonders intensiver Berührung ein meist stark konzentrierter Reizstoff wirkt, während der Geruchssinn als *Fernsinn* anzusprechen ist, der seine Reizstoffe auch noch in der enormen Verdünnung von 0,000001 mg wahrnimmt, ja, er kann noch Mengen wahrnehmen, die wir physikalisch-chemisch nicht mehr nachweisen können, weil durch einen großen Abstand der Reizquelle die Verdünnung nicht mehr messbar wird.

Andererseits wird aber das eigentümliche Verhältnis von Geruch und Geschmack auch durch das besonders enge Zusammenarbeiten dieser beiden Sinne gekennzeichnet, denn jeder kennt die zahlreichen Versuche oder Scherze, bei denen wir zu schmecken vermeinen, aber tatsächlich nur riechen. Wie fade schmeckt bei starkem Schnupfen, wenn der Geruch ausgeschaltet ist, unser Essen. Dazu kommt, dass beim Menschen der Atmungsvorgang so eingerichtet ist, dass die durch die Nase eingeatmete Luft mit den Riechzellen des Geruchsfeldes in der sogenannten *membrana olfactoria* im obersten

Winkel der Nasenhöhle beiderseits der Nasenscheidewand kaum unmittelbar in Berührung kommt, insofern die Atemluft gerade durch den unteren Teil der Nasenhöhle streicht. Diese Luft kann sich mithin nur durch Wirbelbewegung mit der in den oberen Spalträumen befindlichen Luft vermischen, was dann auch die geruchsempfindungssteigernde Wirkung des Schnüffelns erklärt.

Schon den anatomischen Anfänger überrascht an dem menschlichen Kopfskelett — wo es durch geeignete Schnitte besonders gut verdeutlicht werden kann —, das kunstvolle System papierdünner und teilweise siebartig feindurchlöcherter Knochen, das das nach innen zu liegende Stützgerüst des inneren Nasenbereiches bildet. Dieses ganze Gebiet ist mit ungemein reagibler Schleimhaut überzogen. Schon in der Schule haben wir gelernt, dass die eingeatmete Luft in den Nasengängen erwärmt und dabei durch eine Tränkung mit Wasserstoff von allen Staubteilen gereinigt wird.

Der anatomischen Betrachtung eröffnen sich im Naseninnern nach unten verlaufende Buchtungen und Kammern (linksseitig drei, rechts zwei), der *sinus ethmoidales* des Siebbeines, der Hauptteil der inneren Nasenhöhle, von dem an das Siebbein sich ansetzende *os maxillare* umgrenzt und durch die *ossa turbinalia* noch weiter gebuchtet. Diese Gegend, schlechthin als die Kiefernhöhle bezeichnet, ist wegen der so oft mit Zähnen und Zahnbehandlung zusammenhängenden Erkrankungen, meistens Vereiterungen, allgemein bekannt.

Über und hinter diesem ganzen Bereich befinden sich noch mehrere, normalerweise mit Luft gefüllte Höhlungen, wie die Stirnhöhle oder der *sinus frontalis* und noch hinter den Muscheln liegend die *sinus sphenoidales*, das *For. sphenopalat*. u. a. recht bedeutsam ist es auch, dass gerade diese ganze Körpergegend ganz besonders reich ist an Variationen, besser: Unterschieden der jeweiligen Formen oder Gebilde: wenn diese an sich auch noch nichts Krankhaftes darstellen, so erfordern sie aber doch zumindest eine besondere, ärztliche Betreuung, zu der große Erfahrung und Übung gehört.

Das eigentliche Organ der Geruchsempfindung beim Menschen ist nun in der obersten der drei Nasenmuscheln, dem höchst gelegenen Winkel der Nasenhöhle und dem ihr benachbarten Nasenscheidewandgebiet lokalisiert. Der histologische Bau und die damit gegebene deutliche anatomische Kenntlichkeit der Riechschleimhaut in ihrem Unterschiede von der übrigen, respiratorischen Nasenschleimhaut liegt besonders in dem Vorhandensein der fadenförmigen Riechzellen, deren basale, also in ihrem unteren Pole gelegenen Enden unmittelbar in die feinen, marklosen Riechnervenfasern übergehen. Während von da der Anschluss zum Gehirn hergestellt ist, sind die Riechzellen am oberen Pole der freien Enden mit feinen Haaren versehen, die zwischen den häutchenartigen Bedeckungen der Stützzellen an die von der Absonderung der sogenannten bowmanschen Drüsen als *unverästelte alveolare* drüsenbesetzte Oberfläche des Riechepithels treten.

Die anatomisch leichte Unterscheidbarkeit des Geruchsorganes (beim Menschen paarig in der Nase angeordnet) und des Geschmacksorganes (in der Mundhöhle lokalisiert) ermöglicht, zumal im Zusammenhang mit der physiologischen Beobachtung am lebenden Material, ein einigermaßen befriedigend klares Bild über die Leistungsmöglichkeiten von Geruch und Geschmack.

Bei den höher entwickelten Wirbeltieren ist eine ständige Verbindung zwischen Nasen- und Rachenraum durch die hinteren Nasenöffnungen, die Choanen, vorhanden. Anatomisch ist festzustellen, dass Tiere, wie Hirsche, Rehe und dergleichen eich eines relativ viel ausgedehnteren Riechepithels. erfreuen, als der Mensch, bei dem das pigmentierte Gebiet der Nasenchleimhaut, rechts wie links, nur je etwa l qcm beträgt.

In gleicher Weise kann man feststellen, dass das Geruchsorgan bei den Fischen am stärksten entwickelt ist. Bei den Amphibien arbeitet es sowohl im Wasser als auch in der Luft. Besonders interessant ist dabei das Jakobsonsche Organ, das bei den Reptilien und vielen Säugern auftritt: eine zweite Riechschleimhautbildung in der Nahe des

Mauleinganges, als ein blind endender, mit Riechepithel ausgekleideter, also vom Riechnerven versorgter Kanal, beiderseits der Nasenscheidewand anliegend, welcher durch den Stensonschen Gang gestattet, alles sofort beim Aufnehmen in die Mundhöhle auf den Geruch hin zu überprüfen, also für ungeeignet empfundene Nahrung rechtzeitig wieder auszuspeien.

Bei den Vögeln bestehen große Schwierigkeiten, um über ihr Geruchsvermögen einigermaßen sichere Angaben machen zu können. Noch größer wird diese Unsicherheit bezüglich des Geruchs, ja aller Sinnesfunktionen, bei den meisten, niederen Tieren. Bei manchen Insekten kann man immerhin von einer Trennung der Geruchs- und Geschmacksorgane sprechen: hier verdienen die Untersuchungen Beachtung, die v. Frisch mithilfe der Futterdressur durchgeführt hat, wonach die Biene ihr Geruchsorgan auf den vorderen Gliedern ihrer Fühler hat.

Dass aber durch die ganze Natur hindurch das tierische Wesen, auch in seinen verhältnismäßig niederen Stufen, wo es bis jetzt noch nicht gelang, sichere histologische Anhaltspunkte zu entwickeln, dennoch zumindest auf die Riechfähigkeit hin angelegt ist, wird doch dadurch sehr stark angedeutet, dass von der Natur im ausgedehnten Maße, ja tatsächlich, soweit es nur möglich ist, Gerüche produziert werden. Wir Menschen, die wir nur Wesen mit mittlerer Geruchsfähigkeit sind, ahnen gar nicht, und können es auch gar nicht wissen, in welchem umfassenden Maße die Natur Gerüche hervorbringt, die sich unserer Beobachtung entziehen.

In dieser Richtung spricht noch stärker die Tatsache der Bildung vom Gerüche ausstrahlenden Organen im Tierreich: nicht nur bei den Säugern und Wirbeltieren, wo sie vor allem der Verteidigung dienen (Stinktier oder Wiedehopf) oder, soweit sie angenehm riechen, der Anziehung des anderen Geschlechts (Moschusochse), sondern auch bei Reptilien mit ihren verschiedenen Brunst- und Angstdüften, ja sogar bei den Insekten können wir diese Beobachtungen machen (Duftschuppe des Rapsweißlings oder der ausspreizbare Duftpinsel eines anderen Schmetterlings, des *damais septantrionis*). Es wäre doch absurd anzunehmen, dass die Natur ihre Geschöpfe mit dufterzeugenden Organen ausrüstet in einem Tierreich, in dem für Duftwahrnehmungen keine Sinnesorgane vorhanden wären.

Besonders begrüßenswert ist in diesem Zusammenhang die Entdeckung der Bienenforschung, dass die Honigbiene in der Verbindungshaut des 5. und 6. Rückenschildes am Hinterleib eine Duftdrüse hat und diese Duftdrüse einen, einem jeden Bienenvolk eigentümlichen Duft ausströmt, an dem die Bienen sich als zueinander gehörig erkennen. Der Geruch wird hier zu einem außerordentlichen Orientierungsmittel. Auch andere Hautflügler haben ähnliche Vorrichtungen. Die Erzeugung stinkender Substanzen bei den Gliedertieren (Arthropoden) ist ja allgemein bekannt, wir brauchen nur an die verschieden stinkenden Wanzenarten oder an das Stinksekret der Laufkäfer (Carabi) zu denken.

Es bedarf jahrelanger Erfahrungen, um die Geruchswirkung zu bestimmen. Etwas leichter ist es schon, die Geruchsempfindungen zu erforschen. Aus beiden ergibt sich dann die Beziehung zwischen Geruchsempfindung und Wirkung. Aber auch die Bestimmung der Geruchsempfindungen ist noch recht schwer, denn komplizierend ist es, dass die meisten Riechstoffe nicht nur auf den olfactorius, sondern auch auf benachbarte Sinneswerkzeuge, wie Geschmack-, Tast-, Temperatur- und Schmerzsinn einwirken. Wir müssen also die Riechstoffe wiederum unterteilen in solche, die auf den olfactorius alleine und solche, die noch nebenher auf andere Sinneswerkzeuge Wirkung haben. Die Ersteren bezeichnen wir zweckmäßig als reine Riechstoffe zum Unterschied von den allgemeinen.

Wieder war es hier von Skramlik, der die verschiedenartigen Empfindungen erforscht und, nach chemischen Gruppen, in gute Tabellen eingeordnet hat. So hat er bei einer Reihe von Substanzen eine Einwirkung auf den Temperatursinn durch Kälteempfindung festgestellt (z. B. bei Phenol, Menthol, Kampfer, usw.) und durch Wärmeempfindung in Form eines Brennens bei anderen Stoffen (so

Methylalkohol u. a.) Stichschmerzempfindungen lösen unter anderem Toluol, Aceton, Ameisensäure, saure Geschmacksempfindungen, z. B., Essig-, Butter- und Valeriansäure aus. Süße Geschmacksempfindungen erregen neben anderen Stoffen Pentan, Benzol, Isosafrol und Hexan.

Was die Geruchsempfindlichkeit anlangt, 80 unterscheiden wir heute bei den Säugetieren drei Gruppen:

a) Makroosmaten mit gut entwickeltem Geruchsvermögen und Einrichtungen, die eine Vergrößerung der Riechschleimhaut ermöglichen, z. B., die Anzahl der Nasenmuscheln wird bedeutend erhöht oder die Muscheln zeigen zahlreichere Verfaltungen und mehr oder minder starke Einrollungen. Die Makroosmatennasen erlauben durch ihre Feuchtigkeit die Orientierung über die Windrichtung: an der durch den Wind angeblasenen Seite der äußerlich stets feuchten Nase entsteht eine größere Verdunstungskälte und in Verbindung mit deren Wahrnehmung nimmt dann das Tier automatisch diejenige Körperstellung ein, die zugleich auch die günstigste ist, für das Abfangen der aus derselben Windrichtung ihm zugetragenen Gerüche. Ein alter Elefantenjäger erzählte einmal, dass die Elefanten, wie bekannt, in Rudeln leben und von dem größten und ältesten Tier geleitet werden. Von Zeit zu Zeit reckt dieses Leittier seinen Rüssel und macht damit kreisförmige Bewegungen, um die Witterung des Umkreises einzusaugen. Es ist in der Lage, auf diese Weise z. B., die Anwesenheit eines weißen Menschen auf eine Viertelstunde Entfernung zu wittern.

b) die Hemiosmaten, bei denen die Riechschleimhaut auf einen mehr oder weniger großen Bruchteil der Nasenhöhle beschränkt ist, so beim Menschen und den Affen.

c) Mikroosmaten mit einer kleinen Riechschleimhaut und entsprechend entwickeltem Geruchsvermögen.

Die Natur zeigt aber neben den besonders hoch entwickelten Geruchsorganen derartig starke Rückbildungserscheinungen, dass wir wegen des völligen Verlustes des Geruchsvermögens, bei den Walen z. B., von A-osmaten sprechen können. Durch diese ungeheuere Spannweite in der Mannigfaltigkeit und Intensität der Geruchskräfte gibt uns die Natur selbst ein philogenetisch-entwicklungsgeschichtlich, außerordentlich ein dringliches Bild von der Bedeutsamkeit des Geruchssinns überhaupt. Den Geruchskräften steht überdies eine nicht minder und qualitativ unterschiedliche Geruchempfindlichkeit gegenüber, wozu die unermessliche Verschiedenheit der Vorliebe für bestimmte Gerüche bei den einzelnen Tierarten jeweils völlig andere ist und ein gutes Beispiel bietet.

Schließlich ist ja auch für den Einzelmenschen der Geruch, den er selber ausstrahlt oder an anderen wahrnimmt, so ungemein charakteristisch, wie es andererseits auch bedeutungsvoll ist, dass man einen Geruch, den man selbst hat, selber allermeisten nicht wahrnimmt. Dies führt uns zwangsläufig zu den zahlreichen Beobachtungen, die wir über unseren fünften Sinn im Zusammenhang mit unserem Gefühlsleben machen können.

Geruch und Gefühl

In unserem Sprachgebrauch betrachten wir die fünf Sinne, die uns gegeben sind, als das Wesen unseres Seins, unserer Vernunft. Das Märchen erzählt, bei der Erschaffung des Menschen habe Gott der Herr seinem Geschöpf fünf Küsse gegeben, und dieser Berührung des göttlichen Geistes seien die fünf Sinne entsprungen.

Uns mag es erscheinen, dass die verschiedenen Fähigkeiten unseres Körpers, die Eindrücke der Umwelt wahrzunehmen, doch nicht das gleiche Gewicht hätten. Das Schicksal eines Blinden und insbesondere eines erst blind gewordenen, wird wohl jedem als trostlos erscheinen, und gerade in unserer Zeit, wo es derer durch das harte Kriegsschicksal so viele gibt, werden auch viele, wenn nicht am eigenen Leib, so doch aber durch Miterleben die schwere Lebenswende gespürt haben, die der Verlust des Augenlichtes für einen Menschen bedeutet. Damit verglichen erscheint der Gehörsinn schon wesentlich geringer an Bedeutung, ganz zu schweigen von dem Geschmack und Geruch, den wohl jeder weit danach einreihen würde.

Aber wir müssen dies hier einmal genau durchdenken und uns fragen, ob das nicht eine Unterschätzung des Geruchssinnes, der uns ja hier am meisten interessiert, bedeutet? Es ist also unsere Aufgabe, im Folgenden die Bedeutung des Geruchssinnes im praktischen Leben für uns herauszuheben. Der heutige Mensch neigt wohl überhaupt in gefährlicher Weise dazu, seine Gefühlswelt zu vernachlässigen, ihren Wert zu klein anzusetzen und, damit zusammenhängend, wenn schon einen Sinn, dann dem Gesicht und Gehör den Vorrang zu geben. Gerade aber der Geruch wirkt stärker auf das Gefühlsleben ein, als wir glauben. Wir wissen, was er bei sehr vielen Tierarten für eine Rolle im Geschlechtsleben spielt.

Auch bei uns spielt der Geruch eine wichtige Roller. Ist nicht so manchem von uns der würzige Duft der Tannen besonders lieb, weil er sich von frühester Kindheit an dadurch an viele, schöne Weihnachtsfeiern erinnert fühlt? Wer von seinem Vaterhaus her den Geruch einer bestimmten Blume, eines Waldes oder Sees, des Meeres oder auch einer industriellen Anlage kennengelernt und lieb gewonnen hat, der wird gewiss sein ganzes Leben lang durch diesen Geruch immer wieder an seine Heimat erinnert werden.

Goethe hat sein ganzes Leben lang immer an dem Geruch der Speisekammer des Hauses im Hirschgraben gehangen, in der auch die Theaterpuppen aufbewahrt wurden: die ihm zum ersten Male den „Faust" bekannt machten und denen der gleiche, würzige Duft anhaftete.

Wilhelm von Kügelgen erzählt aus seiner Jugend, dass ihm der Duft der Farben einer Malerwerkstatt so lieb geworden war, dass er vor die Wahl gestellt, Gelehrter oder Künstler zu werden, die Malerei wählte, weil er glaubte, seinem Hang doch nicht widerstehen zu können, wenn ihm einmal später beim Betreten einer Malerwerkstatt diese Atmosphäre entgegenschlüge ... Hoffmann lässt in seiner bekannten Erzählung von dem verlorenen Spiegelbild den Dr. Dapertutto dem höllischen Mittel, das er seinem Opfer gibt, einen starken Geruch als besonders bezeichnenden Zug geben. Und wem fällt da nicht auch gleich die Überlieferung ein, dass Schiller durch den Geruch faulender Apfel besonders zum Dichten inspiriert worden sei?

Schon diese wenigen, aus der Fülle des Stoffes herausgegriffenen Berichte von Künstlern lassen erkennen, wie sehr es gerade der Gefühlsmensch ist, dem der Geruch wichtig ist; denn so verschieden die Berichte und Beispiele sein mögen, so ist es doch ganz klar zu erkennen, dass es nicht das Verstandes, sondern das Gefühlsleben ist, das hier im Tiefsten berührt wird.

Der Gehörsinn ist im Gegensatz zum Gesicht fähig, in Form der Musik Gefühle auszudrücken oder zu vernehmen, ohne sie an die konkreten Empfindungen des Wirklichkeitslebens zu binden: das sichert der Sprache der Musik jenes Unaussprechliche, man möchte fast sagen: Numinose zu, das ihre Pflege, ihren Kult zu einem wahren Gottesdienst erheben kann. Es ist die sublimste Sprache, zu der das menschliche Gefühlsleben überhaupt noch fähig ist. Ganz anders, zum Teil umgekehrt, liegt es beim Geruch. Von allen Sinnen dürfen wir ihn als den freiesten ansehen: er ist am wenigsten gebunden an unsere Verfügung, er kann so ohne Weiteres zur Verständigung nicht mehr herangezogen werden, ist aber andererseits engstens verbunden mit den Vorgängen und Erscheinungen des Lebens und der Umwelt. Wenn wir einen Geruch empfinden, so ist es uns zwar oft unmöglich, mit Sicherheit anzugeben, welcher Art er ist, und trotzdem kennen wir ihn, ruft er irgendeine Stimme oder Gedankenassoziation in uns hervor, auch wenn wir den Zusammenhang oft nicht erkennen.

Ja, der Zusammenhang zwischen Gefühl und Geruch geht sogar soweit, dass seihst ein ausgesprochen unangenehmer, ja sogar widerlicher Geruch, wie z. B. einer den oben erwähnten Fabrikanlagen anhaftender, einem lieb sein kann, obwohl er bei allen anderen Menschen Ekel hervorruft. Der beizende Geruch von Holzfeuer verbindet sich für manchen jungen Pfadfinder oder alten Soldaten mit seinen schönsten Lebenszeiten, wahrend ein passionierter Heiler nichts Angenehmeres als den scharfen Geruch eines Pferdestalles, der Landmann seines mit Liebe gepflegten Misthaufens usw., vorstellen kann. Dass eich wohlige Erinnerungen und Gefühle mit dem Geruch von Lebens- und Genussmitteln, sowie Tabak und Alkohol verbinden, braucht ja als Besonderheit wohl kaum angeführt zu werden.

Hierbei wird uns auch verständlich, wie es zu der Bezeichnung *Geschmack* für eine bestimmte persönliche Einstellung in Bezug auf Schönheitsbewertung der verschiedensten Dinge kommt. Der Geschmackssinn stellt ja in engster Beziehung mit dem Geruch, was wir in der anatomischen, schon beschriebenen engen Verbundenheit sehen konnten. Es hat seinen liefen Sinn, dass gerade diese beiden Sinne, die das Gefühlsmoment am stärksten ansprechen und betonen, dazu herangezogen wurden; denn die Kunst, ob Tonkunst, ja überhaupt die ganze ästhetische Gestaltung des Lebens und der Dinge, die uns umgeben, sind ausgesprochenes Eigentum des Gefühls. Abseits von aller praktischen Bedeutung, von der Nützlichkeit und von naturgetreuer Darstellung des Wirklichen ist alles, was Kunst heißt und ist, das Gebiet des Empfindungslebens und damit des *Geschmacks*.

Wie sehr ein *Gerücht*, das sich ganz unbestimmbar wie eine Atmosphäre auf einen Kreis von Menschen lagern kann, Sache des — meist bösartigen — Gefühls ist, wird bekannt sein. Auch wenn wir von einem uns unsympathischen Menschen sagen, dass wir ihn *nicht riechen* können, so ist das keine wohlüberlegte Ablehnung, sondern eine gleichfalls oft unbegründbare, jedenfalls gefühlsmäßig bedingte Einstellung. Gerade im Bereich dieses oft so zurückgesetzten Sinnes hat sich die Macht des Gefühles, der Empfindsamkeit und damit unserer Seele besonders eindringlich behauptet. Hat also die Seele, wie es heute wieder vielfach wahrzunehmen ist, gegenüber dem Verstand eine höhere Wertung zu erfahren, so müssten wir auch den Geruchssinn wieder mehr Bedeutung zuerkennen. Das Verhältnis des Geruchssinnes zur Seele ist aber so fundamental wichtig, dass wir es uns noch für einen eigenen, folgenden Abschnitt vorbehalten wollen.

Zuvor müssen wir aber den sinnlichen Zusammenhang zwischen Geruchsgefühl und Geschmacksgefühl noch genauer betrachten. Im ersten Buch Moses wird erzählt, wie der Herr den lieblichen Geruch des Opfers roch, das ihm Noah zum Dank für die Errettung aus der Sintflut darbrachte, und wie der Herr zusagte, dass er, dessen eingedenk, hinfort die Erde nicht mehr verfluchen und heimsuchen wolle um der Menschen willen. Klingt nicht selbst für unsere modernen Ohren diese eigentliche recht anthropomorphe Haltung des Herrn durchaus verständlich und leuchtet dem kindlichen Gemüt sofort ein?

Die Juden ließen die Erstlinge ihrer Herden und Früchte in den Flammen des Opfers verbrennen, um sie dem Gott darzubringen. Wer weiß, wie sehr da noch die alte, bei den Indianern noch heute übliche Anschauung durchschimmert, dass der feine Duft verbrannter Pflanzen den Göttern als Nahrung diene? Der *Curandero* (*Heiler;* Anm. des Heraus.), sagt ja, dass alle Körper sich in unendlich kleine Teilchen verflüchtigen, welche, wenn auch durch Tast- und Geschmackssinn nicht mehr zugänglich, doch durch den Geruch noch wahrgenommen werden können.

Sicherlich hat jede Substanz oder Materie ihren eigenen Duftkreis als ein Resultat der Ausdünstungen, die aus unendlich vielen und kleinsten Teilchenabsonderungen entstehen. Nur dem Geruchssinn, ab dem empfindlichsten, bleibt es allerdings da noch vorbehalten, wahrzunehmen und in den Dunst- öder Duftkreis einzudringen.

Zwaardemaker weist darauf hin, dass Wechselbeziehungen zwischen Geruch und Geschmack bestehen, aber nicht allein, dass ein Bratengeruch den Appetit steigert, sondern auch, dass Riechstoffe im Allgemeinen den Appetit anregen. Frankenhäuser sagt, dass das Geruchsorgan seine Bedeutung vom klimatologischen Standpunkt habe, und deutet darauf hin, dass die reine und würzige Luft durch tiefe Atmung den Appetit steigere.

Hier müssen wir gleich wieder auf den Vorteil der Riechstoffe als Medizin hinweißen; denn wenn Friedrich der Große sagt, dass alle Kultur vom Magen ausgehe, und ein anderes Sprichwort, dass die Liebe durch den Magen gehe, so müssen wir aber auch feststellen, dass viele Erkrankungen vom Magen ausgehen oder durch den Magen entstehen; dabei werden aber die Leiden durch normale Medizinen oft nur noch schlimmer, weil diese zu unmittelbar in ihrer Grobsubstanz auf diesen, wirken sollen. Die Riechstoffe dagegen sind, wie aus dem oben Gesagten hervorgeht, nicht nur völlig unschädlich für den Magen in ihrer indirekten, feinstofflichen Wirkung auf die Nerven und durch das Blut, sondern sie sind die besten Heilmittel gerade für diese unentwegte Krankheitsquelle.

Die Medizinmänner verschreiben keine Medizin und verabreichen nichts, ohne es vorher selbst an sich probiert zu haben. Sie sagen, es müsse eine Harmonie zwischen Geschmack und Geruch bestehen. In Lateinamerika bedienen sich die Indianer eines Liebeszaubers, indem sie Absonderungen, Ausscheidungen von Genitalsekretionen und Schweiß in die Speisen mischen, um auf die Liebenden einzuwirken. Das braucht nicht völliger Aberglaube zu sein, denn manche Ehen der Eingeborenen sind auf diese Weise in südlichen Ländern zustande gekommen.

Ebenfalls bei einigen Indianern Nord-, Mittel- und Südamerikas fand ich den Nasengeruch, bei dem es sich nicht nur um eine mechanische Berührung mit den Nasen handelt, sondern um ein Beschnüffeln. Begegnen sich zwei Eingeborene, so wollen sie durch Aneinanderreiben der Nasen, die Luft des Partners auf sich gefühlsmäßig einwirken lassen. Diese Sitte ist aber nicht nur bei den Indianern gebräuchlich, sondern auf der ganzen Welt verstreut. Linnë erzählt uns, dass die Lappländer sich umarmen, Nasenspitze an Nasenspitze reiben und dann „Dervan, dervan" (wohl, wohl) sagen. In Hinterindien spricht der Geliebte zu seiner Braut nicht „küsse mich", sondern „rieche mich". Auch bei den Malaien gibt es ähnliche Bräuche, und es gilt als besonders aufmerksam, wenn man hörbar schnüffelt. In Célébes sehen wir das gleiche, in Neuseeland noch bei den älteren eingeborenen Generationen.

Auf Sanskrit bedeutet die Wurzel *Chra.* sowohl küssen wie auch riechen, ja, das Deutsche hat dieselbe indogermanische Wurzel in Rauch und Riechen usw. In Neuseeland bedeutet das Wort *Hongi* riechen, aber auch Küssen und Nasenkuss. In gewissen Gegenden Böhmens müssen Brautleute vor der Hochzeit eine Nacht im Dunkeln beieinandersitzen, damit sie sich *zusammenriechen,* innig miteinander bekannt werden. Auf Persisch ist *bujha* Sehnsucht, Liebe und Geruch.

Für die Unzahl von poetischen Wendungen, die den Wohlgeruch der Geliebten besingen, sei hier, wegen seiner eindrucksvollen Überschwänglichkeit, Baudelaire zitiert:

„Lass mich riechen, lange, lange, den Duft deiner Haare; lass mich mein Gesicht darin vergraben, wie ein durstiger Mensch das Wasser einer Quelle einschlürft. Lass meine Hand mit ihnen spielen, wie mit einem duftenden Taschentuch, um Erinnerungen in die Luft zu schütteln. ... Wenn du alles wissen könntest, was ich sehe, was ich fühle, was ich in deinen Haaren erkenne. Meine Seele reist mit dem Dufte, wie die Seele anderer Menschen mit der Musik. .... In dem Ozean deiner Haare sehe ich flüchtig einen Hafen, wimmelnd von melancholischen Liedern. .... In der Nacht deines Haares atme ich den Duft der Unendlichkeit des tropischen Himmelblaues."

Erinnert uns das nicht an die ebenso gefühlsstarke Ausdrucksweise des allegorischen Hohcliedes Salomos in der Heiligen Schrift, wo es heißt:

„... Es riechen deine Salben so köstlich, dein Name ist eine ausgeschüttete Salbe ... deine Lippen, meine Braut, sind wie triefender Honigseim; Honig und Milch ist unter deiner Zunge; deiner Kleider Geruch ist wie der Geruch des Libanon. Deine Gewächse sind wie ein Lustgarten von Granatäpfeln mit edlen Früchten, Zypernbäumen mit Narden, Narde und Safran, Kalmus und Zimt mit allerlei Bäumen des Weihrauchs, Myrrhen und Aloe mit allen besten Würzen ... Seine Backen sind wie Würzgärtlein, da Balsamkräuter wachsen. ... Lass deine Brüste sein wie Trauben am Weinstock und deiner Nase Duft wie Apfel ..."

Über den Zusammenhang zwischen Gefühl im Sexualleben und Genick wollen wir im Folgenden noch einige interessante Tatsachen anfügen; die Frauen haben einen ganz besonderen Duft des Haares, ja des Kusses, den die Italiener *odor di femina* nennen. Jungfrauen haben einen ganz eigenen Geruch, der sofort wechselt, wenn sie dieser Eigenschaft verlustig gehen. Schon Hippokrates erzählte, dass Demokrat den odor voluptatis sofort erkannte, indem er eine weibliche Person an einem Tage mit *Jungfrau* anredete, aber am nächsten Tage als *Frau* begrüßte, denn sie hatte unterdessen ihre Jungfräulichkeit auf dem Altar der Venus geopfert. Der Geruch der Prostituierten ist bekannt als *odor lupanaris*.

In der Türkei fiel mir der besondere Geruch der Eunuchen auf, der ganz anders ist, als der der Kastraten allgemein. Eben so merkwürdig ist es, dass während der geschlechtlichen Enthaltsamkeit der

Ausdünstungsgeruch erhöht wird, was vielleicht auf die Assimilation der Samenflüssigkeit, welche ins Blut aufgenommen wird, zu erklären ist. Man spricht ja bekanntlich auch von einem Witwengeruch, der denselben Grund haben mag.

Auch die Haarfarbe der Frauen beeinflusst ihre Ausdunstungen; Brünette und Rothaarige riechen stärker, Blondinen weniger. So beschreibt es einmal ein Student, der lesend auf einer Bank sitzt und dabei von einer hartnäckigen Erektion belästigt wird. Als er sich zufällig umdreht, sieht er in der Nahe eine rothaarige Frau sitzen, die einen so starken Sexualgeruch ausströmt, dass bei ihm im Unterbewusstsein eine sexuelle Erregung hervorgerufen wurde.

Bei Männern geht von den Barthaaren ein ganz merkwürdiger Geruch aus, der sexuelle Wirkung ausübt. Alexander der Große soll, wie von verschiedenen Schriftstellern erwähnt wird, seine Umgebung und die Frauen mit einem besonders angenehmen Duft entzückt haben.

Dass im Liebesrausch die Einatmung des Duftes des Partners zu einer förmlichen Raserei führen kann, ist ebenso wissenschaftlich erwiesen, wie Fälle sexualer Neuropathie, in denen sich die Männer mit dem Geruch von weiblicher Garderobe befriedigen. Andererseits sind auch der Hass zwischen vielen Ehepartnern und viele Ehebrüche auf den Geruch zurückzuführen.

Jeder Frauentyp hat seinen eigenen, besonderen Geruch; dicke Frauen haben besonders große Talgdrüsen und Schweißporen, schwitzen daher mehr als die Mageren, und es entsteht durch die Absonderung von Fettsäure durch die Talgdrüsen, ihr spezieller Geruch. Entsprechend riechen magere Frauen, dasselbe mag auch für Männer gelten, weniger scharf, weil ihre Haut trockener und der Schweißausbruch geringer ist.

Auch das Klima hat Einfluss auf den Geruch. In den Tropen ist der Stoffwechsel aktiver und die Nahrung anders, als in nordischen Gegenden. Vegetarier haben schwächere Ausdünstungen als Fleischesser, sodass schon dadurch ein Geruchsunterschied entstehen kann.

Selbst die Kleidung kann den Geruch beeinflussen (richtiger die Ausdünstungen der Haut als Ursache des Geruchs); grüne, blaue oder rote Kleider behalten Gerüche des Trägers kürzer als schwarze. Seide hat die Eigenschaft, gute Gerüche zu behalten, während schlechte Gerüche schneller entweichen.

Der erwähnte Elefantenjäger berichtet übrigens auch, dass er einst in Afrika im Busch Besuch von einem europäischen Freund bekommen habe und dass beide völlig gleiche Panamahüte getragen hätten, die sie nie unterscheiden konnten. Dieses konnte aber sein eingeborener Afrikaner um so besser, da er die Hüte am Duft nach einer Sekunde todsicher auseinanderkannte.

Wenn die Medizinmänner bestimmte Krauter bzw. deren Riechstoffe gegen Männerschwäche empfehlen, dann lenkt das unseren Blick noch einmal auf die Pflanzenwelt, wo wir ebenfalls beobachten, dass sich zwischen den Pflanzen sexuelle Riechstoffe auswirken. Wir kennen einen auch in der weiblichen Scheide vorkommenden Stoff – Trimetylamin (C_3H_9N –, den man auch bei der Crataegus oxiacabtha findet. Die Connohallus (Aracee) stellt ihren Geruch sofort ein, sobald die Staubblüten durch männliche Blüten befruchtet sind. Bei gewissen Pilzen gibt es Luftausströmungen, die die Insekten anlocken, welche dann als Träger der Sporen dienen sollen. Aber es gibt auch Pilze, die den Brunstgeruch einer Hirschkuh haben, und dadurch den Hirsch erwiesenermaßen anlocken.

Schön duftende Blumen, wie die stark duftende *viola odorata* oder die zwar geruchlose, aber schön blühende *viola tricolor*, werden von Insekten nicht so häutig besucht, als der in Deutschland sehr bekannte phallus impudikus mit seinem widrigen Aasgeruch. In Mexiko gibt es eine Pflanze, unter dem *Huele de Noche* bekannt, die während der Nacht einen wunderbaren Geruch verbreitet und von Insekten viel besucht wird, aber am Tag vollständig geruchlos ist.

Während meiner Anwesenheit in Kolumbien experimentierte ich mit der *mimosa pudica* (Mimose oder Sinnpflanze); sie tat über die ganze Welt verbreitet, aber in Brasilien und Kolumbien am besten ausgebildet. Ich ließ verschiedene chemische Produkte, Schlafmittel, Chloroform und ätherische öle auf die Pflanze einwirken. Es genügte manchmal, mit dem kleinen finger ein Blattchen anzurühren, damit sich sofort die Blätter in einem Meter Umkreis schlössen. Nur wenn ich erst mit Chloroform darübergegangen war, blieben sie unbewegt; die Pflanze war dann narkotisiert. Bei einigen ätherischen Ölen steigt die Sensibilität enorm, zumal bei Zitronen- und Apfelsinenöl.

Die sexuellen Beziehungen bei Tieren sind natürlich noch viel auffälliger, als bei Pflanzen und mögen auch gestreift werden. Man findet sogar, in Umkehrung zu den tierähnlichen Pflanzendüften, Blumendüfte bei Tieren. Die Hummel (*Bombus fragons*) riecht stark nach Rosen, manche Schmetterlinge nach Veilchen oder Reseden. Bei vielen Tieren kennt man nun Riechstoffe der Drüsen im Dienste des Geschlechtsverkehrs; die Wiederkäuer haben diese Drüsen in den Klauen, die Gämse hat ihre Brunstfeige am Kopf.

Viele Reptilien haben ihre Riechdrüsen in der Nähe des Anus, und während der Paarungszeit sind sie von Weitem zu riechen. Auch bei den Krokodilen gibt es Weibchen — und umgekehrt auch Männchen — die sich gegenseitig durch das Ausstrahlen der Sexualdrüsen anlocken. Bekannt ist der starke Duft des Ziegenbockes und des Hirsches. Darwin schildert, dass er diesen Hirschgeruch über eine halbe Meile wahrnahm; er war gezwungen, sich durch das Vorhalten des Taschentuches zu schützen; er musste nach sieben Monaten feststellen, dass der Geruch trotz Waschens noch anhielt.

Bei den männlichen Moschustieren findet man einen nackten Raum rund um den Schwanz, der eine merkwürdig riechende Flüssigkeit absondert. Diese Gerüche dienen teils zum Reizen, teils zum Locken. Dass Wollustgeruch bei den Tieren der Antrieb zum Geschlechtsverkehr hat, weiß jedermann. Der Hund wittert auf große Entfernung den Geruch der läufigen Hündin, er vergisst Hunger und Durst, nur um sich zu befriedigen. Einbrecher pflegen dieses dadurch auszunetzen, dass sie einen mit den Schamteilen einer Hündin in Berührung gebrachten Lappen dem Wachhund vorhalten und ihn, wenn er noch nicht gut abgerichtet ist, damit abzulenken oder wegzulocken.

Jeder Jäger weiß, dass zur Zeit der Hochbrunst aus der Scheide des Tieres ein Geruch kommt, den sie sogar selber verspüren können. Mit tiefgesenkter Nase folgt der männliche Hirsch dem brünstigen Tier, wie der Stier oder Bock auch. Minutenlang ziehen sie den Duft durch die Nase, bevor sie zum Akt übergehen. Bewiesen ist, dass sowohl weibliche Tiere, als auch Menschenfrauen am Nacken gewisse Lustdünste ausströmen, die Guy de Maupassant genau beschrieb und Prof. Jäger als Zerebral-Affekt bezeichnet. Der Hengst beriecht begierig den Hals der Stute, ehe er sie bespringt und beißt sie dabei oft in den Nacken. Auch von Katern und Ziegenböcken ist das bekannt. Die sogenannte Liebkosung der Pferde, das gegenseitige Knabbern am Widerrist, mag vielleicht auch damit zusammenhängen.

Andere Zusammenhänge zwischen Geruch und Gefühl lassen sich noch vielfach aufzählen: ob wir den besonderen Geruch des Truthahnes nehmen, wenn er ein Rad schlägt (auch noch eine Brunsterscheinung), oder die Vorliebe der Katzen für Baldrian, oder auch die Gewohnheit vieler Tiere, um des Geruches willen ihre Exkremente zu verscharren usw.: so wollen wir abschließend nur noch eine Geruchswirkung eigener Art beschreiben, die experimentell zu beweisen ist. Schlangen sollen angeblich durch ihren hypnotischen Blick Vögel bannen oder anziehen. Es ist aber, aller Wahrscheinlichkeit nach, ein gewisser Geruch oder eine Ausdünstung, der die Vögel betäubt und zur Opferbereitschaft zwingt. Zur Probe aufs Exempel setzen wir eine Schlange in einen Glaskasten und stellen fest, dass sie die unmittelbar davorsitzenden kleinen Vögel in keiner Weise beeinflusst, obwohl sie sonst, ohne Glaskasten, durch die Ausdünstungen der Schlange sofort betäubt werden.

Jäger schreibt in dem Werk von Albert Haben wörtlich: „Die Tatsache, dass die verschiedenen Organe eines und desselben Tieres verschiedenartige Duft- und Geschmackstoffe besitzen, weist, dass jedes einzelne Organ seinen eigenartigen Seelenstoff hat.“

Es gäbe also hiernach eine Muskelseele, Nierenseele, Nerven- und Gehirnseele, die aber alle nur Modifikationen bzw. Differenzierungen des primären Eiseelenstoffes sind. Das führt uns nun zur Betrachtung des Verhältnisses von Geruch zu Seele und Charakter.

Geruch und Seele

Es gibt im Volksleben Spaniens eine wunderbare Erzählung, die auch auf der Bühne verwandt wurde: „La Mascotta". Es handelt sich um eine Waise, die bei ihrem ehrgeizigen Onkel Aufnahme fand und übel behandelt wurde; denn der Mann merkte nicht, dass ihm seit der Aufnahme des Mädchens alles besser gedieh, sein Acker mehr trug und seine Viehherden sich vermehrten. Obwohl alles auf seinem Hof aufwärtsging, jagte er das Mädchen aus Geiz weg, sodass sie sich zu einem anderen Verwandten flüchten musste und diesem bald dasselbe Glück brachte. Da merkte der erste Onkel, was er, unwiederbringlich natürlich, verloren hatte.

Dieser Geschichte liegt die Tatsache zugrunde, dass manche Menschen durch ihre Verbindung Glück bringen, oder auch Unheil. Das sollte gerade bei Eheschließung besonders bedacht werden, aber auch bei allen menschlichen Bindungen überhaupt.

Studieren wir doch einmal diesen, in der obigen Erzählung zum Ausdruck gebrachten, *Aberglauben,* wie wir dies Phänomen einstweilen nennen wollen:

Wenn sich zwei Menschen begegnen, so entsteht sicherlich zwischen ihnen eine unsichtbare Verbindung oder Berührung anziehender oder abstoßender Art, die nicht von ihrem Willen abhängig ist, ja oft nicht einmal bewusst wird. Treffen wir jemand, so sehen wir ihn zuerst, d. h. unser Auge tritt (im allgemeinen) zuerst in Punktion. Dann folgen ggf. Handreichungen, Gesten und schließlich das Gespräch. Die Psychologen glauben, mit solchen Komponenten arbeiten und alles erklären zu können. Es gibt nun aber auch unerklärliche Eindrücke, die wir von unseren Mitmenschen empfangen, die auch haften bleiben, wenn wir gar nicht mit jenen gesprochen haben, sondern die lediglich durch die Gegenüberstellung als solche zustande kommen. Es wirkt hier also ein geheimnisvoller Kontakt, und wohl jeder hat es erfahren, dass gerade dieser *erste Eindruck*, wie man oft sagt, entscheidend für die Beurteilung des anderen werden kann. Der eine Mensch reizt uns sofort, den anderen möchte man sofort liebkosen, einen anderen ohrfeigen, mit dem vierten glauben wir leicht fertig werden zu können, usw.

Blick, Geste und Wort sind demnach erst sekundäre Eindrucksempfänger oder -Vermittler: das erste ist eine Wechselbeziehung durch unsichtbare Wellen, die auch nicht hörbar sind oder leuchten. Dagegen kann man sie, wenn auch oft nur unbewusst, *riechen*. Wenn die Dichter von einer *Stimme der Stille* sprechen, so ist es gerade die oben beschriebene, unsicht- und unhörbare Sprache, die jede Begegnung einleitet, anziehend oder abstoßend macht, lange bevor das eigentliche Gespräch dieses unbewusste Empfinden bestätigt.

Wir haben folglich Organe, die nicht direkt mit unserem physischen Körper verbunden sind und Jure h ihn oder in ihm wirksam werden, sondern die alleine unter dem Gesichtspunkt der Seele und ihrer Wirkungen erfasst werden können. Wenn wir zum Beispiel in einen dunklen Raum geführt werden, ohne zu wissen, ob wir allein sind, so werden alle, nur etwas empfindsamen Menschen sofort merken, wenn noch eine weitere Person im Zimmer ist. Psychologen beschreiben diese Erscheinung mit einer Hypersensibilität unserer Haut. Sie meinen, die von anderen ausströmende Wärme wirkt sich auf unsere Haut aus, indem diese die Temperatur spüre. Wir wollen, aber einen anderen Weg zur Erklärung dieser bedeutungsvollen Erscheinung gehen.

Man braucht nicht einmal eine besonders sensible Person zu sein, um diese Eigenschaft der Empfindung zu haben. Es können alle Menschen diese Ausstrahlungen fühlen, bloß stellt sich der Mensch in diesen Dingen gegenüber allgemein zu indifferent ein. Die Anlage zur Empfänglichkeit ist natürlich sehr verschieden, und die Verschiedenheit des Einfühlungsvermögens zwischen den Geschlechtern besonders groß: die Frau ist da dem Mann weit überlegen — oder sollen wir sagen unterlegen? — weil sie in tragischer Weise mit ihrer viel größeren Seelendifferenziertheit meistens an der diesbezüglichen Grenze des Mannes zerschellen muss.

Es gibt Menschen, die werden mit einer gewissen Sympathie, die sie von Anfang an spontan auslösen, geboren. Wir fühlen uns in Anwesenheit dieser Personen ganz besonders wohl. Wir glauben förmlich belebt oder geheilt zu werden durch die Begegnung mit ihnen, durch eine Aufnahme ihres Lebensfluidums in uns. Es sind das jene Menschen, die das Märchen: „Hans im Glück" — nennen würde; ihnen gelingt alles: als Juristen stehen sie in der Gunst des Publikums, als Mediziner haben sie die boten und gut zahlenden Patienten, als Lehrer werden sie von ihren Zöglingen vergöttert. Trotzdem heiraten solche schönen, und wie wir meinen begnadeten Menschentypen oft einen Partner, der für unsere Begriffe hässlich, gerade das Gegenteil von jenen sind, und wir müssen beobachten, dass solche Ehen *trotzdem* ganz glücklich sind. Was hat, so fragen wir wiederum, diese verschiedenen Persönlichkeiten zusammengebracht? Sollen wir sagen; eine Seelenverwandtschaft, oder sollen wir es mit unseren Gedanken sagen: eine zueinander passende Ausstrahlung?

Bevor wir diese Frage weiter aufrollen, will ich hier an dieser Stelle mein persönliches Glaubensbekenntnis einschalten, damit der Leser meine geistige Ausgangsstellung, wenn er sie bisher noch nicht gefühlt hat, erkennen kann: Ich stamme mütterlicherseits aus einem Pfarrgeschlecht und bin meiner christlichen Erziehung im Elternhaus bis zum heutigen Tage treu geblieben. Der Materialismus, der heute so viele junge Menschen zu ergreifen droht, wenn der Zweifel aufsteigt, konnte mir darum nichts anhaben. Ich bin immer überzeugter Animis gewesen.

In den Naturvölkern, denen ich mich in den Studien meines Lebens hauptsächlich zugewandt habe, ist mir keines bekannt geworden, das rein materialistisch gedacht oder geglaubt hat. Im Gegenteil, alle sind sich im Seelenglauben, wenn auch auf verschiedenen Stufen, einig gewesen. Auch als Arzt war ich, um einen bekannten Begriff zu gebrauchen, Vitalist, eine Auffassung, die der Begriffsbestimmung des Animismus auch sehr verwandt ist. Ich glaube also an die Unsterblichkeit der Seele; ohne diesen Glauben hätte ich wohl auch schwer die Naturvölker richtig verstehen können. Im Zusammenhang nun mit dem oben einleitend Gesagten muss ich der Ansicht des Grafen Kayserling beipflichten, dass es kein Unter- und Überbewusstsein und ähnliche, falsch gedeutete Komplexe gibt, sondern dass es alles verschiedene Ausdrucksformen der Seele sind.

Es gibt also demnach auch keine *Geisteskrankheit,* denn der Geist ist nie krank, weil er eine nichtmaterielle, nicht körperliche Kraft ist: er ist wohl die gleichbleibende Ursubstanz der Seele. Richtiger müsste man also von Seelenkrankheiten sprechen, weil die Seele unmittelbar mit dem Körper verbunden und sein eigentlicher Dirigent ist. Das leuchtet sofort ein bei der Beobachtung von sogenannten Geisteskrankheiten, die fast alle mit körperlichen Defekten verbunden sind, wenn es auch nur Veränderungen des Gehirns sind. Wir müssen uns also hüten, Seele und Geist zu verwechseln.

Für mich sind die Geisteskrankheiten in gewissem Sinne sogar ansteckende Krankheiten, wobei ich die Übertragung durch die oben erwähnte Ausstrahlung verantwortlich mache. Diese Ausstrahlung der Seele ist bei den Krankengestört; sie haben ihre Anziehungskraft verloren und stoßen jetzt nur noch ab; die Irrenärzte und -wärter spüren das sofort. Bemerkenswert ist dabei die Beobachtung, das Schizophrene und Unglückliche, die mit *dementia precox* behaftet sind, einen ganz merkwürdigen, besonderen Geruch haben, obwohl bei einer klinischen Untersuchung sonst nichts weiter an ihnen, gefunden werden kann.

Der osmologische Arzt kann auf diesem pathologischen Gebiet, sowie auf dem oben besprochenen Gebiet, der Beziehung der Ehe- oder Geschäfts- und Berufspartner ein ungeheures Betätigungsfeld finden. Er kann einerseits das Elend der Menschheit, wie es in den Irrenanstalten am erschreckendsten zum Ausdruck kommt, verkleinern, da er auch mit Riechstoffen die meisten Krankheiten beeinflussen kann, andererseits kann er die Beziehungen der Menschen zueinander und untereinander durch Mischung entsprechender, persönlicher Parfume beeinflussen, verbessern oder verändern. Er kann durch geschickte Mischungen geradezu die fehlenden oder notwendigen Eigenschaften ersetzen, steigern und uns direkt zu einer Vertrauensperson des entsprechenden Partners machen. Er kann also an der Tatsache, dass wir einen Menschen, den wir nur flüchtig sehen, nicht mehr aus dem Gedächtnis verlieren und dauernd mit ihm in Kontakt bleiben möchten, erheblichen Anteil und Einfluss nehmen.

Wir haben bisher den Zusammenhang zwischen Seele und Geruch nur in einzelnen Beobachtungen und Erfahrungen geschildert; jetzt müssen wir aber den umfassenden Begriff der Seele noch etwas eingehender im Zusammenhang mit ihrer Beeinflussung betrachten: der berühmte Psychoanalytiker Jung sagt: „Jeder Mensch hat etwas vom Verbrecher, etwas vom Genie und auch etwas vom Heiligen. Das Leben der Seele ist weiter nichts, könnte man sagen, als ein Kampf zwischen diesen verschiedenen Etwas."

Zuweilen nun entscheidet sich dieser Kampf ganz ausgeprägt für eine dieser Mächte, und so kommt es, dass wir Menschen erleben, die uns als geborene Verbrecher erscheinen oder als Genies oder als Heilige; ihre Seele wird jeweils mit der ganzen Kraft ihres starken Daseins auf die Umwelt ihre Ausstrahlungen, ihren besonderen persönlichen Duft, senden. Der Verbrecher — sei er dazu durch Einfluss der Umgebung oder durch Veranlagung, bzw., durch ein Zusammenwirken beider geworden — wird immer durch seinen unsteten, fahrigen Habitus eine ganz eigenartige Atmosphäre und Geruch um sich verbreiten. Dagegen strahlt vom Genie die großartige Ruhe eines reichen inneren Fundamentes aus, und sein Wesen ist voll bezwingenden Vertrauens. Paart sich ein solches Vertrauen in die eigene Kraft mit tiefster Frömmigkeit und Würde, so spricht man schließlich gar von einem Heiligen, dem die gutgläubigen Katholiken vielfach einen besonders guten Geruch nachsagen. Es Just sicher wahr, dass sich das

Wesen der menschlichen Seele in den Geruch des Körpers verströmen kann, der bis über den Tod hinaus wirksam zu sein vermag. Von Heiligen wird wiederholt erwähnt, dass sie noch einen eigenartigen Wohlgeruch abgaben, wenn ihre sterblichen Überreste noch Jahrhunderte nach ihrem Tode an eine andere Grabstätte gebracht wurden. Es ist auch bekannt, dass Menschen, die sich während Ihres Lebens rein gehalten und einer mäßig, gewürzarmen Nahrungsweise gehuldigt haben, selbst nach ihrem Tode keinen unangenehmen Geruch verbreiten.

Schade, dass die Psychoanalytiker nur das Wort *Psyche* gebrauchen, als ob sie Angst vor dem Wort *Seele* hätten; vielleicht fürchten sie, dass dieses Wort nur in dem Munde des Priesters angemessen klingt. Aber interessiert die *Seele* nicht uns alle? Sie ist untrennbar von unserem eigentlichen *Ich,* das sie gleichsam zusammenschließt, und dieses Ich ausschalten wäre, wie ein deutscher Philosoph sagt, *ein sich ent-ichen,* ein Ausschalten vom Ich, und hieße nur der Hülle, dem Schein, der Schale, dem Körper als solchem Bedeutung geben.

Jung erklärt uns, dass soziale Stellung, Rang, Titel, Uniform, usw., nur die Schale sind, die mit dem eigentlichen Ich, mit der Seele nichts zu tun haben. Im innersten *sind* wir das gar nicht. Es ist allerdings sehr schwer festzustellen, wo das Ich anfängt und die Schale aufhört, denn unser ganzer Körper ist innerlich von der Seele durchdrungen, wie wir oben schon sahen.

Die Seele ist die lauteste Stimme in uns, sie bestimmt alles Entscheidende in unserer Haltung und in unserem Wirken. Das wirkliche Ich, das den Menschen bestimmt und das ihn darstellt, wie er wirklich ist und wie die anderen ihn sehen sollten, ist das Ich der Natur, das natürliche Ich.

Der Gesamteindruck des Menschen, wie wir ihn jaden Augenblick vor uns haben, auch der Eindruck, den wir selbst von uns haben, diese Natur mit ihrer Anlage zu Schönheit, Güte und Wahrheit, wird meistens durch entgegengesetzte Züge gestört, die entsprechende gegenteilige Auswirkungen zeitigen.

Außer durch Vererbung, Umwelt und große Eindrücke ist es dieser beständige Kampf zwischen dem Guten und Bösen, der unsere persönliche Wesensart, unsere individuelle Seele, formt und zu den unterschiedlichsten Ausdrucksformen treibt. Genau so ist es mit der rein körperlichen Verfassung, die denselben Einwirkungen unterliegt, denn die Seele wirkt sich durch den Körper und in ihm aus. Aurelius-Bäuerle betont diesen engen Zusammenhang zwischen Seele und Körper, der auch für uns eine entscheidende Grundlage ist.

„Von außen her betrachtet, besteht der Mensch aus vielen stofflichen Gebilden: aus Gliedern und Organen und diese wieder aus Zellen und Säften, und diese wieder aus Molekülen und Atomen, aus Ionen und Quanten. Von innen her aber fühlt und weiß der Mensch sich als Einheit; er schaut sich selbst als eine Gemütswelt, deren wechselnde Fülle der Erlebnisse zusammengehalten sind von unserem Selbstbewusstsein. „Ich bin der, der ich bin." Und wie innig Wesenmittelpunkt und Gemütsleben zusammengehören, offenbart uns das Gefühl, in jeder Gemütsverfassung derselbe zu sein."

Man hat viele Einteilungen von biophysischen Typen aufgestellt. Karl Huter, der Vater der Psycho-Physiognomiker, teilte seine Typen nach der Vererbungslehre ein, nach der Umweltbezogenheit, nach dem Temperament und nach dem Körperbau. Jaensch und Lampert haben interessante Arbeiten über die Einteilung geschrieben. Am besten begründet erscheint uns doch die Klassifizierung von Kretschmer in Astheniker, Leptosomen, Athletiker und Pykniker. Neben diesen vier Haupttypen unterscheidet er noch phlegmatische, sanguinische, lymphatische, melancholische, intellektuelle, sinnliche, apathische, pletonische, zerebrale, respiratorische, muskulöse und digestible Typen.

Wenn das auch für unsere Betrachtung etwas zu sehr ins Einzelne geht, so müssen wir doch die verschiedenen Typen überall in Betracht ziehen, sei es, dass wir osmologisch heilen, sei es, dass wir den Menschen mit seinem persönlichen Duftstoff heben und fördern wollen. Bei der Lektüre von Kretschmer kann uns der Gedanke kommen: handelt es eich da eigentlich um Kranke oder Gesunde, die er beschreibt? Hören wir ihn seihet:

„Wir werden an der Grenze des psychiatrischen Forschungsgebietes nicht stehen bleiben. Erst, wenn wir die gewonnenen Gesichtspunkte ins Normalpsychologische hinein unermüdlich weiterverfolgen, wird das Konstitutionsproblem in der ganzen Weite seines Horizonts sich uns aufrollen. Wir machen mit diesem Hinüberschreiten ins Normalpsychologische keinen Sprung, sondern, indem wir die Beziehungsfäden zwischen Körperbau und seelischer Anlage aus dem Psychotischen heraus Schritt für Schritt in alle Varianten, psychologischer Persönlichkeit hinein weiterspinnen und dadurch den massiven Geistesstörungen als dem ersten Ausgangspunkt unserer Untersuchung immer ferner rücken, stehen wir unversehens mitten unter gesunden Menschen, unter lauter bekannten Gesichtern. Wir erkennen darin als wohlvertraute normale Prägung dieselben Züge wieder, die wir dort in Verzerrung kennengelernt haben. Wir finden dieselben Typen des Gesichtsbaues, dieselben Stigmen der körperlichen Verfassung, und wir finden, dass hinter derselben äußeren Architektur auch dieselben psychischen Triebkräfte wohnen. Hier als feine, sinnvolle Regulative gesunder seelischer Einstellung dieselben Anlagen, die dort, das Gleichgewicht heftig durchbrechend, sich vernichten und zerstören."

Diese Ansicht ist uns besonders wichtig für die Absicht, dass wir nicht nur Patienten heilen, Bondern ebenso auch vorbeugend, ja allgemein die Persönlichkeit hebend, durch die osmologischen Methoden wirken wollen. Um wirklich glücklich zu sein, muss man vor allem eine gute Gesundheit haben. Diese erlangen und verteidigen wir, indem wir die Reserven unseres Organismus durch osmologische Düfte zusammenrufen. Aber wir selber müssen darüber hinaus ein übriges tun und unseren Charakter, unsere Wesensart erkennen, damit wir sie mit unseren Mitmenschen in Harmonie bringen, d. h., damit wir ihnen sympathisch werden; durch unsere individuelle Aura müssen wir uns zu Persönlichkeiten machen, die in jeder Lebenslage sieges- und erfolgssicher sind. Soweit gehen die Möglichkeiten der Riechstoffe, mit denen wir nicht nur den Körper, sondern auch die Seele, die im ganzen Körper wohnt, ja auch unsere Aura beeinflussen können.

Goethe sagt: „Es ist der Geist, der sich den Körper baut." Wir würden hier dazusetzen: „und die Seele, die in ihm wirkt". Zur Wirkung auf den Körper brauchen wir aber einen Vermittler, der den ganzen Körper durchdringt; das ist das Blut, der „ganz besondere Saft". Durch das Blut bringen wir die duftenden Atome in und durch den Körper. Entscheidend ist aber für alle Erfolge immer das persönlich abgestimmte Riechmittel, wofür wir schon die verschiedenen Auswahlmethoden empfohlen haben.

Es ist erwiesen, dass jeder Typ seine besondere Ausdünstung, damit seine besondere Aura hat. Dafür wollen wir nur ein kleines Beispiel anführen, das „Natur und Kultur" einmal brachte:

Ein Junge hat von seinem Vater eine Uhr geschenkt bekommen. Kurz darauf gibt sie der Junge seinem Vater wieder zurück, weil sie stehen geblieben war, mit der Bitte, sie zum Uhrmacher zu bringen. Der Vater vergisst diesen Auftrag und steckt sich die Uhr in die Tasche. Am nächsten Tag sieht er jedoch, dass die Uhr wieder geht und gibt sie dem Sohn zurück. — Siehe da, sie bleibt alsbald wieder stehen. Der Junge verfällt darauf, verschiedene Uhren von seinen Kameraden auszubitten, die sämtlich bei ihm stehen bleiben; es war ein unerklärliches Rätsel, bis der Vater später in einer Zeitschrift eine Beschreibung fand, wonach ähnliche Beobachtungen bei Damen mit gewissem Parfüm gemacht worden waren. Eine Ärzte- und Chemikerkommission konnte dann feststellen, dass bestimmte Riechstoffe das Öl der Uhren eintrocknen lassen, und dass der Eigengeruch des Jungen auf diese Weise dasselbe veranlasst hatte.

Wir sehen an diesem Jungen, dass jeder sein eigenes Parfüm sowohl ist als auch hat. Gerade wegen seiner innerorganischen Wirkungen wird man uns recht geben, wenn wir danach trachten, jedem sein persönliches Parfüm herzustellen. Auf die Typeneinteilung von

Kretschmer gestützt, haben wir eine Serie von Riechstoffkombinationen nicht nur für einzelne Krankheitsfälle, sondern auch für jeden Typus eigens zusammengestellt. Der Riechstoffachmann kann damit nicht nur zum Künstler, sondern geradezu zum Magier werden, der für den Choleriker, Phlegmatiker, Sensuellen oder Intellektuellen das richtige Ergänzungsparfum findet: dem Choleriker muss man ein besänftigendes Mittel verabfolgen, alsbald werden seine Mitmenschen durch die Veränderung seiner Aura eine ganz andere Meinung als bisher von ihm ausgehen spüren; er ist ruhiger und ausgeglichener nach allen Richtungen hin. Dem Phlegmatiker dagegen geben wir eine Mischung, die ihn aktiv, gefühlsfreudiger macht, sodass sein Temperament in allem betonter und auffallender wird.

Wir müssen den Riechstoff genau so fein abstimmen auf die Persönlichkeit wie Kleidung und Farbe, die jeder einzelne trägt, um seine persönliche Prägung zu betonen, vor allem bei der Frau, die zu allen Zeiten darauf aus war, ihre persönlichen Reize zu steigern. Wie die nordische Frau einen anderen Eigengeruch hat, als die dunkle Frau der Tropen, so wird sie auch ein entsprechendes Parfüm bevorzugen. Dieses muss auch wiederum mit allen ihren Ausdrucksformen, wie Sprache, Mimik und Bewegungsart, übereinstimmen.

Ja sogar das Sich-jung-erhalten ist durch die Kunst der Riechstoffmischung und -Wirkung zu beeinflussen. Das Äußere des Menschen, seine Physiognomie, seine Pubertät, alle Jugend- und Alterserscheinungen sind ja ungeheuren Schwankungen unterworfen.

Wir alle haben das schon erlebt, welchen gewaltigen Irrtümern in der Altersschätzung man da unterliegen kann. Wir sind zwar auf die Sonnenuhr angewiesen, weil sie unser Leben in ihre Maße hineinzwingt. Aber unsere innere Zeit ist eine Form, die verschieden und unabhängig von der Zeit an sich ist.

Die physiologische Zeit ist eine fortgesetzte Dimension, die sich aus der Folge aller organischen Wechsel, die der Mensch durchzumachen hat, vom Anfang seines embryonalen Wesens bis zum Tod ergibt.

Das wirkliche Alter eines Menschen kann man eigentlich nur un Laboratorium erforschen; die Uhrzeit, der Kalender spielt dabei die geringste Rolle; es gibt Zeiten, in denen wir schnell altern und solche, in denen wir und lange fast unverändert Jung erhalten. Bietet nicht die heutige Zeit mit ihren Kriegsfolgeerscheinungen, mit ihren Hungerauswirkungen und ihren Veränderungen des Menschen durch Gräuel, Leid oder Ausschweifungen, ganz unabhängig vom tatsächlichen Alter, eine Fülle von erschrecklichem Anschauungsmaterial? — Die physiologische Zeit nun kann wiederum durch osmologische Methoden wesentlich beeinflusst werden, weil sie ja in engem Zusammenhang mit der Seele und mit dem seelischen Erleben — wie eben beschrieben — steht.

Bei der Beurteilung der persönlichen Ausdünstung, der Aura, spielt natürlich der Aufnahmeapparat — d. h. der Mensch, der diese Beurteilung vollziehen soll — auch eine Rolle: „Wenn zwei dasselbe tun, so ist es nicht dasselbe", denn „wat dem eenen sin Ul, is dem anneren sin Nachtigall"; wir sagen zwar mit voller Berechtigung von uns selbst, „den Kerl kann ich nicht riechen", aber trotzdem wird dieser Kerl mit anderen Leuten verkehren, die ihn schätzen oder sich sogar zu ihm hingezogen fühlen. Da lassen sich also, wie in allen Formen menschlicher Beziehungen, keine allgemeingültigen Regeln aufstellen.

Im Kollegium des berühmten Professors Encausse in Paris, das ich im Winter 1906 belegt hatte, wurde folgendes Experiment vorgeführt: Auf einer Bank saßen 10 verschiedene Personen, die sauber gebadet und in reine Wäsche gekleidet waren. Wir Studenten mussten sie nun beriechen und unsere Beobachtungen niederschreiben. Ich weiß zwar die Einzelheiten der Ergebnisse nicht mehr genau; aber es verhielt sich etwa so: Den Geruch von Nr. 1 empfand ich als angenehm, während mich II anekelte. IV wiederum roch gut, während VII und IX für mein Empfinden stanken, usw. Als wir aber die Ergebnisse austauschten, siehe da, — was ich als Wohlgeruch empfunden, war bei einem anderen Gestank und umgekehrt, mit den krassesten Unterschieden. Einer roch einen Veilchenduft, wo ich nur abstoßend berührt worden war.

Darüber wurden nun physiologische Untersuchungen gemacht, Vergleiche angestellt, und später haben wir sogar Blutproben bei diesen Versuchen unternommen, wobei sich tatsächlich herausstellte, dass durch Geruch festzustellende Sympathien oder Antipathien zwischen Menschen wissenschaftlich nachweisbar sind. Schüler von Encausse haben sogar behauptet, dass man mit Menschen, die einem nicht wohlriechend erscheinen, keine geschäftlichen Verhandlungen führen soll, denn es kämen dabei nur Verluste heraus. Man sollte sich auch nicht, wie es in der Gesellschaft üblich ist, die Hand reichen, sondern wie im Tierreich üblich, bei Begegnungen beriechen.

Dabei kommt uns der Gedanke unwillkürlich an den Kuss: was ist es? Es gibt Menschen, die wir nie küssen möchten, und solche, nach deren Kuss wir förmlich lechzen. Es ist erwiesen, dass es nicht nur die Feinfühligkeit der Lippen ist, sondern auch gerade der Geruchssinn, der hier eine große Rolle spielt.

In der Bibel wissen wir von Fällen, wo ein Prophet sich über einen Kranken oder Sterbenden legt, um ihn durch seinen, vielleicht magischen Einfluss zu heilen. Wie oft aber wird der Kuss heißer, inniger Mutterliebe auch einem kranken Kinde das Leben gerettet haben? Es teilt also eine Mutter nicht nur ihre ganz besonders starke seelische Ausrichtung ihrem Kinde mit, sondern auch gegebenenfalls die heilenden Kräfte ihrer Aura; dieses macht sich in der Mitteilung ihres Geruchs an das Kind bemerkbar.

In den Hütten der Inka-Indianer empfand ich einen ganz eigenartigen Geruch, der von dem anderer Stämme ganz verschieden war. Der Geruch fremder Rassen berührt uns ja meist besonders stark. Nichts ist für uns scheußlicher, als z. B. der Geruch einer Afrikanerin; dadurch erklärt sich auch der Standpunkt der Amerikaner, den Afrikaner in den Straßen- und Eisenbahnwagen besondere Abteile zuzuweisen. Was für ein Gegensatz ist dagegen der Geruch eines kleinen Kindes. Sie riechen nach Leben, nach wonniger, unschuldiger Liebe;

aber wohl nur für uns. Ich kannte Dunkelhäutige, die mir sagten, wir Weißen röchen nach Leichen.

Es gibt oft bei solchen geruchlichen Antipathien die Möglichkeit, sich zu trennen oder aus dem Weg zu gehen. In anderen Fällen sind wir aber auf das Zusammenleben selbst mit uns unsympathischen Menschen angewiesen. Zur Erleichterung dieser Begegnung wird der Gebrauch eines persönlichen, auf uns und die beabsichtigte Wirkung abgestimmten, Duftstoffgemisches geradezu Zwangssache. Jeder im Leben stehende Mensch sollte sich, so wie man sich einen Anzug, oder ein Kleid, machen lässt, seinen eigenen, passenden Riechstoff zusammenstellen lassen. Für viele Menschen wäre das der Weg zum Erfolg, zum eigenen Ziel. Gerade bei Kindern können wir gut beobachten, wie sie auf wohlriechende Menschen freundlich reagieren, während sie sich von den anderen abwenden und weinen; sie sind nämlich noch nicht so naturgetrennt und abgestumpft durch Genuss von Fleisch und Alkohol, wie wir, unwillkürlich durchseuchten Erwachsenen.

Aus dem schon einmal zitierten Zeitungsartikel sei hier noch Folgendes angeführt:

„Es ist interessant festzustellen, dass verschiedene Völker auch verschiedene Blumendüfte lieben. Die Skandinavier lieben den Duft des Jasmin und Maiglöckchen, Russland, wenigstens das alte Russland, konsumierte vor allem den Duft von Veilchen. In Nordafrika liebt man den schweren Duft der Rose. Von den Engländern sagt man, sie befänden sich in Bezug auf ihre Parfüms noch in einem Zustand der Barbarei. Die Engländerinnen lieben den Geruch von Zitronen, von Gardenien und von Lavendel. Die Amerikaner, welche die wichtigsten Abnehmer für die französischen Produkte sind, haben im Allgemeinen keine besondere Vorliebe für einzelne Düfte. In Frankreich sagt man, diese amerikanische Gleichgültigkeit komme daher, dass Amerika aus einem wenig einheitlichen Völkergemisch bestehe. Auch wirft man den Amerikanern vor, sie ließen sich sehr leicht durch seltsam tönende Namen betören.

Ein berühmter Parfumriecher erklärt, nach seiner Ansicht habe man in den letzten 5000 Jahren zwar wohl gelernt, wie Parfüm herzustellen und zu brauchen ist, man hat sich aber noch nicht um die latenten Möglichkeiten gekümmert, welche der Gebrauch von Parfums bietet. „Wir wissen zwar", sagt er, „dass es Parfüms gibt, die eine Frau in den Augen des Mannes als Dame erscheinen lassen und die einen Mann dazu bringen, ihr gegenüber als Herr aufzutreten. Aber wir haben noch nicht versucht Parfüms herzustellen, die Männer in den Augen anderer Männer und Nationen angenehm erscheinen lassen."

Es gibt friedliche Gerüche wie Lavendel, Orange und den Geruch von frisch geschnittenem Gras. Es gibt aber auch aggressive Gerüche, wie den Geruch von Kölnisch Wasser, das im 17. Jahrhundert in Deutschland erfunden wurde. Kölnisch Wasser war das Lieblingsparfum von Friedrich dem Großen; Napoleon verbrauchte es in ungeheuren Mengen; und es wurde auch mehr als irgendein anderes Parfüm in den Generalstäben der modernen Armeen benutzt.

Wenn man von einem Politiker, von einem Buch, von einer Politik sagt, »sie stinken«, so hat dieser Ausdruck mehr als nur einen rhetorischen Sinn. Der Ausdruck weist vom Unterbewussten her darauf hin, dass unser Geruchssinn mit anderem Sinnen verbunden ist und Emotionen verrät. Der Hass riecht; die Freude riecht. Ich rieche es, wenn ein Mann schlecht gelaunt ist. Es gibt Ärzte, welche die Nervosität und die Launen ihrer Patienten riechen.

Wir alle halben rassisch und persönlich unsere besonderen Gerüche, und ich glaube sogar, dass der Rassenhass mehr durch den Geruch als durch die Farbe bedingt ist.

Junge Paare, die heiraten wollen, sollten nicht nur mit dem Pfarrer und dem Arzt sprechen, sondern auch mit dem Parfumeur. Ein richtig gewähltem Parfüm kann dazu beitragen, die Harmonie zwischen Menschen zu steigern. Es gibt komplementäre Parfüms und solche, die einander widerstreiten. Es ist eine Tatsache, dass Ehen auseinanderfielen, weil die Gatten einander widerstrebenden Geruchsgruppen angehören. Aber wenn in diesem Zusammenhang gesehen, die Parfumindustrie auch erst in den Anfängen steckt, so hat sie doch schon allerlei erreicht. Sie kann den Leuten helfen, das zu sein, was sie nicht sind, aber gerne wären. So bringt das Parfüm es fertig, dass die scheueste kleine Frau rücksichtslos und exotisch riecht, magisch, geheimnisvoll, bezaubernd, kühn, drohend, unvorsichtig, schwer, atemberaubend, sündig, wünschenswert, provokant, gefährlich und verführerisch.

Nur auf einen Gedanken ist die Parfumindustrie noch nicht verfallen, nämlich auf den Gedanken, ein Parfüm herzustellen, dass eine Frau intelligent duften lässt. Aber wahrscheinlich wäre ein solcher Geruch wohl auch gar kein Erfolg."

Im Zusammenhang mit der Heilbehandlung werden wir noch einmal auf die Seele und ihre Bedeutung im Krankheitsprozess und bei der Gesundung zu sprechen kommen. Zuvor wenden wir uns aber einer teils historischen, teils medizinischen Betrachtung von alten und neuen Heilmethoden zu, soweit sie mit der unsrigen in Zusammenhang stehen.

Alte und neue Heilmethoden

„Wer als beschäftigter Arzt sich Rechenschaft darüber zu geben versucht, aus welchen Quellen er schöpft und auf welchem Fundament er steht, wenn er ein Medikament aus dem Pflanzenreich, ein Mineral oder ein Mittel der modernen Chemie verordnet, warum er heiße oder kalte Wickel macht, weshalb er massiert, Bäder verschreibt oder gar schneidet und bewusst verstümmelt, ja, wie er ja denn überhaupt vermittels des Kurierens den Organismus bis zur Heilung gängelt oder drängelt, der wird sich bald gestehen müssen: das hat man mir so beigebracht, das ist Tradition, das hat sich erst anderen, dann mir bewährt. Warum aber die kranke Natur so verschiedener Wege bedürfe, welches geistige Band diese Methoden umfasst, das wird er nicht zu sagen vermögen. Ja, bei der Verfolgung des Themas „Grundlagen der Heilkunde" wird der Suchende in die Irre geraten.

Und wenn er immer wieder erlebt, dass im gleichen Krankheitsfälle soundso viele Patentmethoden sich rühmen, die ein Medikus höchlichst lobt, der andere aber mit Spott begießt, dann wird ihm vielleicht aufgehen (wenn er die Einsamkeitssphäre der Erkenntnis nicht scheut): In der praktischen Medizin gibt es zwar alle möglichen Theorien, aber keine Theorie schlechthin. *Primum vivere*: zunächst erst einmal am Leben bleiben (das wird ilm vielleicht bremsend durch den Kopf gellen), dann erst philosophieren. Das ist aber ein Einwand, den er tapfer abschlugt. Nichts ist ja so trächtig, nein — wie sagt man? — so praktisch, wie eine gute Theorie. Erst wenn wir unser Tun verstehen, können wir ökonomisch und treffsicher handeln.

Nun sitzen auf den Thronen der Wissenschaft, genau wie an anderen Orten, auch Menschen, Menschen mit Ambitionen und Schwachen. Das ist ja jedem klar. Es wechseln die Kopfgrößen, die

Menschlichkeiten, Paradoxien aber wachsen in den Himmel. Paul Ehrlich, einer der Größten des frühen zwanzigsten Jahrhunderts, brauchte zu seiner Entspannung den Kriminalroman. Weiterhin sind die Fach- und Sondergebiete so ins Kraut geschossen, dass auch Vertreter der gleichen Spezialität kaum mehr voneinander verstehen, als die näheren oder weiteren Nachbarn von ihnen; wozu schließlich noch jene Dunkelmänner kommen, die, bewusst oder unbewusst, das Wort dazu benutzen, einen Sachverhalt zu verhüllen, statt ihn zu klären. So kommt es, dass in der Medizin der eine den anderen nur halb oder dreiviertel versteht und dass vieles unverdaut ist in ihrem großen Organismus. Der Zuschauer aber fragt sich: kann denn das gut abgehen für die Menschheit? Werden wirklich immer nur die schwarzen Schaflein ausgemerzt und die echten Helfer gefeiert? Oder passiert gelegentlich nicht das Gegenteil? Wir kann man aber bei solcher Sprachwirrnis von Chorus reden? Paul de Kruif, jener tapfere Medizinmann und Schriftsteller, hat bereits vor Jahren gefragt, »ob es wirklich mehr Wissenschaft sei, die wir brauchen, oder einfach ein gründlicherer und redlicheren Gebrauch dessen, was wir bereits kennen.«

Wenn wir heute in der Presse eine solche Stimme lesen — der Autor war nicht festzustellen —, dann müssen wir uns auch fragen: Sind wir nicht schon derartig übersättigt mit Systemen und Heilverfahren, dass es sich gar nicht mehr lohnt, etwas Neues auf diesem Gebiete zu bringen? Wenn man den Irrgarten der Heilsysteme ansieht, in den jährlich vier bis fünf Breschen neu geschlagen werden, die manchmal als Modeangelegenheit blitzschnell auftauchen und ebenso wieder verschwinden, ao steht die Öffentlichkeit allen solchen Neuerungen mit Recht zweifelnd gegenüber. Wenn wir uns auch bewusst sind, in dieser unserer osmologischen Heilmethode grundsätzlich neue Wege beschritten zu haben, so wollen wir doch im Folgenden zeigen, wie viele ähnliche Gedanken schon vor uns sich mit denselben Fragen beschäftigt haben. Wir wollen gerne zu erkennen geben, dass wir auf diesen Forschungen und Bemühungen zum Teil weiterbauen konnten, wie es das Recht jeder wissenschaftlichen Arbeit ist, auf der bestehenden Tradition weiterzubauen, ungeachtet dessen, dass wir mit unserer Riechstoffheilkunde in der ausgesprochenen Totalität und umfassenden Möglichkeit sicher erstmalig uralte Gebräuche mit modernen Anschauungen und Erfahrungen verbunden und damit einen neuen Weg beschritten haben.

Wir besprachen schon an anderer Stelle die Allopathie, die von ihrem Verfechter seinerzeit fast auf den Thron der Unfehlbarkeit gesetzt wurde; heute können wir sie als überwunden ansehen. Es gibt laufende Neuerungen in der Schulmedizin, wie z. B. die Psychoanalyse von Prof. Freud, mit der wir nicht einverstanden sein können, wenn sie uns auch einen Weg gewiesen hat, das Psychische und Parapsychische mehr zu berücksichtigen.

Trumpf ist in der Schulmedizin immer noch größtenteils der Empirismus, der da sagt: Das Mittel X hat Johann geholfen, folglich muss es auch Peter und Fritz helfen, wobei natürlich die verschiedenen Naturell von Peter und Fritz unbeachtet bleiben.

Hippokrates, der Vater der Medizin, prägte den Satz: *natura sanat medicus curat*. So ist es in der Tat, die Natur heilt den Menschen von seiner Krankheit, und der Arzt darf mit seinen Mitteln die Natur anspornen, günstig beeinflussen, wenn er Genesung herbeiführen will. Unter Natur verstehen wir die dem Körper innewohnende Heilkraft, welche sich Krankheiten gegenüber abwehrend verhält oder auch heilend wirkt.

Neben der Allopathie besprachen wir auch schon die Grundsätze der Homöopathie, deren Erfinder Hannemann schon auf die Überlegung kam, dass es in unserem Inneren ein Etwas geben müsse, eine Natur, eine Heilenergie, welche als Reflex Krankheitssymptome hervorbringe.

Er kam denn auch auf die geniale Idee, Medikamente, Pflanzensäfte oder Mineralstoffe, wie sie auch die Allopathie gebrauchte, zuerst auf den gesunden Körper wirken zulassen und sie nur dann, wenn sie dieselben Symptome der Krankheit hervorbringe, seinem

Heilmittelschatz einzuverleiben. Er beschreibt sie als eine Art Reizmittel auf die innere Natur des Menschen.

Wir halten fest, dass die beiden Heilverfahren den Gebrauch von Pflanzensäften gemeinsam haben, bei allen anderen grundlegenden Unterschieden. Beide setzen auch eine innere Heilkraft voraus. Die Naturärzte, in der Regel weniger belastet mit wissenschaftlichen Kenntnissen, setzen schon von vornherein diese Naturkraft in Rechnung und sagen: Wenn es diese Naturheilkraft oder dieses physische Agens gibt, so muss es möglich sein, mit physischen Mitteln sich anzuspornen oder zu reizen. Das Naheliegende war, Sonne, Licht, Luft oder Wasser in warmer oder kalter Form, Elektrizität und Massage als wirkende Kräfte heranzuziehen.

Was aber auch auf diesem Gebiet, durch falschen Wärmeentzug aus dem Körper, durch kaltes Wasser z. B., schon für Unheil angerichtet worden ist, mag dahingestellt sein. Durch übertriebene Massage, Verbrennung der Haut durch Sonnenbäder und schlecht geleitete Elektrizitätsverfahren ist zumindestens die Gefährlichkeit dieser Methode offensichtlich geworden. Es ist bekannt, dass durch gewisse Strahlungen Krebs besonders begünstigt wurde, oder dass Aloe enthaltende Abführmittel oft unheilbare Magen- und Darmkrankheiten hinterlassen haben.

Aber auch die Hauptvertreter dieser Richtung, wie z. B. Pfarrer Kneipp, verschmähten dennoch die Heilpflanze nicht, sondern empfahlen eine ganze Reihe von Kräuterteearten zur Unterstützung ihrer Verfahren. Auch sie sehen in der inneren Natur, in den dem Körper Innewohnenden eigenen Heilkräften den Hauptvorgang, den Genesungsprozess zu bewerkstelligen.

Mit Mesmer kam man auf eine neue Idee. Er als erster Magnetopath sagte: „Wenn die Menschen diese innere Heilkraft besitzen, so kann sie nur geistiger, magnetischer Natur sein und ist dann selbstverständlich übertragbar von einem Menschen auf den anderen. Er nimmt eine Art N-Strahlen an, eine Art Od à la Reichenbach, und meint: »Wenn bei einem kranken Menschen diese innere magnetische

Heilkraft nicht ausreicht, ihn zu retten, so muss er bei einem anderen eine Art Anleihe aufnehmen, damit dieser ihm seine Heilkraft übertrage.« Die Magnetopathen glaubten sich nur berufen, diese Art der Heilkraft als Akkumulatoren zu besitzen, sodass man sie gewissermaßen bei ihnen tanken kann. Es gibt aber Menschen, welche unter dem Namen *Bazillenträger* bekannt sind, das heißt Personen, die selber vollständig gesund sind, aber in ihrer Nase, im Rachen oder sonst wo am Körper Bazillen bergen, die sie zu einer Gefahr für andere Menschen, mit denen sie in Berührung kommen, werden lassen. Wer garantiert uns, dass nicht auch so ein Magnetiseur als Bazillenträger mehr gefährlich als Heil bringend sein kann.

Auch die manchmal gefährlichen Magnetopathen sind sich einig über die dem Körper innewohnende Naturkraft. Ein Teil verspricht sich nicht viel von der Tankerei und sagt, jeder Mensch hat von Natur aus das nötige Quantum Heilkraft in sich. Dieses muss nun dirigiert, oder besser kommandiert werden, sei es durch den Kranken selbst oder einen anderen. Das erste sind die Anhänger der Autosuggestion, das andere die der Hypnose. Gemeinsam haben beide, dass diese Heilkraft im Unterbewusstsein verankert ist. Namentlich Coué hat bahnbrechende Erfolge in dieser Beziehung erreicht. Die Psychoanalyse Freuds bewegt sich auf derselben Linie; sogar die Gesundbeter der Christian Seiende, die diese Kraft *Gott* nennen, bekennen sich zu ihr.

Neuerdings werden allerhand *Panacea*, Allesheilmittel, welche an die *panacea mercurialis* der Alchemisten erinnern, angepriesen und damit viel Unfug und Schwindel getrieben. Und doch ist da nicht alles unwahr. Es gibt gewisse, man kann sagen, Allheilmittel, von denen ich nur zwei erwähnen möchte: Honig und sein Hauptbestandteil, Zucker.

Der Honig, dieses wirkliche Götterpräparat, kann unendlich viele Krankheiten heilen, denn die Bienen verstehen es, die zahlreichen, feinen Heil- und Riechstoffe aus den Blumenkelchen herausholen. Natürlich steht der Heilerfolg des Honigs in direkter Beziehung zu der Gegend, in der er gesammelt wurde. Befinden sich viele Giftpflanzen in der Nähe der Imkerei, so kann das auch auf den Honig sehr nachteilig wirken. Das hängt aber wiederum von der Art des Bienenvolkes ab.

Der Zucker, sein Hauptbestandteil, ist einer der Grundnährstoff und Hellbringer. Man kann mit ihm bei Blasen- und Nierenkrankheiten großartige Erfolge erzielen. Bis zu einem Pfund dieses Nährstoffes habe ich dazu verordnet und Erfolg gehabt; ebenso ist Zucker ein ausgezeichnetes Mittel gegen Fieber. Diesen Kranken sollte man niemals Limonade mit Zucker versagen, denn er ist leicht verdaulich, wirkt günstig auf den Temperaturverlauf und sorgt außerdem für die nötige Kalorienzufuhr. Weniger bekannt ist er als Heilmittel gegen Insektenstiche, denn er verhindert Anschwellung und nimmt den Juckreiz.

Selbst bei größeren Wunden wirkt er heilend und meist noch schneller, als eine sorgfältige Wundbehandlung anderer Art. Diese Wirkung ist einmal daraus zu erklären, dass jede Wunde am besten in ihrem eigenen Sekret heilt und außerdem das Wundsekret den Zucker in Alkohol und Kohlensäure spaltet, wodurch das Bakterienwachstum verhindert wird. Wichtig ist, dass der Verband nicht zu oft erneuert wird, was zwar unhygienisch anmutet, aber für die Heilung äußerst günstig ist, weil dadurch die Wunde nicht immer des heilenden Wundsaftes beraubt wird. Lasst man den Zuckerverband einige Wochen liegen, so kann man mit einem bestimmten Heilerfolg rechnen.

Wir haben also gezeigt, dass die hauptsächlichen Heilverfahren Heilpflanzen gebrauchen, und diese Verfahren nehmen die Geschichte der Medizin für sich in Anspruch. Wir erwähnten schon in anderem Zusammenhang die Heilpflanzenverfahren des Paracelsus, wie sie uns so wunderbar durch Dr. med. Karl Zimpel etwa um 1860 herum in seinem spagyrischen Heilverfahren überliefert worden ist. In der Zeit, als Religion und Medizin noch vereint waren, erkannte man, dass eigentlich alle Pflanzen heilbringende und lebensfördernde Substanzen enthielten. Das heißt, jede Pflanze hat etwas Böses, eine nachteilige Eigenschaft, und zugleich etwas Heiliges und Gutes. Die erste Aufgabe der Chemiker wäre nun, hier das Böse vom Guten zu trennen. Man nennt dies *ars spagyrica Paracelsi.*

Die Gelehrten der früheren Zeit gaben ihre Geheimnisse nicht der Öffentlichkeit preis. Es gab ja noch kein Patentamt, das einen schützte. Man wollte auch nicht, dass ein Verfahren, das durch viel Sorge und Fleiß entstanden war, der Zukunft verloren ginge. So übergab man es gewissen Geheimgesellschaften, welche dann für die neuere Generation der Ärzte eine Art Universität darstellten. Erwiesenermaßen waren es die Rosenkreuzer, welche diese alchimistischen Kenntnisse und Geheimnisse der Spagyriker überlieferten, auch für sich Räucherwerk und Duftstoffe herstellen, die bis heute noch nicht in den Handel gekommen sind. Die Überlieferung dieser Wissenschaften geht bis zu den Mysterien Ägyptens und Griechenlands zurück und wurde ergänzt durch die Forschungen des Verfassers auf dem Gebiet der Mysterien der Tolteken, Mayas und Inkas.

Wir fanden bei unseren Ausgrabungen Zeichnungen auf Töpfen, welche Kranke abbildeten, Paralytiker, Geschwüre-Behaftete, usw. In Mexiko gab es einen syphilitischen Gott und in der Bilderschrift sind diese Symptome der Krankheit mit aller Genauigkeit beschrieben. Schon die damaligen Schamanen verstanden es zu operieren, Dornen und Pfeile geschickt zu entfernen, ja sogar künstliche Gliedmaßen anzufertigen. Die Sumerer, um 3000 vor Christi, hatten schon Heilmittel gegen die Zahnschmerzen, ja machten schon Zahnpasta zur Reinigung der Zähne. Im Allgemeinen gebrauchten diese Urvölker Luft und Sonne, Wasser und Erde, Medizinpflanzen und Wohlgerüche, die sie aus innerer Erkenntnis anwendeten.

Auch orientalische Ärzte kennen die Möglichkeit der Heilung durch Riechstoffe, und davon will ich ein eigenes Erlebnis aus Mexiko berichten, wo sich ein chinesischer Arzt niedergelassen hatte, von dem man sich allerlei Sonderheiten erzählte, und der einen riesigen Zulauf, angeblich auch fabelhafte Heilerfolge hatte. Ich hatte schon lange die Absicht, ihn aufzusuchen, wollte ihn aber in meiner Eigenschaft als amtlicher Arzt nicht einschüchtern und wartete daher auf eine günstige Gelegenheit, bei der ich ihn als Patient einmal würde konsultieren können.

Nach einem großen Festessen, bei dem, wie in Mexiko üblich, allzu viel getafelt und gebechert wurde, hatte ich am nächsten Morgen eine Magenverstimmung, oder sagen wir es frei, einen kleinen Kater. Da sagte mein Adjutant mit zugekniffenem Auge: »Jetzt, Herr Oberst, können Sie ja mal zu dem Chinesen gehen.« Das war der richtige Gedanke, und ich zog einen alten Anzug an, nahm den schäbigsten Hut und stiefelte zu dem Medizinmann, der mich gottlob nicht erkannte und harmlos aufnahm. Ich markierte auf seine Frage nach meinem Leiden und sagte, wenn ich wüsste, was ich hätte, wäre ich nicht zu ihm gekommen.

Er wies mir einen Stuhl an neben seinem Tisch, legte meine Hand auf denselben und nahm meinen Puls, jedoch nicht nach unserer Gepflogenheit, sondern er legte sein Ohr auf meine Hand. Diese Position, die ich belächelte, behielt er mindestens eine Viertelstunde bei, dann richtete er sich auf und sagte zu meiner Verblüffung: »Es ist nicht schlimm. Sie haben nur eine vorübergehende Magenverstimmung; die heile ich bis morgen.«

Ich fasste nun Vertrauen und ließ mir allerhand erzählen. Der gute Chinese kannte genau unsere westlichen Heilsysteme, glaubte aber, dass sein Verfahren besser wäre und er keine Veranlassung hätte, umzulernen. Er hatte, als seine Diagnose beendet war, eine Art Lämpchen angesteckt, aus welchem dann bald wohlriechende Dämpfe ausströmten. Auf meine Frage nach der Bedeutung sagte er: »Dies ist euer Inhalatorium, das sollen Sie riechen, danach werden Sie gesund und sparen die Medizin.«

In Berlin haben wir auch Gelegenheit gehabt, einen Lama-Arzt kennenzulernen. Er brachte vom Orient seine eigene Apotheke mit, ohne auch nur eine deutsche Droge in Anspruch zu nehmen. Er machte ebenfalls viele Riechkuren. Gerade auch in Büchern des Lamaismus fand ich wieder den Inhalt meines eigenen spanischen Buches: „Plantas Sagradas“ (Heilige Pflanzen) dahin gehend bestätigt, dass alle diese Naturvölker in botanischen Schätzen ihrer Heilverfahren übereinstimmen, dass es aber überall der Mangel an technischen Einrichtungen nicht erlaubt, Riechstoffe so herzustellen, wie wir sie nach unserem Verfahren zum Heil und Segen der kranken Menschheit heute herstellen können.

Betrachten wir aber noch eine andere, in der allgemeinen Medizin ebenso wichtige Seite der Heilmethoden, wie auch in unserem Heilverfahren; die Drüsen und im Zusammenhang damit die Hormone. Es ist heute allgemein bekannt, dass die innersekretorischen Drüsen Wachsen und Gedeihen, Aufbau und Niedergang, Gesundheit und Krankheit unseres Körpers sehr beeinflussen.

Als man dieses Gebiet der Drusen erkannt hatte, verfiel man sofort wieder auf die materialistische Therapie und machte grobstoffliche und tierische Präparate, um sie dem Kranken zu verabreichen. Und tatsächlich, einige wirkten wunderbar. Wir erinnern an das Phymolin als Produkt der Schilddrüse, an das Adrenalin der Nebennieren, dann an das Pituitin aus der Zirbeldrüse und auch an das bei der Diabetes so viel verwandte Insulin. Durch die moderne Chemie wurde der Erfolg dieser Mittel zwar noch gesteigert, aber unseres Erachtens besteht der ewige Fehler in den hohen Potenzen der materiellen Präparate, anstatt sie in Gas-, in Duftform herzustellen und zu verabreichen.

Das Interessanteste ist, dass man eine Düngung von Pflanzen mit Präparaten aus weiblichen Sexualhormonen versucht hat und dadurch ein ungeheueres Wachstum der Pflanze erreicht. Nun ist aber allen Sexualhormonen, stammen sie aus dem Pflanzen- oder Tierreich, ein besonderer Geruch zu eigen. Ja, man weiß heute, dass jeder Pflanzenduft mit Sexualität in Verbindung steht. Diese sexuelle Anziehung chemischer Grundlagen nennt man Chemotaxis; Beispiele aus allen Bereichen haben wir ja schon in anderem Zusammenhang genug aufgezeigt.

Die Mengen, welche in der Chemotaxis noch als chemische Substanz wirken, sind unglaublich klein. Hier bestätigt sich, was wir schon bei der Besprechung der Homöopathie sagten: „Nach meiner Meinung sind die Arzneien in kleinen Mengen lediglich Reizmittel, die den kranken Körper zur Abwehrtätigkeit gegen die Krankheit erregen. Der Reizerfolg hängt aber nicht von der Reizgröße ab. Die kleinsten Reize können die größten Kräfte entfesseln."

Bruno Wille sagte in einem Artikel „Reizphysiologie des Eros", dass nicht nur die sexuelle, sondern auch die soziale Anziehung zwischen den Individuen sozial lebender Art größtenteils auf Chemotaxis beruht und daher mit dar sexuellen, eigentlichen Erotik jedenfalls eine gemeinsame Wurzel hat. Wasmann berichtet wiederholt, welche enorme Rolle der Nestgeruch bei Versuchen mit Ameisen spielt, sodass beispielsweise bei der Übertragung von Ameisen oder Ameisengästen von einem Nest in das andere, immer die Vorsicht gebraucht werden muss, die zu übertragenden Tiere vorher einige Tage in Quarantäne zu halten, da anderenfalls der fremdartige Geruch ein feindseliges Verhalten der neuen Wirte hervorruft.

Ferner hat Wasmann bewiesen, dass die Zuneigung der Ameisen zu gewissen Käfern auf Chemotaxis beruht, indem sich die Ameisen an einem Duftstoff gleichsam berauschen, welcher von jenen Käfern abgesondert wird. Also kann man im Ameisennest mit einem Geruch verheerend, tot wirkend vorgehen, und mit einem anderen dagegen lebenspendend.

Dieselben Eigenschaften werden auch die Mikroorganismen, Bazillen, usw., haben, und es ist auch erwiesen, dass gewisse Düfte bakterizide Wirkung ausüben. Wir denken da auch sofort an Inhalationen in der menschlichen Behandlung: auch dabei werden, allerdings grobstoffliche, Substanzen zum Einatmen gebraucht. Schon früher hat es eine Art Dampfbehandlung gegeben, wenn z. B. viele Frauen nach Beendigung der Wechseljahre Blutungen durch Kamillendämpfe zum Stillstand gebracht haben. Wie die Erfahrung lehrt, ist es auch gerade der Geruch der Sellerieextrakte, mit denen man eine Förderung der Menses erreicht. Es gibt da eine ganze Menge von Apiolpräparaten, welche in Extrakten und Pillen verabreicht werden.

Jeder Arzt weiß, dass das endokrine Drüsensystem eine intime Beziehung zum neurovegetativen Nervensystem hat. Man muss annehmen, dass alle endokrinische Tätigkeit als Ausgangspunkt ebenfalls das neurovegetative Nervenzelltrum hat. Sind doch die Nerven und Hormonreizungen sicher die Ursache z. B. des Stoffwechsels. Bauer sagt dazu: „Allein die exakten Kenntnisse und das genaue Wissen der Beziehungen zwischen dem Nerven- und Drüsensystem gibt uns das Verständnis für viele pathologisch organische Prozesse." Und Banuelos fügt hinzu: »Es zeigt sich als beachtliche Tatsache, dass die Beziehungen zwischen dem vegetativen Nervensystem und dem endokrinen System nicht allein auf den Lebensprozess des Organismus, sondern auch auf die Morphogenesis und die Entwicklung des Körpers Einfluss hat. Sicher ist«, sagt er weiter, »dass die Beschädigung einer Drüse oder ihr Ausfall sofort auf die anderen Drüsen einwirkt und das Gleichgewicht stört, das bisher den Organismus beherrscht.«

Bauer spricht deshalb von einem neuroendokrinen System und pathologisch von einer Neurose oder Blutdrüsenneurose. Wir wissen heute noch nicht, was die Krankheiten mit dem neurovegetativen Nervensystem zu tun haben, aber mit Sicherheit können wir sagen, dass hauptsächlich die allergischen Krankheiten über dasselbe geheilt werden können.

Die Hormone sind chemische Sender, welche den Auftrag haben, die Zellen zu regulieren und dadurch die Organe und den ganzen Organismus. Sie entstehen in unserem Körper und wir können drei Gruppen unterscheiden:

Zellulare Hormone, solche der allgemeinen Gewebe und solche der Drüsen. Wir erhalten so die Drüsenhormone, die, wie auch die der Gewebe, vom, Herzen stammen. Die Hormone der Zellen nennen wir Neuro-Hormone. Die Hormone zirkulieren im Blutstrom und verteilen sich dadurch im ganzen Organismus. Alle seine Funktionen sind durch sie beeinflusst. Die Wissenschaft hat sich auch stark damit befasst, das Funktionieren der Hormone in der Fortpflanzung zu erfassen, desgleichen im Wachstum. So erklärt man ja heute die Riesen und die Zwerge durch das *Zuvielvorhandensein*, bzw., das Fehlen von Drüsensekreten.

Der Körper in all seinen Funktionen bestätigt sich durch die Regulierung oder Nerveneinwirkung chemischen und nervösen Charakters, wobei die letztere überwiegend ist. Es konnte bewiesen werden, dass die Produktion der Hormone mit einem kolloidalen Impuls anfängt. Wir deuteten schon oben an, dass wir über das Blut auf den Körper mit unseren Riechstoffen einwirken, denn das Blut wirkt weiter wiederum auf die Drüsen, von denen wir als eine der wichtigsten nur die Hypophyse nennen wollen. Anselmino und Hoffmann haben in verschiedenen Untersuchungen bewiesen, dass die Hypophyse einen starken Einfluss auf den Stoffwechsel ausübt, und so kann man auch einen Teil der Riechstoffwirkungen (durch die Nase über die Hypophyse) auf den Magen erklären.

Der bekannte Professor Waldschmidt aus Prag hat in seinem interessanten Buch über Hormone und Vitamine besonders gut diese Fragen beleuchtet. Ich selber kam durch die Übersetzung eines dieser Standardwerke ins Spanische eingehend mit dieser meist viel zu wenig beachteten Materie in Berührung und habe wichtige Schlüsse für meine osmologischen Methoden daraus ziehen können.

Wir wissen, dass die Tätigkeit der Fermente leicht in einem Reagenzglas bewiesen werden kann, während Hormone nur in Zellen wirken. Die Vitamine unterscheiden sich von ihnen dadurch, dass sie von Pflanzen stammen. Immerhin bestehen chemische und biologisch intime Beziehungen zwischen diesen drei Elementen, die alle als Ausgangspunkt in irgendeiner Form die Sonne haben. Die Fermente sind das Produkt chemischer Reaktion in unserem Organismus. In der Transformation der Fette oder des Eiweißes sehen wir, dass diese Stoffe sich umwandeln, aber sich nicht zerstören, wie Liebig im Anfang glaubte. Die Fermente sind teils tätig, teils untätig.

Die Natur hat aber große Moleküle erzeugt, die in ihrer Aktivität gleich sind, aber verschiedene Aufgaben haben und sich zu atomischen Gruppen formieren, den sogenannten aktiven Gruppen. Waldschmidt erklärt uns diese Aktivität mit dem schonen Beispiel einer zu öffnenden Tür, zu der man eben einen Schlüssel braucht; und das Schloss zu unserem Organismus ist besonders kompliziert, darum muss der Schlüssel ebenso kompliziert sein, wenn man ihn erschließen will.

Von großem Werte sind die Fermente der Verdauung oder, im Allgemeinen, des Metabolismus. Die Wissenschaft hatte immer schon vermutet, dass der Metabolismus der Pflanzen dem der Tiere entsprechen müsse. Und da bei den Tieren die Hormone eine entscheidende Rolle spielen bei der Assimilation und Dissimilation, so suchte man die Hormone auch in den Pflanzen.

Die Bestätigung dieser Erwartung verdanken wir einem Wissenschaftler aus Stockholm, und heute holt man schon alle Hormone aus den Pflanzen. Bei weiteren Versuchen ergab sich, dass beim Destillieren der Pflanzen einige Hormone verschwanden, aber andere, und zwar die wichtigsten, in den ätherischen Ölen enthalten blieben. Auch so können wir also einen Teil der großen Erfolge und Möglichkeiten unseres Heilverfahrens erklären.

Wir wollen sogar die These aufstellen: ohne Vitamine keine Fermente, ohne Fermente keine Hormone; denn die Vitamine sind der komplizierte Schlüssel, um Zugang zu unserem Organismus zu finden. Als sie von der Wissenschaft entdeckt wurden, glaubte man, es sei nicht möglich, dass die Natur diese gemacht hatte, um Krankheitszustände zu verhindern und zu heilen. Wir wissen heute, dass das Vitamin C den Skorbut heilt, das Vitamin B das Ferment der Atmung ist. Heute kennen wir schon über 20 wertvolle Vitamine, die auch an Pflanzen haften können. Die Rose hat sehr viel Vitamin A, die Citrone und der Pfeffer das P, andere Blumen und Vegetalien, die wir in der osmologischen Heilkunde brauchen, das Y, das Vitamin H, das wir in der Haut gebrauchen und das I, das man in den Erbsenblüten findet.

Unser Körper braucht erwiesenermaßen Vitamine, und wir führen sie uns durch pflanzliche Ernährung zu. Aber zu derselben Zeit werden sie auch unter Mithilfe unserer Nerven in uns erzeugt: wir erinnern nur an die Vitamine E und D, die unsere Haut hervorbringt. Es ist bekannt, dass die Übertragungen von nervösen Exaltationen nicht allein elektrische Erscheinungen, sondern auch chemische Prozesse herbeiführen. So verband der Psychologe Dalen den elektrischen Strom mit dem Ende eines Nerven und konnte die Tatsache bestätigen, dass dieser durch Provozierung Acetylcholin und Adrenalin erzeugt; deshalb unterscheiden wir colenergetische Nerven und adrenergetische. Der Schweizer Psychologe Mutalt konnte in einem ähnlichen Versuch außer der Schwingungsreaktion des Nervens beweisen, dass dieser Vitamin B absonderte.

Auch Bier sagt, dass die Hormone und das Nervensystem ein gutes Beispiel für die psychophysische Wechselwirkung bieten. Jene geben physische Reize ab, die das Nervensystem erregen und zu zielstrebigen Handlungen veranlassen, umgekehrt für psychische Reize zur Absonderung von Hormonen. Daher müssen wir immer wieder auf den engen Zusammenhang zwischen körperlicher und seelischer Behandlung von Krankheiten hinweisen. Die moderne Psychologie kann uns die Einflüsse des Geschmacks, des Gehörs, der Farben und auch der Gerüche verdeutlichen und die Reaktionen feststellen. Es sei hier auf die Werke von Brunswick und Leontieux und auf Lehmann: „Grundsätze des menschlichen Gefühlslebens" hingewiesen. Viele glauben mit Freud, dass der Charakter auch von sexualen Impulsen abhängig ist, zumal es erwiesen ist, dass gerade in der Zeit der Pubertät gewisse Gerüche, wie Moschus, die Einbildungskraft reizen und die innersekretorischen Drusen zur Mehrarbeit anstacheln.

Wilhelm Fließ, der bekannte Berliner Professor, war der erste, welcher die Beziehungen zwischen der Nase und dem übrigen Körper, zumal den Sexualorganen, genau und überzeugend nachwies. Er sagt: „Es ist bekannt, dass sich an den Nasenmuscheln ein eigentlicher Schwellkörper befindet, wie sie auch an den Wollustorganen des Mannes und der Frau wiederkehren. Wo ein Schwellkörper ist, gehen die Kapillaren nicht direkt in die abführenden Venen über, sondern es schiebt sich zwischen Kapillaren und Venen noch ein Fachwerk von blutführenden Hohlräumen ein, die zum Teil ineinander münden."

Fließ heilt z. B. die Dismonorea augenblicklich, indem er den Sexualteil der Nase mit Cocain betupfte. Später verbreitete sich dieses System und man gebrauchte auch Menthol und andere Substanzen.

Fließ zeigt auch einen besonders interessanten Versuch, indem er in Anwesenheit seiner Schüler den Unterteil der Nasenmuschel mit einer einfachen Spathula berührte, wobei die Patientin im gleichen Augenblick schrie: mir tut das Kreuz weh. Später hat Fließ alle möglichen Krankheiten durch seine Methoden geheilt, und wir geben ihm das Wort, damit der Leser auch von dieser Seite die Bedeutung der Nase, ihren Zusammenhang mit den verschiedensten Krankheiten und ihrer Heilung unterstrichen sieht. In seinem Buch „Nasale Fernleiden" heißt es:

„Folgende Symptome, die wir in drei Gruppen sondern können, deuten auf die Nase als Ort ihrer Entstehung:

Die erste Gruppe ist die der Kopfsymptome: Kopfschmerzen, Schwindel, Kongestionen, mangelnde geistige Konzentrationsfähigkeit, Gedächtnisschwäche, unruhiger, durch ängstliche Träume gestörter Schlaf und Intoleranz gegen Tabak und alkoholische Getränke.

Die zweite Gruppe ist die der Organstörungen: Dabei ist der Magen mit leichten *dyseptischen* Beschwerden beteiligt: Volle, Druck und Appetitlosigkeit. Ferner kann es sich um nervöse Magenschmerzen handeln. Schließlich kann auch *Dyspesia acida* im Speichel sein. Am Herzen haben Herzklopfen und Herzdruck, ja gewisse Formen von Arrhythmien, die auf die Nase zu beziehen sind. Die Respiration ist mit Husten und Schweratmigkeit, die Haut mit Erblassen, Frieren und Schüttelfrosten beteiligt, über die nasalen Störungen der Menstruation habe ich schon in meinem grundlegenden Werk ausführlich berichtet.

Die dritte und die diagnostisch wichtigste Gruppe sind die neuralgischen Beschwerden. Der Schmerz sitzt dabei an typischen

Körperstellen: In den Armen, an der Spitze des Schulterblattes oder zwischen den Schulterblättern, in den Interkostalräumen, in der Herzgegend, am Schwertfortsatz des Brustbeines, im Magen, in den Hypogastrien, in der Nierengegend und am Kreuz ...

Die Zahl der Symptome ist groß, und doch verdanken sie alle ihr Dasein einer einzigen Lokalität — eben der Nase. Denn ihre Zusammengehörigkeit wird nicht durch ihr gemeinsames Auftreten bewiesen, sondern auch durch ihr gemeinsames Verschwinden."

Dieser große Gelehrte, der Begründer der Periodizitätslehre der vitalen Prozesse, war wohl derjenige in der Neuzeit, der in seinen Werken über die nasale Reflexneurose und dann in seinen Büchern über die Beziehungen zwischen Nase und weiblichen Geschlechtsorganen den ersten Fingerzeig gab für das, was wir heute anstreben. Dann kam Bonnier in Frankreich, der uns auf die Zentrotherapie hinwies, und die Ursache war, dass dann später der spanische Arzt Dr. Asuero diese ungeheuren Erfolge mit seiner Reflextherapie erzielen konnte. Was war das nun eigentlich?

Zu Asuero kam eine Kranke mit sehr vorgeschrittenen Krampfadererscheinungen, litt aber gleichzeitig an einem Nasenleiden, das die Beseitigung eines Polyps erforderte. Bei der Operation kam Asuero mit seinem Instrument an den Trigeminus, den bekannten Gesichtsnerv, und sah am nächsten Tage mit einigem Erstaunen, dass die Krampfadern am Bein verschwunden waren. »Heureka«, sagte er sich, »hier muss ein Zusammenhang sein«, und steckte von dem Tage an jedem Kranken ein glühendes Stilett in die Nase.

In Kürze wurde sein Wohnort zu einem Sammelpunkt sämtlicher "Lahmen, Blinden und Tauben Spaniens, die Presse wurde aufmerksam, und auch in unsere Ambulatorien kam bald kein Kranker mehr, der nicht gleich vom Arzt mit Spekulum und einer Alkohollampe zur Erhitzung des Stiletts erwartet wurde.

Mich bat in Argentinien der Bürgermeister einer größeren Stadt, in der ich vorübergehend Arzt war, ich solle auch mit dieser Methode eine Operation im dortigen Spital vornehmen. Eine paralytische Frau, die schon seit zehn Jahren die Wohlfahrt belastete, bekam also von mir als Erste den glühenden Spatel in die Nase gesteckt. Ich selber ging als Zweifler aus dem Spital, weil ich mir davon nichts versprach. Als ich am nächsten Morgen aus dem Spital angerufen wurde, erwartete ich eine Beschwerde der Frau, dass ich ihr die Nase verbrannt hätte. Aber im Hospital angelangt, kommt mir die paralytische Frau bereits vollkommen geheilt entgegen und dankt mir stürmisch.

Solche und ähnliche Erfolge waren überall zu verzeichnen. Es setzte eine regelrechte Asuero Manie ein. Da jeder etwas anderes bieten wollte, fand man die unglaublichsten Abänderungen des Verfahrens. Im Inneren Boliviens fand ich einen Kurpfuscher, welcher sich nicht getraute, den glühenden Spachtel zu gebrauchen, und mit einem Holzstift arbeitete, als ätzende Substanz aber Riechstoffe benutzte. Der Holzstift war ziemlich schmutzig geworden mit der Zeit, und mehr aus Ulk sagte ich zu ihm, er sollte doch den Kranken einfach die Duftflasche unter die Nase hallen. Siehe da, die Erfolge kamen auch so. Das erinnerte mich an die Studien von Fließ und ich erkannte, dass die Nase nicht nur mit den Geschlechtsorganen, sondern mit dem ganzen Körper, mit Nerven, Drüsen und Blut, in engem Zusammenhang stand.

Es würde zu weit führen, alle Heilsysteme zu nennen, aber wir wollen hier noch anfügen, wie sich die Mediziner zu ihrer Wissenschaft stellen. So sagt Stricker: „Von allen medizinischen Heilverfahren, gab es eine völkische Medizin; die Kunst des Heilverfahrens kam nur durch die Hilfe des Volkes; das Volk bereicherte die Medizin und die Medizin an sich bereicherte das Volk. Genau, wie sich das Bewusstsein nur auf das Unterbewusstsein aufbauen kann und nur von ihm stammt, kommt auch die Medizin vom Volk."

Billroth meint, es gibt zwei Arten medizinischer Wissenschaften, eine, die man erlernen kann, die dem Volk aber nicht zusagt, und eine andere, welche als Weistum von oben kommt; es ist das Wissen von dem, was Ärzte und Medikamente (d. h. Kräuter und dergleichen) vom Himmel empfangen, und das imponiert dem Volk. In der Bibel werden verschiedene Heilungen durch Auflegen der Hände erzählt, und seit Langem kennt das Volk dieses Verfahren. Die früheren Könige, von Frankreich, England und Norwegen sollten Kraft ihrer Salbung durch Auflegen ihrer Hände Kranke heilen können. Man sagt, die Monarchen seien von Gottes Gnaden, und Gott heile durch sie.

Bei meinen langjährigen Experimenten und Untersuchungen in Ländern, wo Millionen von Indianern leben und auf die Kunst und das Wissen ihrer Schamanen angewiesen sind, habe ich drei Arten von Medizinern feststellen können, von denen die eine sich ihr Wissen aus Büchern, die andere aus der Praxis holte, die dritte aber, die studierte, in der Praxis lernten und als Ärzte-Priester von oben ihre Fähigkeiten bekamen.

Hufeland, der wie selten einer sich seinen Patienten widmete, teilte auch diese in drei Gruppen ein: solche, in denen die Natur schneller heilte, als er, solche, die sich mit oder ohne ihn heilten und die dritten, die nur auf die Natur, ohne Arzt, angewiesen waren. Somit wären wir beim Kranken selbst angelangt und dürfen das jetzt der Betrachtung verschiedener Krankheiten und ihrer osmologischen Behandlung zuwenden.

Heilung durch Riechstoffe

Wir haben im Vorhergehenden aufgezeigt, dass die eigene Heilkraft unseres Organismus als eine Art biologische Reaktion unsere Krankheiten heilt. Darüber diskutiert man heute in ärztlichen Kreisen nicht mehr; es ist allgemein anerkannt. Wir haben aber auch klarzulegen versucht, dass die osmologische Heilmethode diese Heilkraft des Körpers gewaltig fördert und steigern kann. Wir wollen nunmehr sogar soweit gehen, dass wir behaupten, die osmologische Heilmethode heilt alle Krankheiten. Allerdings nicht alle Krankheiten; denn durch irgendeinen Unfall oder eine Krankheit müssen wir ja schließlich doch sterben. Aber, wenn wir an einem Krankenbett stehen, solange noch Hoffnung ist, müssen wir Heilbringer sein und sind dazu verpflichtet, das System anzuwenden, das die größten Garantien bietet und der Logik am nächsten steht.

Der Arzt darf kein Scharlatan sein, d. h. nicht mehr versprechen, als er halten kann. Im Gegenteil, er muss mehr sein, als scheinen. Man darf niemals die berechtigte Hoffnung eines Patienten täuschen oder betrügen.

Alle Systeme haben immer etwas Gutes für sich. Ich habe während meiner Praxis so ziemlich alles verschrieben und ausprobiert, zuletzt aber wurde ich biologischer Arzt und bekehrte mich zur Naturheilkunde auf homöopathischer Grundlage. Aber auch diese befriedigte mich nicht restlos und so kam ich, wie oben beschrieben, zur osmologischen Heilmethode, die ich nach jahrelangen Studien bei zahlreichen Naturvölkern und nach vielen eigenen Versuchen ausbaute, indem ich es mit den Grundsätzen der Homöopathie teilweise verband. Nach all unseren vorangegangenen Anpreisungen dieses Heilverfahrens wird der Leser nun fragen: Was sind denn nun eigentlich die Krankheiten, für die dieses Heilverfahren besonders zu empfehlen ist? Wo bewährt es sich am Besten? Darauf wollen wir in einigen Beispielen eingehen:

Aus der Fülle der Fälle, die ich im Verlauf meiner vierzigjährigen Praxis mit osmologischen Methoden zu behandeln Gelegenheit hatte, kann ich natürlich nur einige Fälle herausgreifen und schildern, weil sie mir besonders interessant scheinen und die umfassenden Wirkungsmöglichkeiten am besten aufzeigen. Dieses Buch soll ja, wie gesagt, kein eigentliches Lehrbuch für osmologische Therapie sein, sondern soll zunächst einmal grundsätzlich das Interesse und die allgemeine Aufmerksamkeit auf diese Weg lenken, die mit gleicher Konsequenz auf diesem Gebiet bisher in Deutschland noch nicht beschritten wurden: darum steht ihnen auch, darüber kann kein Zweifel bestehen, noch eine große Zukunft offen. Wir wollen bei unseren folgenden Betrachtungen einzelner Fälle auch die Behandlungsweisen nach den bisherigen Prinzipien, soweit erforderlich, mit heranziehen, um die Unterschiede deutlich hervortreten lassen zu können.

Besondere Erfolge erzielten wir gegen alle allergischen Krankheiten und Krankheiten der Sensibilisation (Empfindlichkeitserkrankungen). Diese Empfindlichkeit ist eine Reaktion auf gewisse Substanzen oder Mikroorganismen. In diesen Krankheiten kämpft die Natur ohne Unterlass gegen die Mikroorganismen, die mit gleicher Stoßkraft wirken. Dieser innere, biologische Kampf kann bis zum Tode führen, jedenfalls aber schwere Komplikationen zeitigen. Viele dieser Krankheiten fangen mit einer einfachen Erkältung an, die ihrerseits nun Ursache zu einer im Keim schon vorhandenen Lungenentzündung wird, oder auch den Ausbruch einer anderen Krankheit begünstigt. Wenn man nun beizeiten die einfache Erkältung bekämpft, so haben wir das Vorgefecht gewonnen und sind einer größeren Sache aus dem Wege gegangen.

Wenn wir nun z. B. eine Grippe in ihren ersten Symptomen wie Schüttelfrost, erhöhte Temperatur, Kopfschmerzen, Rachenbeschwerden, Husten und Mattigkeit mit normalen Heilmethoden nicht Herr werden, dann folgt alsbald starker Schnupfen, Augenentzündungen,

Entzündungen der Nasenschleimhäute und Tränenerguss. Machen wir uns die Mühe, diese Ausscheidungen zu untersuchen, so finden wir unter dem Mikroskop die Streptokokken, Pneumokokken und Influenzabazillen.

Diese letzteren hat man als Filtrierung Virus bezeichnet, weil sie wegen ihrer Winzigkeit durch jede Filtrierung hindurchgehen. Sie sind von einer Größe, die dem millionsten Teil eines Millimeters entspricht. Erst durch die neuesten und stärksten Mikroskope sind sie uns überhaupt sichtbar geworden. Diese Mikroorganismen bereiten nun den Körper vor zur Vermehrung und Begünstigung gefährlicher Mikroben.

Die bisher gebräuchlichen Mittel waren desinfizierende Pomaden, Nasenwaschungen, überall angepriesene Pillen und spezifische Flüssigkeiten, die meist wahllos angewandt wurden, sodass man bei tatsächlichem Eintritt einer Heilung eigentlich nur sagen konnte: die Krankheit ist *trotz* dieser Mittel geheilt. Selbst ein bekannter Internist sagt, dass es umso besser sei, je weniger Pomaden man anwendet oder Mittel schluckt, weil diese fast alle irritant oder ätzend seien.

Da ist nun schon die osmologische Heilmethode im Vorbeugungsstadium unübertrefflich. Es müsste in jedem Zimmer ein Zerstäuber, Vergaser oder Verdunster sein, der Heildüfte verbreitet, die nach den vorne angedeuteten. Prinzipien zusammengestellt wurden. Wenn nun aber der Patient keine dieser Vorbeugungsmittel benutzt, so entsteht die Gefahr, dass der Katarrh chronisch wird oder die Sinusitis (Stirnhöhlenentzündung) eintritt. Sie kommt durch ein Zurückhalten und Verhärten des Nasenschleimes zustande. Es folgen starke Kopfschmerzen, dann entwickelt sich Eiter und die Gefahr wird sehr groß, dass die Gehirnhaut angegriffen und dadurch der Tod herbeigeführt wird. In diesen Fällen kann nur noch der Chirurg helfen, aufmachen und Drainage einlegen. Dabei wird er in manchen Fällen sogar gezwungen, die Schädeldecke zu öffnen. Wenn auch die Operation gelingt, so bleiben doch immer hässliche Narben im Gesicht.

Aber jede Operation birgt ja vielerlei Gefahren in sich und wir stellen das hier absichtlich etwas drastischer heraus, um zu zeigen, wie durch die wundervollen osmologischen Mittel diesem vorgebeugt, entgangen und eine Operation verhindert werden kann. Jedes Mal, wenn ich einen Sinusitisfall zur Behandlung hatte, der die Operation noch nicht unmittelbar nötig hatte, legte ich den Kopf in ein elektrisches Bad und ließ die Patienten osmologische Stoffe riechen. Dabei war auch nie ein Misserfolg zu verzeichnen. Selbst bei Fällen chronischer Sinusitis war diese unsere Methode einfach, absolut ungefährlich, bequem und unvergleichbar wirksam.

Eine andere Krankheit, die auch mit einem einfachen Katarrh anfangen kann, ist die Polynosis, meist unter dem Namen Heufieber bekannt. Diese allergische Krankheit ist in den U.S.A. ungeheuer verbreitet. Die Kranken waren dort sogar in regelrechten Vereinigungen zusammengefasst und man hat über vier Millionen Fälle registrieren können. Aber auch in der übrigen Welt dürften viele Millionen daran leiden. Nun, es stirbt zwar niemand an Heufieber; aber ich kannte viele Patienten, die lieber sterben wollten, als mit dieser lästigen Krankheit weiterleben. Dieser regelmäßig wiederkehrende Katarrh wird den Pollen gewisser Pflanzen zugeschrieben, der, in die Nase eingedrungen, diese zur Überempfindlichkeit reizt und die weiteren Folgen hervorruft. Die Naturheilkraft in uns kämpft gegen diese spasmodischen Erkältungen durch Niesen. Aber alles Niesen ist umsonst. Das Fieber, wir wollen es Nasenasthma nennen, heilt und heilt nicht, alle Mühe ist umsonst. Es gibt Personen, die so sensibel sind, dass sie auf diese Pollenaktion immer gleich mit schweren Erkrankungen reagieren. Wiederum lässt sich das ganze Leiden lediglich durch das Aufnehmen unserer, allerdings sorgfältig gemischten Riechstoffe heilen, bzw. überhaupt vermeiden.

Noch schlimmer wird die Sache, wenn eine einfache Erkältung; sich in Asthma umsetzt; wir kennen verschieden; Arten, z, B. Herzasthma oder Nervenasthma. Aber wir vermuten, dass sie alle ihren Ursprung im Magen haben. Es gibt Nahrungsmittel, die die

Asthmatiker nie essen sollten, z. B. Eier. Ja schon gewisse Brotsorten, Semmelarten, besonders Weizenmehl, können sogar Asthmaursachen sein. Leute, die auf Getreidespeichern arbeiten, leiden häufig an starkem Asthma. In Amerika, wo wir die Heilung des Asthma auch mit osmologischen Mitteln erfolgreich betrieben, wird sich mancher dieser Geplagten heute dankbar an das einfache, schmerzlose und wirksam heilende Riechstoffverfahren erinnern, weil es ihn wirklich radikal befreit hat.

Gerade auch viele Magen-, Mund- und Leberkrankheiten auf nervöser Grundlage können durch die Riechstoffheilkunde erfolgreich bekämpft werden. Warum sind nun die Riechstoffe gerade bei der Heilung von Magenkrankheiten so durchschlagend wirksam? Wir haben es schon einmal angedeutet: alle diese Krankheiten, auch wenn sie lokalisiert auftraten, sind, wie durch bedeutende Wissenschaftler bestätigt wird, allgemeine Krankheiten und gehen häufig vom vegetativen Nervensystem aus. In diesem wird ja besonders die Hypophyse beeinflusst. Durch sie wirken die Hormone viel sicherer, als wenn sie erst durch den Magen gehen, wo sie sich zersetzen und spalten. Durch die Vermittlung des Geruchsorganes erreichen unsere ätherischen Öle die größte Wirkung auf die Hypophyse, durch diese auf den Magen und damit die heilende Wirkung.

Mir ist ein Fall einer schweren Lungenentzündung unvergesslich, der eigentlich schon als verloren galt: wir machten sofort eine mikroskopische Untersuchung und fanden im Sputum die Pneumokokken zu dreiviertel vorherrschend. Ich verwandte sofort einen Heilriechstoff, dem Kreosot beigemischt wurde. Nach zwei Tagen war unter dem Mikroskop der Pneumokokkenanteil auf ein viertel zurückgegangen, am vierten Tage war der Befund völlig normal und der Kranke war auf dem besten Weg zur völligen Heilung.

Es muss immer wieder betont werden, dass die Erkrankungen unserer Organe nicht als gesonderte aufzufassen sind, sondern dass, sobald ein Organ erkrankt, der ganze Körper in Mitleidenschaft gezogen wird: es gibt keinen kranken Magen, oder schlechte Leber, sondern nur kranke Menschen, und es ist daher unklug, einzig an den Organen herumzukurieren. Es muss die Ganzheit des Körpers in Pflege genommen werden. Wir haben ja jetzt ebenfalls schon mehrfach darauf hingewiesen, dass dieses nur auf dem Weg über das Nervensystem möglich ist. E. Hering sagt: „Auf der weisen Benutzung des autonomen Nervensystems beruht der größte Teil der ärztlichen Kunst.“

Hören wir an dieser Stelle noch einmal eine einschlägige Ansicht über die Lebensnerven der Nase. Sanitätsrat Fröse nennt die vegetativen Nerven die Lebensnerven und schreibt darüber in seinem vortrefflichen Buch „Biologische Heilung über die Lebensnerven der Nase“ folgendes, was alle unsere obigen Untersuchungen trefflich bestätigt:

„Die jahrzehntelangen Forschungen an Menschen und Tieren hat die Ausstattung des Naseninneren mit einer Mischung außerordentlich zahlreicher, hochempfindlicher und mit vegetativen Fasern reich durchsetzten Nerven ergeben, welche mit vegetativen Zentralstellen und dem ganzen, großen einheitlichen vegetativen Nervennetz des Körpere, auch mit dem als Hormondrüsen sehr wichtigen Hirnanhang (Hypophyse) unmittelbar zusammenhängen.

Den in dieses Nervennetz im Gehirn und Rückenmark eingeschalteten, aus Nervenkernen bestehenden, sogenannten Niveauzentren kommt für ihren Tätigkeitsbereich, d. h. für die ihnen zugeordneten Querschnitte (Segmente) des Körpers eine gewisse Selbstständigkeit zu; dasselbe gilt für die eigenen Nervengeflechte innerer Organe (Herz, Magen, Darm, Gebärmutter).

In dem ganzen vegetativen Nervensystem (Lebensnerven) herrscht nun ein allgemeiner Spannungszustand, ein bioelektrischer Tonus, der sich als ein Anteil der Nervenerregung mittels feinster Nervenendigungen bis in alle einzelnen Körperzellen erstreckt. So stehen durch die vegetativen Nerven alle Organe und sonstigen Gebilde des Körpers untereinander in lückenloser Verbindung.“

Dr. Fröse meint, dass die Beschaffenheit der eingeatmeten Luft ein schädliches Ansaugen bedingen kann und zur Entwicklung entzündlicher Reizungen der Nasennerven Anlass gibt. „Die Nervenendung", so sagt Fröse wieder wörtlich, „kann nun zur Quelle unablässiger Tonus — und damit auch vielfacher Stoffwechsel- und Organstörungen werden, die uns als vegetative Neurose unter den mannigfachsten Erscheinungen so außerordentlich häutig entgegentritt. Bei chronischer Dauer dieser krankhaften, nervösen Erregbarkeit und reizbaren Schwäche bilden sich neben den Schmerzen auch organische Veränderungen der Gewebe und Stoffwechselprodukte."

Dieses wurde genau bestätigt durch unsere Erfahrungen in Ibero-Amerika, wo wir nicht so oft mit guten Nasenspezialisten rechnen können, welche bei Veränderungen des Naseninneren nachhalfen, können. Daher muss unser Heilsystem wegen der dargelegten Wirkungsweise auch bei diesen Erkrankungen die, von uns so oft erprobte und bewiesene, glänzende Wirkung haben. Aber Fröse hat eine ähnliche Erfahrung gemacht wie wir, wenn er schreibt: „Wegen der bisherigen Einstellung der Medizin auf vielfach mehr organische Behandlung und symptomatische Therapie, wird bei uns der hervorragenden biologischen Bedeutung dies vegetativen Reizsystems der Nasennerven für eine umfassende, einheitliche Krankheitsbehandlung noch sehr wenig Beachtung geschenkt. Bei dem inzwischen erfolgten Umschwung, durch den für die Beseitigung von aufgetretenen Krankheiten die Behandlung des ganzen Menschen in den Vordergrund gestellt wurde, dürfte hierin eine Wandlung eintreten."

Wir sind überzeugt, dass bei dieser Wandlung kein Arzt an unserem System ohne Stellungnahme — wie wir meinen auch ohne Lob — vorübergehen kann. Schon die bei Fröse genannten Heilungen auf dem Nasenweg von chronischen Kopfschmerzen, Störungen der Geschlechtsorgane, Herzbeschwerden, Asthma, Magen-, Darm-, Leber- und Nierenleiden, Drusen- und Stoffwechselstörungen, Gicht, Neuralgie und Hautkrankheiten werden den Arzt zum Nachdenken zwingen.

Bei Kopfschmerzen machte Fröse die interessante Erfahrung, dass diese Schmerzen nicht, wie man vermuten konnte, im mittleren Nasengang, sondern in der Riechspalte (N. ethmoidalis anterior vom Nasociliaris des ersten Trigeminusastes) lagen. Auch betreffs der Störungen der weiblichen Geschlechtsorgane finden wir bei Fröse eine Beobachtung, die sich offensichtlich mit den Erfahrungen von Fliess deckt: „Die in Betracht kommenden Nervenwege bestehen in olfactorius, in nasalen Fasern des Sympathikus, der unter Mitwirkung des Trigeminus und des *Nerv. petros. prufundus* durch den *Plex. hypogastricus* mit den Genitalorganen und in den beiden ersten Trigeminusästen die durch das Gangl. sphenolatinum und wahrscheinlich auch des Gangl. Gasseri mit den anderen Hirnnerven und dem Sympathikus in Verbindung treten. Im sakral-autonomen System verlaufen die Reflexe über den Plex. hypogastricus und den N. pelvis unter Mitwirkung von juxtamuralen Ganglienzellen."

Auch für die Heilung von Beschwerden der Vorsteherdrüse, zur Regulierung der Herzaktion, bei Magenschmerzen mit Beklemmungen des Halses und der Brust, bei Appetitlosigkeit, Volle, Sodbrennen, Magendruck stellt Fröse die nasale Heilmethode als besonders wirkungsvoll auf. Das Verschwinden der Beschwerden aus allen Organen nach der Ausschaltung der erkrankten Nasennerven bezeugt ihre reflektorische (sympathische wie parasympathische) Entstehung. Die Beziehung zwischen Nase, bzw. der Nasenherde und dem übrigen Organismus, kann also nicht mehr bezweifelt werden. Fliess, Koblanck, Fröse und andere haben das hundertmal festgestellt. Der letztere sei noch einmal zitiert:

„Die Absonderungen der inneren Drüsen, wie das für die Betätigung ihrer wirksamen Stoffe, der Hormone, erforderliche Stoffwechselmilieu (H. Zondek) wird vom vegetativen Nervensystem reguliert. Der Hirnanhang (Hypophyse) bildet sogar, wie sich bei der Herstellung von Blutleere an der unteren, Hirnoberfläche von der Nase aus ergeben hat (Henke), mit dem Naseninneren geradezu eine Gefäßnerveneinheit (vasomotorisch). Unter gewissen Voraussetzungen musste daher eine klinisch nachweisbar fehlerhafte Funktion dieser Vorgange als nasal bedingt erscheinen. Dies war in der Tat der Fall."

Als ich zum ersten Mal über die Resultate las, die Fliess durch eine Cocainisierung der Schleimhäute der Nase erzielte, wandte ich meine Methode an, indem ich statt Cocain meine Riechstoffe nahm und siehe da, der Erfolg war derselbe. Nun weise ich auch noch einmal auf die Veröffentlichungen von Fröse hin, der die Cocainisierung bei Hautkrankheiten anwandte und Verblüffendes erzielte. Er beschreibt einen Fall eines Nervenkatarrhs mit gleichzeitiger Rötung und Anschwellung der Haut an der Stirn, den Schläfen und Wangen, der Gegend hinter dem rechten Ohre und des Halses, bis auf die Brust. Selbst dabei entstehende größere Furunkel gingen in kürzester Zeit nach der Cocainisierung der erkrankten Nasennerven sofort auf und heilten, wie auch die Hauterkrankungen, in wenigen Tagen glänzend ab. In meiner Praxis in Spanien erlebte ich denselben Fall, aber bei einem Diabetiker. Der Patient hatte eine ebenso große Angst gegen eine Operation, wie ich eine Abneigung, und wir freuten uns beide, dass wir durch meine Riechstoffe die Sache schnellstens und schmerzlos erledigen konnten.

Auch die Masern beginnen meistens mit Schnupfen, der die Krankheit über eine Woche lang zusammen mit Heiserkeit, Husten und Entzündung der Augenbindehaut einleitet. In dieser Zeit können wir mit Riechstoffen noch ganz hervorragend eingreifen und wirken. Selbst bei Ohnmachtsanfällen, bei denen der Laie meistens hilflos dasteht, statt den Ohnmächtigen wenigstens von allein Beengenden zu befreien, nimmt der praktische Mann sofort ein Riechmittel, nämlich Salmiakgeist, das als Einziges wirksam genug ist, um aus der Ohnmacht zu helfen.

Der bekannte Professor Schweninger sagt noch über die Tuberkulose, diese Geißel der Menschheit, selbst in zivilisierten Ländern: „Die gütige Mutternatur, die bisher so viele Tuberkulöse ohne unser Zutun, ja sogar oft gegen unser bestes Wissen und Können gesunden ließ, wird auch in Zukunft unsere Bemühungen, so hoffen wir, unterstützen und uns immer mehr belehren, wie wir es besser, sicherer und scheuklappenloser machen sollen, um auch dieser Seuche Herr zu werden. Bis dahin müssen wir uns mit der Mahnung bescheiden: Nehmt den Menschen aus den unwürdigen Ställen, in denen sie oft hausen müssen, führt sie in die freie. Luft, ernährt sie vernünftig, lehrt sie atmen und sich bewegen, anstatt, dass sie sich zusammengepfercht in Stickluft aufhalten, dem Nikotin und dem Alkohol frönen und die Nacht zum Tage machen."

Cessante causa cessat effectus. Die Bakteriologie nannte sich einmal, so erzählt uns Bier, die ätiologische Forschung. Sie wollte damit zum Ausdruck bringen, dass die Bakterien die Ursache (griech. aitia; lat. causa) der sogenannten Ansteckungskrankheiten sind. Längst haben die Biologen bewiesen, dass diese Ansicht nicht mehr haltbar ist, und Bier trifft diese besonders, wenn er seinen Hörern, gleichsam satirisch, folgendes erklärt: „Causal ist dasjenige, von dem der Betroffene gern möchte, dass es die Ursache wäre". Zur Tuberkulose sagt er, es gäbe keine Tuberkulose ohne Tuberkulose-Bazillen. Diese müssen durch irgendeine Eingangspforte, die den Menschen gegen die feindliche Außenwelt schützen sollte, in den Körper eindringen. Dort bleiben sie liegen, oder werden vom Saftstrom verschleppt, um in irgendeinem Organ zu stranden, wo sie sich entwickeln. Sie fressen vom Leib des Angesteckten und geben ihre Stoffwechselprodukte, die Gifte sind, in sein Innere ab.

Mit ätherischen Ölen haben wir nun gerade bei Tuberkulose ganz große Erfolge gehabt. Können wir doch die gesamte Atmosphäre von Tannenduft, Park- und Waldanlagen, wie sie ein Sanatorium besitzt, durch unsere Riechstoffe in das Krankenzimmer des Patienten bringen. Natürlich müssen die Öle erstklassig sein und die Gewissenhaftigkeit der Herstellungsfirmen ist sehr zu berücksichtigen. Das wird auch ein Grund sein, weshalb wir augenblicklich trotz der großen Tuberkulose-Epidemie in Deutschland wenig Aussicht haben, mit den wirksamen Riechstoffen eingreifen zu können. Da gerade unsere chemische Industrie besonders stark zerstört oder vernichtet, teils durch Substanz- und Rohstoffmangel fast völlig lahmgelegt ist. Man müsste also auch hier auf die Lieferungen des Auslandes zunächst zurückgreifen.

Mit Migräne bezeichnen wir einen Zustand der Übelkeit, leichtem Erbrechen, Gähnen, Appetitlosigkeit, Kopfschmerzen, ja sogar Schwindelanfälle. Unser Kopf wird druckempfindlich, Licht und Geräusche belästigen uns, der Anfall kann Stunden, ja Tage dauern. Außer Kompressen und Erwärmen der Füße kannte man kein gutes Mittel, bis unser System auch dafür einen guten Riechstoff gab, der schon nach Minuten Linderung, schließlich Heilung bringt.

Keuchhusten ist eine Kinderkrankheit, die den Kindern schwer zu schaffen, den Müttern viel Sorgen macht. Am Anfang hat man ähnliche Symptome wie bei Masern, aber nach und nach stellen sich krampfartige Hustenanfälle mit einem Auswurf von zähem Schleim ein. Bis zu sechs Wochen dauert manchmal die erste Periode und dann erst kommt eine Art Lösung: erst nach neun langen Wochen endlich erfolgt die ersehnte Heilung, d. h. verschwinden die hässlichen Symptome, denn bei vielen Kindern bleiben noch schädliche Nachwirkungen da. Man hat nun in den letzten Jahren ein wunderbares Verfahren gegen Keuchhusten populär gemacht. Die kleinen Patienten werden in ein Flugzeug gebracht und genießen einige Stunden Höhenluft in einigen tausend Metern Höhe. Der Erfolg ist erstaunlich und verblüffend, in vielen Fällen erfolgte Heilung augenblicklich. Nun haben aber nicht alle Kinder Gelegenheit, eine Flugzeugpartie zu machen, und da sind es wieder unsere Riechstoffe, die als sicheres Mittel die Wirkungen der Höhenluft selber vermitteln können.

Aus vielen Zuschriften von anhänglichen Patienten aus Mittel- und Südamerika, die vor mir liegen, sei ein Fall herausgegriffen, der die Anwendung der osmologischen Heilmethode besonders deutlich zeigt. Besonders die enge Verbundenheit zwischen Seele und Körper, auf die wir schon eingehend hingewiesen haben, spielt dabei eine wichtige Rolle. Nach verschiedenen Kuren zur Wiederherstellung des

Gesundheitszustandes ihres Töchterchens schrieb mir eine verzweifelte Mutter und bat um Hilfe. Das Töchterchen, acht Jahre alt, war ein körperlich wohlgebildetes Kind, aber, wie die Frau schrieb, es traten bei ihm Erscheinungen auf, die das psychische Leben der Kleinen in einem traurigen Licht zeigten. Schon vor Jahr und Tag machte sich bei dem Kinde eine große Zerstreutheit bemerkbar und ein derartig unruhiger Schlaf mit unbewusstem Wandern durch die Zimmer, dass man an sogenannte Mondsucht denken konnte, zumal das Kind nichts von der nächtlichen Unruhe wusste. Es stellten sich aber in der letzten Zeit außerdem Fälle von Kleptomanie ein. Auf mehr oder weniger starke Vorhaltungen erfolgte zwar das Eingeständnis der Diebereien, aber keine Reue oder Besserung.

Natürlich wirkte sich diese Entwicklung des Kindes besonders ungünstig in der Schule aus.

Die konsultierten brasilianischen Arzte sowie ein hinzugezogener deutscher Arzt standen vor einem Rätsel, und schließlich wandte sich die Mutter schriftlich an mich, dessen Anschrift sie von begeisterten Anhängern unseres Systems drüben erhalten hatte. Obwohl ich damals in Deutschland war, konnte ich der ratlosen Frau einen Hinweis geben, der zum dauernden Erfolg führte und die vollständige Heilung bewirkte. Ich verordnete damals folgendes:

Das Kind hat in Gegenwart der Mutter auf einen Zettel zu schreiben:

„Ich will nicht mehr Geld wegnehmen.
Ich will den Weisungen meiner Mutter stets folgen.
Ich will in der Schule stets aufmerksam sein."

Beim Aufschreiben dieser Versprechen lässt die Mutter ein Tuch, getränkt mit einem nach Vorschrift besonders angefertigten Duftstoff, vor dem Gesicht des Kindes vorbeiführen, sodass das Kind gewissermaßen seine Aufzeichnungen inhaltlich mit diesem speziellen Geruch identifiziert und verbindet. Am gleichen Abend, nachdem das Kind eingeschläfert war, legte man das Tuch auf einem Tischchen in der Nähe vom Gesicht des Kindes nieder. Im Unterbewusstsein wird das Kind während der ganzen Nacht diesen Geruch in sich aufnehmen und damit nicht nur dessen Heilkraft, sondern es wird auch ständig an das Versprochene erinnert werden. Dieses Experiment wiederholt man noch einige Male und das Kind wird dauernd von seinen krankhaften Unsitten befreit sein. —

Ein anderer extremerer Fall ist nicht minder interessant: Es kommt ein Patient in Mexiko in meine Sprechstunde und ist seinen Reden nach fest davon überzeugt, dass er vom Teufel besessen sei. Man hatte ihm gesagt, dass ich der *einziges* wäre, der die Austreibung bewerkstelligen könnte. Er war jahrelang von einem Arzt zum anderen gelaufen, hatte Schamanen konsultiert und sogar den katholischen Pfarrer. Dieser letztere teilte mit ihm die Überzeugung, dass es sich nicht nur um den Teufel handeln könne; denn der Patient hatte ihm gesagt, dass nach einem Gelage, bei dem viel gegessen und getrunken worden sei, seine Geliebte ihn fellarisch vergriffen hätte, und in diesem Moment sei er dem Teufel verfallen.

Der Patient gab mir auch eine größere Anzahl von Rezepten, welche ihm die früheren Arzte verschrieben hätten, es waren nur Sedative, Beruhigungsmittel, Baldrian, Brompräparate und einige Herzmittel. Es war nicht anders möglich, die Ärzte hatten den Patienten für einen Hypochonder oder Hysteriker — ja für verrückt — gehalten. Als sie die Sache von dem Teufel horten, gab es für sie nur eine Diagnose: Hysterie. Die wirkliche Diagnose war leicht perkutorisch zu stellen, z. B. die gastrokardialen Symptomkomplexe von Römheld waren klar zu erkennen. Aber die ersten Arzte hatten sich durch die Aussage des Patienten irreführen lassen, und keiner hatte den Mann überhaupt richtig untersucht.

Zuerst wusste ich auch nicht, was ich mit dem Mann anfangen sollte, und sah es ihm an, dass er enttäuscht von mir war, weil ich nicht sofort auf seine Teufelsbesessenheit einging. Da sagte er zu mir: „Sie können sich selbst davon überzeugen, und den Teufel mit dem Finger tasten". Unaufgefordert kletterte er auf den Untersuchungstisch, nahm meine Hand und legte sie auf eine Stelle, die ich sofort als

Auftreibung erkannte. Diese Auftreibung wechselte sogar verschiedentlich den Platz, und als er mir von Spasmen erzählte, die er gehabt hätte, konnte, ich das wirkliche Leiden als *flatus* (Blähungen) feststellen.

Die Anamnese ergab, dass beide Eltern an Altersschwäche gestorben waren, seine Kinder kerngesund seien. Er selbst war nie krank gewesen bis zum Tage des Gelages, also nach seiner Meinung — bis der Teufel in ihm Einzug hielt.

Im Status *praesens* zeigte der Mann sich blass, abgehärmt und abgemagert. Er gab eine krankhafte Unruhe zu, manchmal vorübergehend Schwindel.

Als Therapie verordnete ich ihm keine Diät und ließ ihn vorläufig bei seiner Teufelsidee. Mein Mittel musste auch ohne Suggestion helfen können. Der Riechstoff, bestehend aus *Mentha cripa*, Ananas, Lavendel (während des Tages) und des Abends etwas *Asa foetida*, musste genügen. Nach acht Tagen kam der Patient wieder, und ich war selber erstaunt, wie er sich in der Zeit zu seinen Gunsten verändert hatte. Nach einem Monat war er völlig wiederhergestellt. Jahrelang habe ich ihn noch beobachten können, ohne dass irgendein Rückschlag kam. Später habe ich ihn dann über seine Besessenheit aufklären können.

Auch die Haut hat für die Gesamtgesundheit eine wichtige, ja ausschlaggebende Bedeutung, denn sie ist, wie bisher angenommen wurde, nicht nur Ausscheidungsorgan, Sinnesorgan und Organ zur Regulierung der Körperwärme und der Zirkulation, sondern ihre wichtigste Funktion, die man in der letzten Zeit erst richtig nachweisen konnte, ist ihre Tätigkeit als innere Drüse. In der Haut werden Säfte bereitet, die nicht nach außen abgeschieden werden, sondern sich nach innen, in die Blutbahnen, ergießen. Diese Säfte sind für die Gesundheit des Organismus von wesentlicher Bedeutung. Daher muss, wie auch Dr. Hans Graaz schreibt, die Zusammensetzung der den Körper, d. h. auch die Haut umgebenden Luft, die wir durch

Riechstoffe beeinflussen können, von großer Bedeutung für die Aktivität dieses Organes sein.

Mit der Heilung einer Hautkrankheit verbinde ich die Erinnerung an eine andere, merkwürdige und berichtenswerte Erfahrung meiner Praxis. Junge Frauen, in einem gewissen Alter, haben oft im Gesicht einen Ausschlag und versuchen nun mit allerhand Pomaden und Salben, ihr Antlitz rein zu bekommen. Da ich deswegen um Rat gefragt wurde, versuchte ich etwas Merkwürdiges. Es gibt einen griechischen Ausdruck medizinischer Art: die Metastasis, d. h. Platzwechsel. Diese Platzwechselerscheinungen haben wir bei gewissen Krankheiten, z. B. Krebs. Hier kommt es oft vor, dass er an einer Stelle verschwindet, um an einer anderen wieder her vorzutreten. Ich selbst habe mir einmal ein Magengeschwür geheilt, indem ich ein künstliches Geschwür auf der Haut über dem Magen hervorrief. Allmählich verschwand das Magengeschwür und das künstliche heilte nach und nach ab. Ähnliche Erfolge hatte ich bei anderen Patienten und so wandte ich bei den jungen Frauen, die den Aufschlag hatten, dieses Verfahren mit an. Ich gab ihnen meine Öle und den Rat, ihren Rücken mit einer starken Bürste zu kratzen. Bald darauf traten die Geschwüre aus dem Rücken heraus und das Gesicht war rein.

Diese Metastasierungen kommen bemerkenswerterweise bei den Naturvölkern häufiger vor, als bei den Bewohnern Europas. Hier bezeichnet man sie als Tochtergeschwülste oder Ableger einer Hauptgeschwulst. Das klinische Wörterbuch besagt, dass sie fern von ihrem ursprünglichen Entstehungsort auftreten. Nach unseren persönlichen Erfahrungen tritt diese Erscheinung jedenfalls ganz verschieden — je nach Klima oder Rasse — auf und sind z. B. im tropischen Amerika zwar häufig — wie schon gesagt — aber auffallend gelinder. So ist es uns besonders offensichtlich geworden, dass die Syphilis drüben ganz ungeheuer grassiert, aber längst nicht die grauenhaften Formen annimmt, wie in europäischen Erscheinungsformen. Wir erwähnen hier die Metastasen deshalb, weil ihr Verlauf durch unsere Riechstoffe ebenfalls förderlich beeinflusst werden kann und die Behandlung erfolgreicher gestaltet.

Der Hauptbestandteil eines solchen Riechmittels ist Kampfer mit Zusätzen von Akazie und Zitronenblüten. Zu der Wirkung des Kampfers allgemein ist mir eine besondere Erinnerung geblieben, die hier eingefügt sei: In einer der lateinamerikanischen Republiken bat mich einmal, ein Bischof nach den Männern und Frauen in den Klöstern seiner Diözese zu sehen, da diese in den meist abgelegenen Gegenden ohne jede ärztliche Betreuung waren. Dieser Wunsch des vortrefflichen Mannes war mir als Mediziner gewissermaßen Befehl und Pflicht, der ich gerne nachkam. Nun stellte ich bei diesen Untersuchungen fest, dass die Mönche seit alter Zeit ein — vielleicht schon von den Inka-Indianern stammendes — Geruchstherapeuticum anwandten, um sich gegen die libidinösen Versuchungen wider ihr Keuschheitsgelübde zu schützen. Es handelte sich, wie ich schnell heraushatte, hauptsächlich um Kampfer.

Dieses Mittel zeitigte auch die gewünschten Erfolge und ist ja allgemein jetzt auch wegen seiner antiaphrodisiakischen Wirkung bekannt und im Gebrauch; jeder Arzt weiß heute, dass er es auf dem Wege über den Geruchssinn lange Zeit ohne schädliche Nebenwirkungen ausnutzen kann. So bewies sich wieder der enge Zusammenhang zwischen Naturmitteln und wissenschaftlicher Arzneikunde.

Der Kampfer kommt vornehmlich aus Japan und Formosa: seine Hauptbestandteile sind 89 – 94% Reinkampfer und 2 – 2,5% Kampferöl. Aus dem Pinen des Terpinols gewinnen wir ein Produkt, welches als synthetischer Kampfer bekannt ist. Die medizinischen Fachzeitschriften behaupten — und ich stimme ihnen zu — dass der natürliche Kampfer dem synthetischen gleichwertig ist und besonders erregend auf Herz, Atmung und Gehirn wirkt. Zu diesen Wirkungen, die durch größere Dosierungen hervorgerufen werden, werden auch beim Mann Erektionen erzeugt, die wiederum — nach dem homöopathischen Gesetz — durch das Riechen des Kampfers in der feinen Riechstoffverdünnung sofort beseitigt werden.

Zum Schluss wollen wir noch einen Fall betrachten, bei dem sich die eigene Heil- und Abwehrkraft des Organismus, von der wir schon soviel gesprochen haben, besonders deutlich erkennen lasst. Die Tonsillen (Mandeln) sind nämlich ein ganz hervorragender Giftstofffilter, der die dem Körper schädlichen Stoffe sammelt und ausscheiden kann. Somit kann sich der Körper selbstständig vor Vergiftungen durch Fremdstoffe und Eindringen derselben in die Blutbahnen schützen. Es ist also alles andere als richtig, wenn der Arzt bei Entzündungen der Tonsillen diese herausschneiden will. Er würde dem Organismus ein wesentliches Schutzmittel nehmen. Dr. Röder aus Elberfeld hat nun ein unschädlicheres Verfahren gefunden, um bei Mandelentzündungen einzugreifen. Er saugt die eitrigen Sekretionen der Drüsen mit einem kleinen Röhrchen ab und erspart damit eine blutige Operation; allerdings muss nun auch noch eine Heilbehandlung einsetzen, die die Tonsillen zu erneuter Tätigkeit anregt. Das erreichen wir auf das Beste mit unseren osmologischen Mitteln, wie das nachfolgende Beispiel zeigen soll.

Eine Frau, 48 Jahre alt, hatte in der Jugend sehr unter Rheumatismus gelitten: aber der Körper hatte mit seinen eigenen Kräften, ohne viel Zutun von außen, diesen überwunden. Sie kam zu ihrem Hausarzt mit einer plötzlich aufgetretenen Rachenentzündung und bekam auch sofort die Mandel operativ entfernt. Kurze Zeit nach der Tonsillektomie bekam sie ihren Rheumatismus wieder, dazu weitere unangenehme Nebenerscheinungen nervöser Art, Herzbeklemmungen, ja eine Art Angina pectoris.

Ich bekam den Fall von ihrer Freundin geschildert, die sie bis zum Tod gepflegt hatte und selber mich wegen einer vorzunehmenden Tonsillektomie konsultierte. Ich riet ihr natürlich dringend ab, da diese Operation ja gerade das Ende ihrer Freundin herbeigeführt habe. Die eigene Abwehrkraft des Organismus konnte die in der Anlage schon vorhandenen Krankheiten nicht mehr bewältigen, als der Frau die Tonsillen fehlten. Ich riet der Freundin also zum Rodern und gab ihr einen Riechstoff zur Anregung der Tonsillen nach dem

Absaugen. Die Genesung war nach zwei Monaten vollständig da und dieser Frau ein wichtiges Körperorgan erhalten. Auch bei Kindern habe ich ähnliche Fälle beobachten können. Da bin ich ein ganz besonders begeisterter Freund des Röderns geworden.

Nach diesen, aus der Fülle des Materials herausgegriffenen Beispielen, müssen wir noch einen Blick auf Riechstoffheilungen werfen, die unter besonderen Umständen oder mit besonderen Mitteln getätigt werden, wie ich es selber in Übersee nicht nur vielfach beobachten, sondern auch durchführen konnte.

Riechstoffheilungen in aller Welt

Es gibt eine Menge Inhalationsanästhetika, und in ihnen haben wir Seelenberuhigungsmittel und Mittel zur Sinnentäuschung, Berauschungs- und Schlafmittel. Wie weit das Elend der Leidenschaften in der Menschheit durch den Genuss dieser Rauschmittel schon vorgeschritten ist, können wir gar nicht übersehen. Aber es gibt heute in allen Großstädten verbrecherische Existenten, welche armen Kranken Kampfer, Cocain und andere Sachen zum Riechen verkaufen, um mit diesen Betäubungsmitteln einen gewissen Rausch hervorzurufen. Es gibt aber auch Substanzen, welche nie zur Leidenschaft werden, nie Elend, sondern nur Wohlbefinden herbeiführen, das sind unsere Duft- und Riechstoffe. Es sind, anstatt sinnentäuschend berauschend oder hypnotisch wirkend, Excitantia, d. h. anregend im besten Sinne. Diese Anregungssubstanzen üben ihren Reiz hauptsächlich auf die Großhirnrinde aus und spornen die Tätigkeit des Großhirns an im Gegensatz zu den Narkotika, die Ermüdungssymptome hervorrufen.

Die Welt ist mit allem, was darin lebt und sich bewegt, ein in Ewigkeit anhaltender Gedanke Gottes, und dieser Gedanke Gottes spiegelt sich in unseren Gedanken wider. Unsere Gedanken sind die Folgen von Sinneseindrücken; die Welt existiert, weil wir sie wahrnehmen und über sie denken. Der Ausdruck der Gedanken ist das Wort, der Logos, der alles geschaffen hat. Der Gedanke ist also das Schöpferische im All. Wenn wir die Gedankenausstrahlungen sehen könnten, so würden wir gewahr werden, dass die Schönheit der Blume, ihre Farbenpracht und ihre Duftfülle das Resultat unserer schönen und guten Gedanken sind; umgekehrt, dass die Bitterkeit der Pflanzen, das Gift des Skorpions und der Schlange nur besteht, weil wir es mit unseren bösen Gedanken tagtäglich neu in sie hineindenken und gewissermaßen schaffen.

Im Paradies, im spekulationsfreien Urzustand, gab es sinnbildlich nichts Hässliches und nichts Giftiges, weil die Menschen von dem Göttlichen, Guten bis in ihre Gedanken hinein durchdrungen waren. Auch nach der Bewusstwerdung des Bösen durch die sinnbildliche Schlange konnte das Gute nicht aufhören, wenn es auch in einem steten Ringen mit dem Bösen blieb. Daher ist es nicht nur die Aufgabe dies seelisch-priesterlich heilenden Arztes, dass er in der Heilseelsorge die Menschen darauf aufmerksam macht, dass Krankheiten auf das engste mit dem bösen Prinzip, mit den eigenen schlechten Gedanken zusammenhängen, sondern er muss auch bei den auszuwählenden Mitteln das Prinzip berücksichtigen, dass dessen Heilkraft segensreich oder auch totbringend gestalten kann. Darum lenkt sich unser Blick auf solche Mittel, die in gleichem Maße in der Heilkunde segen-, d. h. heilbringend, wie in der Rauschgift Verwendung unheil-, ja totbringend wirken können.

Ich habe darüber besonders eingehende Studien bei den Schamanen der mittel- und südamerikanischen Indianer gemacht und kann darüber Bemerkenswertes berichten. Prof. Bier sagt ja in dem bekannten Buch „Die Seele“, dass ihm diese Kenntnis, die die alte Medizin und die Volksheilkunde besaß, nie verloren gegangen sei, da sie sein kluger Lehrer von Esmarch im großen Grade gehabt habe. Aber müssen wir nicht zu unserem Bedauern feststellen, dass wir in unserem Stolz auf moderne, fortschrittliche Heilmethoden immer mehr voll Verachtung auf die alten Gebräuche herabsehen? Ich habe schon an anderer Stelle darauf hingewiesen, dass uns die sogenannten primitiven Heilmethoden und -mittel nicht verloren gehen dürfen, denn immer wieder wird der Arzt vor Situationen gestellt, wo er alle modernen Therapien gar nicht anwenden kann, weil einfach die Mittel dazu nicht da sind, wie ich es hundertfach im tiefsten Urwald erleben musste. Da muss man dann doch auf die einfachsten Mittel und Methoden zurückgreifen, man lernte sie ungeheuer schätzen, und wehe dem, der sie in seinen Studien bis dahin vernachlässigt hat. Schon als kleiner Junge und Volontär einer Firma in Südamerika habe ich mich ärztlich betätigt und mit großem Interesse und wachsender Begeisterung alle die kleinen und größeren Wunden behandelt und gepflegt, die in unserem Betriebe vorkamen. Schon damals nannte man mich *den kleinen Doktor,* und diesem unbändigen Trieb zum Arzt-Sein verdanke ich auch meine weitere Laufbahn einschließlich den großen Erfolgen, den die von mir in die Praxis eingeführte osmologische Heilmethode mit sich brachte. Diesen Erfolgen gingen aber auch Studien in aller Welt, und nicht zuletzt bei den gelehrten Schamanen voraus, deren Wissen ich nicht hoch genug schätzen lernen konnte. Ihnen verdanke ich auch in der Hauptsache die Kenntnis von all den in der dortigen Natur vorkommenden Pflanzenkräften, Gifte wie Heilmittel, die weite Verbreitung gefunden haben, oder auch heute noch fast unbekannt sind.

Wenn es zugleich überhaupt eine wirklich überzeugende Möglichkeit gibt um die Erfolge der Homöopathie eingehend kennenzulernen und zu würdigen, dann kann das nur in einem Lande, wie z. B. Mexiko, geschehen, wo seit Menschengedenken durch naturheilkundige Priester, Arzte, Schamanen und auch Zauberer in dieser Weise verfahren wird. Allerdings kann man gerade auch bei den Zauberern die verheerenden Wirkungen natürlicher Mittel beobachten, wenn sie in großer Konzentration und starker Dosierung gereicht werden. Das sind die entsetzlichen Rauschgifte und Giftmordaffären, d. h. die, wenn nicht immer mit dem sofortigen Tode abschließen, so doch fast immer zum Dahinsiechen führen oder im Irrenhaus enden.

Dieselben Mittel, mit deren ätherischen Ölen wir in größter Dilution und kleinsten Mengen bewundernswerte Heilerfolge in der osmologisrhen Heilmethode erzielen können, werden in ungeübter, aber auch böswilliger Hand zu den gefährlichsten Giften, mit denen die Menschheit geplagt werden kann. Gerade die Irrenärzte sollten, so oft sie Patienten mit schweren geistigen Erkrankungen eingeliefert bekommen, diese Gedanken eingehend berücksichtigen, und sie würden manche Krankheitsgeschichte überraschend schnell durchleuchten und aufklären.

Zur Gegenüberstellung der außerordentlichen Heilwirkungen mancher Pflanzen und ihrer außerordentlichen Gefährlichkeit sollen im Nachfolgenden einige Beispiele von Pflanzen gebracht werden, die in der osmologischen Therapie und in der Verbrecherwelt eine gleichgroße Rolle spielen. Hier, wie so oft, liegt das Gute und das Böse dicht beieinander. Das Segensreich-Heilende wird schnell in grausiger Umkehrung zum Lebenszerstörenden. Wer sich für diese Gebiete besonders interessiert, sei auf das Buch von Professor A. Reko hingewiesen, dessen Forschungen sich durch meine persönlichen Erlebnisse vielfach bestätigt haben.

Auf den Straßen mancher Städte in Süd- und Zentralamerika und vor allem in Mexiko treffen wir vielfach Indianer an, die ihrer Kleidung nach den anderen wenig ähneln. Auf ihrem Rücken tragen sie, in Poncho eingeschlagen, Krauter, Weihrauch und Duftstoffe. Es sind die berühmten Koyas, die Medizinpflanzenverkäufer, die oft Tausende von Kilometern zurücklegen, um ihre Pflanzenpräparate und Riechstoffe anzubieten. Früher war das anderes. Die Medizinmänner und zumal die Frauen, die sich der Heilkunst widmeten, mussten in eine Geheimgesellschaft aufgenommen werden. Bei den Inkas waren es vornehmlich Frauen, die diesen Beruf ausübten. In einer Geheimgesellschaft wurden besonders schöne Jungfrauen dazu ausgewählt, die hellen Teint und wenn möglich, helle Augen und wohlproportionierte Körperformen hatten. Man übergab sie dem Apuskepay, der sie in der Pflanzenkunde und Herstellung von Riechstoffen unterrichtete. Bevor sie selbstständig arbeiteten, mussten sie in einem Trancezustand, in den man sie versetzte, die Diagnosen mancher Fälle aufstellen.

So wie in Deutschland der Bernstein gefunden wird, so findet man in ganz Südamerika, ja man könnte sagen, fast in der ganzen Welt ein ähnliches Produkt, welches man Kopal nennt. Dieses ersetzt das aus dem Orient kommende Weihrauchharz und strömt ebenfalls einen wundervollen Wohlgeruch aus, wenn es erhitzt wird. In Mexiko sehen wir das Kopalharz zum ersten Mal als Mittel gegen die Symptome der

Syphilis beschrieben bei dem mexikanischen Mondgott Nanautzin, der sich der Sonne opferte und vor dieser sakramentalen Handlung eine viertägige Bußübung durchmachte, während welcher er der Sonne Agavenblattspitzen und Kopal darbrachte. Die esoterische Bedeutung liegt darin, dass sich nur ein Gott der Sonne opfern darf. Bei dieser Weihehandlung durfte auch keinesfalls das Räuchern mit Kopal vergessen werden.

Wenn man sich dem Quellgebiet des Amazonas nähert, begegnet man dem Indianerstamm der Chimanen. Als ich vor 30 Jahren zum ersten Mal im Inneren Perus mit diesen Urvölkern in Berührung kam und ihre Gebräuche und Handlungen, in denen Räucherwerk und Duftstoffe von jeher eine große Rolle spielten, kennenlernte, stieg in mir erstmalig die Bedeutung der Riechstoffe und ihre Verwendbarkeit zu Heilzwecken in allgemeinen Umrissen auf. Besondere Bedeutung hat das Räucherwerk dort bei den Bestattungen. Dabei wird nicht allein der Sarg in Weihrauchwolken gehüllt, sondern der Chimane trägt außer seinem Raucherfass auch einen Zweig irgendeiner bestimmten Pflanze mit sich, denn die Zauberer behaupten, dass die Seele des Verstorbenen in solchem Zweige hafte und sie nur durch den Einfluss der Duftstoffe zum Himmel empor steigen könne. Bei dieser feierlichen Zeremonie riecht deshalb der Weihrauch- und Zweigträger des öfteren an dem Zweig und erst, wenn der Duft ganz entwichen ist, kann die Bestattung vor sich gehen.

Sehr bemerkenswert ist es auch, dass der Chimane, wenn er Geschenke, Waffen, Perlenketten, Kürbisschalen oder ähnliches erhält, nichts eiligeres zu tun hat, als diese zu waschen. Das geschieht aber nicht aus Reinlichkeitsgründen, sondern um den Gegenständen den ihnen anhaftenden Geruch des Gebers zu nehmen. Auch sonst gebrauchen die indianischen Schamanen häufig Riechstoffe, die sie auf besondere Weise herstellen. Diese Indianerärzte betrachten sich als göttliche Werkzeuge und legten ihre Heilmittel, die gewöhnlich pflanzlicher Art sind, früher ihren Idolen, heute dem Kruzifix zu Füßen. Sie verlangen von ihren Patienten unbedingtes Vertrauen. Wenn die Indianer heute auch viele ihrer alten Sitten und Kulturgebräuche vernachlässigt nd vergessen haben, so werden sie doch niemals vom Gebrauch des Weihrauches und vom Räuchern mit anderen bestimmten Pflanzenstoffen ablassen. Die Priester sind geradezu verpflichtet, soviel Weihrauch zu verwenden als möglich, denn der Indianer glaubt, dass alles, Erfolg und Misserfolg, Gesundheit und Krankheit, Unglück und Glück vom Geruch abhängt, bzw. beeinflusst wird. Diese Ansichten stammen noch von den Tolteken her.

Auf meiner letzten Reise hatte ich Gelegenheit, im Inneren Kolumbiens die Yagepflanze kennenzulernen, deren Wirkung ähnlich der des mexikanischen Peyotl ist. Es genügen einige wenige Tropfen dieses Pflanzensaftes, um eine Art Trancezustand hervorzurufen, in dem der Indianer die Vorgänge, die oft Tausende von Meilen entfernt sich abspielen, zu beschreiben fähig ist. Die meisten Zauberer gebrauchen jedoch diesen Yagesaft gewöhnlich nur zum Riechen. Dadurch wird keine Halluzination hervorgerufen, sondern der Duftstoff wirkt beruhigend auf das Zentralnervensystem und wird deshalb als Heilmittel verwendet. Unter den Wilden am Amazonas ist Yage das einzige sichere Mittel gegen Beri-Beri.

Yaga ist eigentlich der Name des Getränkes, das aus der Ayahuasca oder Caapipflanze (Banisteria caapi) und auch Steppenraute (Peganum harmla) gewonnen wird. Es handelt sich um die Alkaloide Harmin und Banisterin, die aus den Pflanzen gezogen und wirksam werden. Das Harmin wird mit Erfolg zur Herabsetzung der Muskelstarre bei Gehirnentzündungen (Encephalitis lethargica) und überhaupt zur Anregung der Großhirnrinde verwandt. Der durch Auskochen der Pflanzen hergestellte Extrakt, eben Yage genannt, ist nach Europa unter dem Strahlenkränze einer Prophetenpflanze gekommen. Aber die schon erwähnten Delirien, die dadurch hervorgerufen werden, führen nach anfänglicher Euphorie (gehobener Stimmung, Halluzinationen, Sehen prachtvoller Farben, Hören schöner Musik, ja sogar überdurchschnittliche Hellsichtigkeit) zu starken somnambulen Effekten, wie Zuckungen, Zittern, Zähneklappern, Kinnbackenkrampfen, schließlich zu schwerem Kollaps, Pulsverlangsamung, Erbrechen, furchtbarem Schwindel und Lähmungserscheinungen.

Wir sehen schon wieder, wie furchtbar dicht die Pole des Angenehmen und Schädlichen beieinanderliegen. Beide Wirkungen sind jedenfalls den Eingeborenen schon lange bekannt gewesen, bevor sie durch die Süchtigen aller Länder in den Rauschgiftkultus mit ihrer furchtbaren Wirkung, andererseits durch ernste Forschung in Form von Alkaloiden in die Medizin segensreich eingeführt wurden.

Nun ist es hier die Homöopathie mit ihrer Methode, die die oben geschilderten Erkrankungen durch den Yage Genuss, eben durch dasselbe Mittel, in entsprechend kleiner Dosis, mit dem größten Erfolg heilt. Die osmologische Heilmethode kann, natürlich in Fortsetzung dieses Prinzips, mit den entsprechenden ätherischen Ölen noch durchgreifender wirken. Auch seien die Irrenärzte noch einmal auf diese Möglichkeiten hingewiesen, wenn sie sich mit den Folgen aller Rauschgifterkrankungen, aber auch anderer Geisteserkrankungen mit denselben Symptomen befassen müssen.

Ein ähnliches Bild gewinnen wir von dem weitaus bekannteren Peyotl. Es gibt die verschiedensten Arten, die hauptsächlich nach ihrem Fundort unterschieden werden, so Echinocactus Williamii, Echinocactus Lewinii, E. Levinii Thompsonii oder zacatensis, usw. Ich habe jahrelang in Saltillo gelebt und nichts unterlassen, um mit dieser bemerkenswerten Pflanze Versuche zu machen. In 16 Staaten der USA sowie bei allen Indianerstämmen in Nord-Dakoma bis zu den Sioux und den Apachen in Mexiko, vom Missouri bis nach Nevada habe ich Peyotlisten angetroffen. In Mexiko als dem Ursprungsland der Pflanze sind zumal die Apachen, Tehuanen, Tarahuniaras, Huicholen, Coras und Chichimeken fanatische Verehrer des Peyotl.

Cortez, der Eroberer Mexikos, hat es verstanden, nachdem er Einblick in die hohe Kultur der Azteken und Mayas gewonnen hatte, hervorragende Gelehrte aus Spanien zu deren Erforschung herüberkommen zu lassen. Seine ersten Berichte an Philipp den Zweiten von Spanien wiederholen immer wieder die Bitte, weitere 1570 Gelehrte nachkommen zu lassen. Der König sandte auch seinen besten Hausarzt, Dr. Francisco Hernandez, um die Heilpflanzen Mexikos zu untersuchen. Am Bemerkenswertesten erschien ihm verständlicherweise diese *teuflische Wurzel* des Peyotl, von dem er auch berichtet, dass er getrunken ein wunderbares Herzstärkungsmittel, als Umschlag bei Gelenkrheumatismus ein glänzendes Heilmittel sei. Schon um 1611 gab der Priester Nicolas de Leon die Zauberformel der Indianer an, welche die Medizinmänner beim Peyotl gebrauch noch heute anwenden.

Ebenso wie die Kokablätter in Peru, wurde auch schon damals der Peyotl gekaut, um ohne Ermüdung wochenlange Fußreisen zurücklegen zu können. Nach meinen Erfahrungen hat der Peyotl sehr viel Ähnlichkeit in der Wirkung mit Pervitin (psyoh. Stimulans mit Kreislaufwirkung), das ja auch als ein hervorragendes Stärkungsmittel gebraucht wird. Wenn der Peyotl in die Hände eines großen Erfinders, wie dessen, der das Penizillin erfunden hat, kommen würde, so würden wir alsbald ein neues Wundermittel in der Medizin gewonnen haben.

Einer der Nachfolger von Hernandez, Dr. Jacinto de la Sema, gibt uns Einblick in die Machenschaften der Inquisition. Deren Richter waren natürlich überzeugt, dass der leibhafte Teufel in dieser Pflanze stecke und dass die Peyotlisten vom Teufel besessen seien. Viele Indianer, die diese Pflanze verehrten, mussten damals die Scheiterhaufen besteigen. Ortegas „Historia de Nayarit" beschreibt uns die Gelage, die mit dem Peyotlwein veranstaltet wurden, und von diesem Verfasser könnten die Nordamerikaner gelernt haben, als sie in der Prohibitionszeit Peyotlschnaps brauten. Da damals Kommunionwein erlaubt war, verstand man es unter dem Deckmantel der Frömmigkeit, den Peyotlwein populär zu machen, und ihnen haben wir es zu verdanken, dass wir heute nicht nur zahllose Morphinisten und Cocainisten, sondern nicht minder viele Peyotlisten haben. Das Zeug wird in den Vereinigten Staaten unheimlich verkauft und Hauptkäufer sind die Mitglieder einer regelrechten Christian Peyotl-Church in Oklahoma, welche den Kaktus, in Stücke zerschnitten, zur Eucharistie verwenden.

In Deutschland ist man auch nicht unbeteiligt geblieben, man kann das Alkaloid des Peyotl dort in den Apotheken als Meskalin kaufen. Der deutsche Pharmakologe Art. Heffter machte schon 1897 Selbstversuche mit dem von ihm rein dargestellten Meskalin (ehem. Trimethoxyphenylaminoäthan). Er beschreibt das Auftreten farbiger Visionen mit Pulsverlangsamung, Pupillenerweiterung, Verlust des Zeitsinnes, Übelkeit, Schwindel und Kopfschmerzen. Bei den von Behringer angestellten Versuchen fanden sich zuerst Sinneserscheinungen optischer Art, kurz danach Euphorie., die dann in eine mehr passive Bewusstseinslage unter Fortdauer der Sinneserscheinungen übergeht.

Bemerkenswert ist es beim Peyotl, und das habe ich selber oft ausprobiert, dass er keinerlei Nachwirkungen hinterlässt. Eigentlich haben wir hier sogar den Katzenjammer vor dem Rausch, denn der Genuss selbst ist etwas unangenehm, weil das Zeug sehr bitter und hässlich schmeckt, und die oben beschriebene Übelkeit eher vor der Euphorie auftritt. Ich verweise in diesem Zusammenhang auf mein Buch „Schamanismus“, wo ich sowohl auf die Geschichte, als auf meine eigenen Erfahrungen und Erlebnisse mit dem Peyotl ausführlich eingegangen bin. Ich habe jedenfalls auch als Heilmittel die Wichtigkeit dieser andererseits so gefährlichen Pflanze schätzen gelernt. Es ist unter den Indianern erwiesen, dass auch der Peyotl zur Heilung von Beri-Beri gut ist; diese Krankheit ist ja eine ausgesprochene Avitaminose, die nach verschiedenen hässlichen Herzsymptomen und Polineuritis zu einem völligen Kräfte verfall führt, der nur durch Zufuhr von Vitaminen geheilt werden kann. Durch Chemiker ist es nachgewiesen, welch vortrefflicher Vitaminträger der Peyotl ist.

Nicht umsonst weben sich um den Peyotl die merkwürdigsten Eingeborenen-Gebräuche, die schrecklichsten Religionsverfolgungen, kultische Verehrung und weite Verbreitung in Vereinigungen und Kirchen auf der ganzen Welt. Unterwelt, Rauschsüchtige, Spiritisten haben ebenso zu seiner Berühmtheit beige tragen, wie Ärzte und Naturheilkundige vieler Länder, die ihn segenspendend anwandten.

Es sei hier noch eines geheimnisvollen Mittels gedacht, das besonders in Mexiko unter dem Namen Camotillo bekannt ist und von der Curcuma longa, einer Pflanzengattung der Zingiberazeen gewonnen wird. Diese Pflanze liefert viele nützliche Stoffe unter den verschiedensten Namen, und auch ihr ätherisches Öl wird von uns mit Erfolg verwendet. In der falschen Hand, kann der Camotillo zu einem entsetzlichen Mittel werden, und die geschichtliche Tragödie der Vergiftung der unglücklichen Kaiserin Charlotte von Mexiko dürfte mit diesem Mittel in engem Zusammenhang stehen.

Camotillo wirkt nämlich erst, in entsprechender Form injiziert, nach einem halben Jahr tödlich, zu einem Zeitpunkt, wo seine Spuren im Körper kaum noch nachzuweisen sind, und auch die Mörder sich schon lange in Sicherheit bringen konnten. Man kann sich ohne viel Fantasie vorstellen, welche Möglichkeiten sich da für die Kriminalität ergeben. Sie sind auch gerade in Mexiko in furchtbarer und geheimnisvoller Weise für politische und persönliche Racheakte aller Art ausgenützt worden. Da man die tödliche Wirkung der Pflanze ziemlich genau zeitlich vorbestimmen konnte, wurde mit ihr natürlich auch der schauerlichste Weissagungskult getrieben.

Nur dem Namen und ihrer Verwendung nach will ich noch kurz erzählen:

Das Toloachi, aus den Daturá-Pflanzen gewonnen, wird in der Medizin in bestimmten Formen für die Lokalanästhesie, in der Bauschgiftbranche als Tee oder Rauchware zur Erlangung von Halluzinationen, auch als Aphrodisiakum, verwendet. Eis hinterlasst einen furchtbaren Kater und kann schwere gesundheitliche Schäden hervorrufen.

Der Colorinen-Samen, von der Erythrina americana, zeigt ähnliche Erscheinungen und Wirkungen. Blutdruckerhöhungen und auch Gliederlähmung zieht sein Genuss nach sich. Seine Alkaloide werden in vielen Formen in der Wissenschaft, seine pflanzlichen Extrakte in der Volksmedizin und im Aberglauben, seine Rauschmittel schließlich in der Welt der Süchtigen als Wollustmittel verwandt.

Es gehören ferner in diese Reihe die noch wenig erforschten Zapote-Mittel, die aus Anona sqammosa und exelsa, aus Dyspyrus ebenaster und Achras sapota gewonnen werden. Der schon von Sahagun erwähnte Giftpilz Nanacates, der Rauschzustände, Exstasen und Geistesstörungen hervorruft, und der unserem Fliegenpilz verwandt ist, sei auch hier erwähnt.

Schließlich nenne ich noch die Gelsemium-Wurzel von der Gelsemium sempervirens Logoniacea, die schon früher von den Eingeborenen Südamerikas für Gottesurteile verwandt wurde, weil ihre Vergiftung nach einer Euphorie schwere Herzanfälle und schließlich Todeskrämpfe herbeiführen kann.

Der Leser wird unseren Abstecher in dieses interessante Gebiet sicher nicht bereut haben, zumal es ja engstens mit unserer Riechstoffheilung zusammenhängt und zeigen sollte, wie wichtig bei der Anwendung dieser gefährlichen Mittel die genaue Kenntnis und Erfahrung des Arztes nötig ist, damit sich die auch von uns osmologisch angewandte Heilkraft der Pflanzen nicht in ihr furchtbares Gegenteil verkehrt.

Eingehender wollen wir uns jetzt noch mit einer anderen Geißel der Menschheit befassen, die an Krankheits-, ja Todesfällen sogar den Krebs oder die Tuberkulose noch überragen dürfte: die Malaria. Viele, viele Millionen leiden auch heute noch an ihr, wenn auch nicht immer in schwerer Form. Es gibt drei verschiedene Arten dieser Krankheit: die schwerste ist die Malaria tropica. Bei ihr treten die Fieberanfälle fast täglich auf, und es stellen sich bald die verschiedensten Krankheitserscheinungen ein, die entweder schnell zum Tode führen, oder die Krankheit chronisch werden lassen. Es gibt aber auch eine Art Malaria, die kein Fieber zeigt, sondern nur eine ganz merkwürdige Art von Müdigkeit, Erschöpfung, ja ein Dahinsiechen; später stellen sich dann Waden- und Rückenschmerzen ein.

Die Malaria ist eine Infektionskrankheit, die durch die bekannten Anophelea-Mücken übertragen und verbreitet wird. Durch ihren Stich gelangt der Malaria-Erreger, ein einzelliger, aus Kern und

Protoplasma bestehender Parasit, in das Blut der Menschen. Hier wächst er auf Kosten des Hämoglobin, bis er schließlich die roten Blutkörperchen völlig ausgefüllt hat und dann in 6 – 25 Teilprodukte zerfällt. Diese nennt man Merozoiten, welche dann wieder unversehrte rote Blutkörperchen angreifen, wonach die Entwicklung von Neuem vor sich geht. Dieser Vorgang ruft die für diese Krankheit charakteristischen Fieberanfälle hervor.

Da vorläufig an eine vollständige, an sich erforderliche Ausrottung der Anopheles-Mücken noch nicht zu denken ist, wird von der Medizin ununterbrochen weitergeforscht, um wenigsten» dem Kranken durch wirksame Arzneistoffe helfen zu können. Früher galt als einziges Heilmittel das Chinin, das Alkaloid der Chinarinde, welche bei den Inkas als heilige Pflanze verehrt wurde. Man musste jedoch feststellen, dass bei fortgeschrittener Krankheit die Wirksamkeit des Chinin nur gering ist. Auch ist, um Erfolg damit zu erzielen, eine lange Anwendung desselben unbedingt erforderlich. Als Prophylaktikum bleibt es allerdings von höchster Bedeutung.

Bei Kranken mit besonderer Überempfindlichkeit und Idiosynkrasie werden oftmals durch das Chinin neue Krankheiten hervorgerufen, wie z. B. Ohrensausen, ja sogar völlige Taubheit, Schwarzwasserfieber usw. Da das Chinin nur einen Teil der Infektion angreift, wundert es einen nicht, dass es langsam in Misskredit kam. Die deutsche Wissenschaft hat nun ein neues Produkt, das Plasmochin, gefunden, das die Weiterübertragung von Mensch zu Mensch durch die Mücke zu verhindern vermag und die Zahl der Bückfälle in einem bis dahin nicht gekannten Ausmaß verringert.

Vor allem kann es auch von allen Kranken, selbst Kindern, gut vertragen werden. Dem deutschen Forschergeist ist es weiterhin gelungen, durch ein ebenso wertvolles Präparat, das Atebrin, dieser entsetzlichen Tropenkrankheit eine weitere wirksame Waffe entgegenzusetzen. Durch eine Kombination von Atebrin und Plasmochin lassen sich die beiden Präparaten innewohnenden Vorteile zu einer optimalen Wirkung verbinden.

Vor vielen Jahren hatte ich Gelegenheit, als Mitglied eines medizinischen Kongresses über Malaria zu referieren, da ich gerade als Militärarzt in den Tropen große Erfahrungen auf diesem Gebiet hatte. Ich stieß dabei immer auf die erschreckende Verbreitung dieser Krankheit; in allen amerikanischen Ländern fand ich ausnahmslos die Malaria, eines der am meisten gestraften Länder war Panama, dass durch seinen Reichtum an Sümpfen usw., ein wahres Eldorado für die Ausbreitung und Vermehrung der Mücken war. Merkwürdig ist es, dass die indianischen Medizinmänner, die sich natürlich auch mit diesen Krankheitserscheinungen befassen mussten, überall die Rinde, Blätter und Bohnen des Kaffeebaumes als Heilmittel gegen die Malaria empfehlen.

In unserem Laboratorium haben wir nun ein Produkt aus ätherischen Ölen hergestellt, das bei der Bekämpfung jener Erscheinungen große Erfolge zeigte. Wir gebrauchten dieses Mittel sonst eigentlich nur als Riechstoff und behandelten damit Migräne und ähnliches; bei Malaria mischten wir drei bis vier Tropfen in ein Glas Zitronenlimonade und hatten durch diese Kombination die ersehnte Wirkung, worüber ich gerade aus Panama noch viele Dankschreiben vor mir habe.

In keinem Land der Welt gibt es so viele Homöopathen wie in Ibero-Amerika. Auch Tausende von Priestern und Pfarrern betätigen sich als solche und Gesicht gähnt, so können wir das eigene Gähnen kaum unterdrücken; wir sind einfach angesteckt. Da uns ja keine Aufforderung zum Gähnen gegeben wurde, also auch unsererseits keine Absicht oder direkte Nötigung vorliegt, so wirkt das fremde Gähnen unwillkürlich auf das Unterbewusstsein, in dem ungeahnte Energien schlummern können. Es wird von tibetanischen Priestern berichtet, dass sie, ohne Speise und Trank, im Zustand eines gewissen Unterbewusstseins ungeheuere Fußtouren über acht Tage lang ohne Müdigkeitserscheinungen zurücklegen konnten. Die Tibetaner, die diesen Zustand kennen und wissen, dass es eine Art Traumzustand ist, sprechen diese Leute niemals an, um sie dadurch nicht aufzuwecken. Gewisse Kasten in Indien sagen, dass diese Läufer von unsichtbaren Wesen unterstützt werden.

Der schon zitierte Freud hat bewiesen, dass sich in unserem Unterbewusstsein eine große und herrliche Energie als Heilkraft ansammelt. Derselbe Verfasser behauptet auch in seinem Testament, dass die lebende Materie mit Energie durchdrungen ist. Dieses ist die Nervenenergie, welche im Nervensystem aktiv wirkt und zumal über das Unterbewusstsein, am besten *im Schlaf,* wirksam wird. Das Bewusstsein ist nach Henry nur ein vorübergehender Zustand, der dauernd durch das Unterbewusstsein unterbrochen wird. Diese Prozesse des Bewusstseins liegen in der Peripherie des *Ichs,* und alles andere in uns ist Unterbewusstsein.

Freud, welcher uns die Energie des Idioplasmas dargestellt hat, sagt, dass diese in zwei Formen existieren kann; frei und an den Körper gebunden als dynamische Potenz. Wenn nun das Idioplasma seine Energie freilässt, würde sie sofort aufhören, aber dem Körper durch Zersetzung schaden. Die Funktion des Egos, zumal während des Traumes, bindet und löst diese Energie und macht sie brauchbar für die Zwecke des Organismus.

Die Naturvölker verfügen noch über hellseherische Fähigkeiten, die uns durch Technisierung und Überzivilisation verloren gegangen sind: vielleicht führte auch die Rassen Vermischung in den sogenannten zivilisierten Ländern zum Verlust dieser Fähigkeiten. Dafür spricht, dass in den rassisch ziemlich rein geblichenen Gauen Ostfrieslands heute noch mancher die Gabe des *zweiten Gesichts* hat, das *Spökenkieken*.

In mischrassigen Ländern fehlt diese hellseherische Gabe vollkommen. Es gibt aber bei manchen Völkern gewisse Substanzen, die diese Zustände herbeiführen oder beeinflussen können.

Im Inneren von Brasilien gibt es gewisse Zauberer, die durch geheimnisvolle Tränke eine Art Schlaf- oder Traumzustand hervorbringen und Menschen, die durch sie in diesen Zustand versetzt wurden, zur Arbeit zwangen und auf diese Weise grausam ausbeuteten. Neben dem schon beschriebenen Peyotl ist es auch der sogenannte Ololiuhqe (bei den Indianern auch häufig cohuaxihuitl genannt), durch den eine Art von Somnambulismus erreicht wird. Beide Pflanzenarten werden derselben Wirkung wegen von vielen verwechselt.

Der Folklorist Garay beschreibt in den „Traditiones y Cantares de Panama“ wie die Schamanen unter Anwendung von Riechstoffen mantramsche Gesänge anstimmten, während der Kranke von einer wahren Duftwolke umhüllt ist. Das Sonderbarste aber ist, dass der Schamane, als er unsere üblichen Notenzeichen als Musikschrift sah, sich erbot, auch seine Musik aufzuschreiben. Siehe da, er malte Runen auf, wie wir sie in genau derselben Weise, d. h., als Mensch-, Gott- und Lebensrune, in den nordischen Aufzeichnungen vorfinden. Die Schamanen meinen nun, dass diese Prozedur durch das Unterbewusstsein bewirkt wird.

Zu gewissen Stunden ließen schon die alten Aztekenpriester-Ärzte ihre Patienten an gewissen Pflanzen riechen und erreichten mit dem Peyotl einen Schlafzustand, um den Kranken zu heilen. Um aber den Heilprozess zu beschleunigen, wurden dem schlummernden Kranken auch noch andere wohlriechende Blumen unter die Nase gehalten. Aus den ägyptischen und griechischen Mysterien ist uns der Tempelschlaf bekannt, in welchem die Neophyten das Weistum beigebracht bekamen, sodass sie, unwissend in den Schlaf gegangen, wissend und erleuchtet aus ihm wieder hervorkamen. Dasselbe Verfahren finden wir auch bei den mexikanischen Tolteken.

Daran erinnert auch der Brauch, den wir alt Schaler oder Studenten pflegten: wenn uns eine Aufgabe von unserem Pensum zu schwer oder laue zum abendlichen Lernen war, dann legten wir uns das Buch unter das Kopfkissen in der Hoffnung, dass wir am nächsten Morgen die richtigen Antworten daraus von selber finden würden. Wenn auch vielleicht etwas Aberglauben mitspielt, so ist doch Tatsache, dass sich unser Geist in der Nacht weiterhin mit angefangenen Sachen beschäftigt, wenn sie uns schon im Tagesbewusstsein beschäftigt hatten. Diese Beobachtung ließ mich vor Jahren auf folgenden Gedanken kommen: es galt, eine Brücke zwischen Tagesbewusstsein und dem Unterbewusstsein im Schlafe zu finden. Ich fand sie in den Duft- und Riechstoffen.

Nach dem Couéschen Vorbild ließ ich wahrend des Tages den Patienten gewisse Sätze wiederholen und wahrend dieser automatischen Satzsprechung einen bestimmten Duftstoff riechen. Des nachts schlich ich mich im Hospitalsaal an den schlafenden Patienten heran und hielt ihm ein Tuch mit demselben Parfüm unter die Nase. Er sprach, wenn er überhaupt die Gewohnheit hatte, im Schlaf zu sprechen, alsbald dieselben Sätze, die er am Tage eingeübt bekommen hatte. Neben dieser spaßigen Tatsache war aber auch besonders erfreulich zu beobachten, dass während des Schlafes auch der Heilungsprozess erheblich fortgeschritten war.

Wir wissen, wie im Schlaf alle Vorstellungskraft gesteigert wird. Es genügt ein kleiner kalter Luftzug, um uns im Traum in das Eismeer der Arktis versetzt zu sehen. Ein kleines Klopfen verwandelt sich in Kanonenschüsse. Es handelt sich also darum, den Wunsch oder die Willensgedanken am Tage zu wecken und wahrend der Nacht durch anregende Duftstoffe zur Verwirklichung zu bringen.

Tatsache ist, dass während des Schlafes die Heilung der Krankheiten begünstigt wird. Denn gerade dann erwacht in uns die Heilkraft, die uns helfen soll und von allen Krankheiten, so sie überhaupt heilbar sind, erlösen kann. Das Wachstum des menschlichen Körpers fängt im Moment der Geburt an, sofern wir auf das selbstständige Wachstum sehen, und hält bis in die zwanziger Jahre hinein an; aber es ist merkwürdig, dass wir nur im Schlafe wachsen. Dieses verdanken wir den mitogenetischen Strahlen, die wir oben ausführlich behandelten, und deshalb müssen wir die Zimmer während des Schlafes mit wohltuenden Gerüchen durchdringen lassen.

Man hat viel gestritten, ob unser Mittagsschläfchen empfehlenswert ist: da belehren uns am besten die Tiere, die sich zur Ruhe legen, wenn sie gefressen haben, und ebenso geht es bei den Säuglingen, die zu schlafen begehren, wenn sie an der Mutterbrust gesättigt wurden. Wir wissen, dass während der Verdauung der Blutstrom vorwiegend zum Magen und Darm gelenkt wird, um dort die Verdauung zu begünstigen, und es ist leicht zu verstehen, wie dadurch das Blut dem Gehirn und den Muskeln entzogen wird, was den Schlaf bzw. die Müdigkeit und Schlaffheit erklärt. Auch in diesem *Viertelstündchen* können wir durch Zubereitung der Heilluft im Zimmer große Erfolge erreichen.

Wenn im Alter die Spannkraft unseres Körpers, besonders der inneren Organe nachlässt, so fürchten sich betagte Menschen jeden Morgen vor dem Augenblick des Aufstehens; denn eine gewisse Atemnot und lästiges Husten macht diesen Augenblick zur schlimmsten Qual. Wie kann man das erklären? Während des Schlafes hat sich Schleim angesammelt, der, solange er nicht durch den Husten entfernt wird, lähmend auf den Atem wirkt. Aber das wäre nicht so schlimm, denn der Husten wird ihn ja verhältnismäßig leicht entfernen. Schlimmer sind die Kohlendioxide, welche die sogenannte Residualluft verderben. Diese ist ein Gemisch von sauerstoffreicher Ein- und sauerstoffarmer Ausatmungsluft, die als Rest in der Lunge verblieben ist. Mit dieser zurückgehaltenen Luft vergiften wir uns während des ganzen Lebens, wenn wir nicht gelernt haben, eine Art Atemkultur zu treiben. Wir müssen die Lungen auswringen, wie man einen Schwamm auswringt, und das geschieht nur durch lang anhaltendes Blasen, d. h. Ausatmen und durch tiefes Einschöpfen von reiner Luft. Wenn wir nun bei diesem Einatmen der Luft etwas von unseren osmologischeu Riechstoffen, z. B. Menthol, beimengen, so können wir nicht nur allen alten Leuten, sondern auch vielen Kranken ihre Qualen beim Atmen erleichtern bzw., nach und nach Besserung schaffen.

Wie sehr unsere zivilisatorischen Gepflogenheiten der Gesundheit entgegen arbeiten, zeigt uns allein schon die Tatsache unseres unnormalen Zu-Bett-Gehens zu etwa mitternächtlicher Stunde. Prof. Stockmann sagt, dass die Zeit von 19:30 – 23:20 Uhr fest durchzuschlafen sei, weil gerade in dieser Zeit der Schlaf am tiefsten, ruhigsten und gesündesten ist, ja weil er dadurch zu einem heilenden Lebensfaktor wird, auf dessen Einführung der Medizin, Erziehung und Entwicklung der Menschheit viel mehr Rücksicht nehmen sollten.

Dr. Riera-Maynegre wendet auch den Hypnotismus als Heilverfahren an, aber es scheint, dass er damit nicht alles erreichen kann, was er will; denn, um seine Patienten einschlafen zu lassen, bedient er sich der osmologischen Mittel.

In seinem viel gelesenen Werk sagt er: In den Fallen, in denen der Patient kraft seiner beweglichen Mentalität, wie das bei den großen Neurasthenikern geschieht, sowie an Verfolgungswahn Leidenden, erreicht man es nicht, dass sie mithelfen, eine mentale Erschlaffung anzustreben, sondern muss, um durch Suggestion auf sie wirken zu können, dieses durch Einatmen gewisser Riechstoffe, die uns dabei helfen können, zu erreichen versuchen. Wenn man über eine gewisse Zeit verfügt, kann man dann durch Suggestion mit einer Heilung rechnen. Wir gebrauchen, sagt Riera weiter, das Etulclorul, welches wir in fünf bis zehn cbcm vor die Nase und Mund halten, damit es eingeatmet wird. In anderen Fällen empfiehlt er Morphium, Chloral oder andere Betäubungsmittel.

Interessanter wird nun seine Behauptung, dass wir in einigen Fällen überhaupt keine Suggestion gebrauchen, sondern dass es genüge, den Patienten zu isolieren, also mentalisch ausruhen zu lassen, damit die innere Naturheilkraft auf ihn einwirken und eine Heilung erzielen kann.

Nach ihm bedarf es also zwar keiner Suggestion, aber des Riechmittels, um einen Zustand herbeizuführen, in dem sich unsere innere Heilkraft entwickeln kann. Wenn wir auch dem Hypnotismus insgesamt keineswegs das Wort reden wollen, so erfreut es, dass auch von daher die Grundsätze unseres Verfahrens nicht nur anerkannt, sondern auch praktisch angewandt werden.

Gerade die Neurasthenie ist ja die Krankheit unserer Zeit, und die Neurastheniker sind ein öffentliches Leidwesen. Ihre Opfer sind alle, die mit ihnen zu tun haben als Vorgesetzte, Kollegen, Freunde, Geschwister oder Ehegatten. Wenn jemand übermäßig isst, so wird sein Magen krank, schwach und angegriffen. Dasselbe geschieht mit den Nerven; auch sie werden schwach, müde und brauchen sich gewissermaßen auf. Die daraus entstehende Krankheit nennen wir Neurasthenie.

Wenn sich jemand ohne Grund aufregt, empfehlen wir ihm ein kaltes Bad, um die Nerven zu beruhigen. Die Anglikaner greifen mit Vorliebe zu Riechsalzen, deswegen auch englische Salze genannt, wenn z. B. eine Frau einen Schwächeanfall bekommt, und sie führen an, dass die Riechsalze belebend auf die Nerven wirken. Wenn diese Anfälle sich wiederholen, sprechen wir von Hysterie; bei gelindem aber anhaltendem Charakter ist es eben die Neurasthenie.

Die nervöse Reizbarkeit, die wir als schlechte Laune erfahren, Ist vielen Ursachen zuzuschreiben, vor allem dem Übermaß an Arbeit, das bis zu wahren Nervenzusammenbrüchen führen kann.

Aber auch der Missbrauch von Alkohol, Tabak und anderen Reiz- und Rauschgiften ist daran schuld, von gesundheitsschädlichen Ausschweifungen ganz zu schweigen. Der Organismus ist das Mittel, durch das die Nervenwege dem Gehirn die Empfindungen von Lust und Schmerz übermitteln, und diese Übermittlungen müssen einwandfrei vonstattengehen.

Nun versucht man die Nervenüberreizbarkeit mit bromhaltigen Mitteln zu bekämpfen. Wir lehnen sie, wie alle Reizstoffe, ab, die die Anzeichen gegebenenfalls beruhigen, aber das Übel nicht an der Wurzel packen. Alles dieses ist zu sehr Materialismus. Aber auch die Neurasthenie ist nicht nur ein körperliches, sondern vor allem ein seelisches Leiden.

Die meisten Neurastheniker glauben gar nicht, dass sie krank sind und weigern sich, sich in Behandlung zu begeben. Wenn wir aber mit allopathischen Drogen nicht erreichen, so können wir jetzt getrost zu den osmologischen Mitteln greifen, die mit Sicherheit Erfolg nach den erwähnten Prinzipien erzielen.

Prof. Bier hat mit vielen Beispielen bewiesen, dass, wenn die Seele sich im Schlaf auch manchmal irrt, sie doch durch ihre Zellwirkung angespornt wird, und deshalb wird er uns auch recht geben, wenn wir unsere osmologischen Mittel hauptsächlich im Schlafzimmer des Patienten wirken lassen, zu einer Zeit, wo dieser schläft.

Ausblicke für das neue Verfahren

Wir haben hier gesehen, welche ungeheuere Bedeutung der Verwendung von Duftstoffen in der Heilkunde zukommt. Aber wir dürfen uns auch nicht verhehlen, dass wir uns noch am ersten Anfang wichtigster Erkenntnisse auf diesem Gebiet befinden. Duft ist Strahlung; jede Duftabstufung ergibt sich unzweifelhaft aus mathematisch genau festliegenden Strahlungsfrequenzen; eine Änderung der Frequenzen würde eine Änderung der Duftstufe zur Folge haben. Das zu wissen, ist wichtig, weil wir aus anderen Disziplinen der Strahlungstherapie erkennen, dass in einer einzigen *Oktave* des kosmischen Wellenbandes (das bedeutet im strahlungstechnischen Sprachgebrauch den Bereich von einer bestimmten Frequenz bis zu ihrem doppelten Werte) alle Arten therapeutischer Beeinflussungen unserer Körperorgane enthalten sind, nützliche und schädliche, lebensfördernde und lebenshemmende.

Wie eine bestimmte Frequenz aus der Grünzone des Sonnenspektrums unbeschreiblich wohltätig auf gewisse Arten nervösen Kopfwehs wirkt, so ist von ihrer völligen Disresonanz aus der Rotzone das Gegenteil zu sagen. Genau so verhalt es sich mit der Wirkung der Duftstoffe. Beispielsweise wird die belebende und erfrischende Wirkung des Kölnisch-Wasserduftes vollkommen in ihr Gegenteil verkehrt, wenn man diesem auch nur ein Gramm Patschouli zufügt; es ist also festzuhalten, dass dadurch nichts anderes geschah, als dass die Strahlungsfrequenz unseres Duftstoffes durch Hinzufügen einer anderen Substanz in eine Disharmonie umgewandelt wurde. Das zeigt wieder sofort die wichtigste Seite unserer Aufgabe als osmologischer Mediziner; die richtige Auswahl des für die jeweilige Erkrankung heilkräftigen Riechstoffes. In dieser Hinsicht stehen wir auch heute noch am Anfang einer gewaltigen Arbeit, aber sollte sie nicht wichtig genug sein, um alle Suchenden der Erde zu ihrer Lösung auf den Plan zu rufen?

Zu der Frage, die vielleicht noch offen geblieben ist, ob man auch synthetische Parfums unbedenklich verwenden kann, ist zu sagen, dass man alle Essenzen, die aus vegetabilen Stoffen hergestellt sind, nicht aber wahllos Duftstoffe tierischer oder mineralischer Herkunft gebrauchen darf. Die meisten heute verwandten Duftstoffe stammen allerdings aus dem Steinkohlenteer, also doch aus einem Mineral? Ja, und doch nein, denn die Steinkohle ist nichts anderes als ein wunderbares Sammelbecken der Sonnenenergie aus verflossenen Jahrtausenden, in dem alles, was die Erde in früheren Epochen von der Sonne an lebenspende n den Energien empfing, getreulich aufbewahrt wurde für uns; die gleißende Farbenpracht des Paradieses, die von der Erde in Hunderttausenden von Jahren empfangene Wärmestrahlung, Duft und Feuer der Blumen. Und die Chemie hat es verstanden, in immer steigendem und uns entzückendem Maße alle diese Herrlichkeiten wieder hervorzuzaubern und neu zu erwecken. Die moderne Wissenschaft ermöglicht die Herstellung von Riechstoffen auch aus Asphalt. Aber aus den Berichten der spanischen Eroberer Mexikos wissen wir, dass bereits die alten Mexikaner diese Gewinnung aus Asphalt kannten, was nur wiederum ein Beweis für die hohe Kulturstufe dieser Völker und zugleich für die historische Bedeutung der Riechstoffgewinnung sein kann.

Wenn wir auch alles bekämpfen müssen, was die moderne Kosmetik an widernatürlichen Mitteln in der Schminkerei, usw., verwendet, so werden wir doch stets den Gebrauch von guten Parfüms empfahlen, weil alle Wohlgerüche stimmungs veredelnd und gesundheitsfördernd wirken. Durch unsere Sinne empfinden wir Eindrücke des Schmerzes und der Wonne, des Kummers und der Freude, und der Mensch Ist berechtigt, ja sogar verpflichtet, den Schmerzgefühlen, die, ganz gleich welcher Art sie sind, immer unsere Lebens- und Arbeitsfreude beeinträchtigen, Wonnegenüsse gegenüberzustellen und die ersteren dadurch zu bekämpfen. Es wird wohl jeder wissen, wie ungeheuer wohltuend und beruhigend eine ergreifende musikalische Darbietung auf ein sorgenvolles und aufgeregtes Gemüt wirkt, und welche reine Freude sie unserem Ohr bereitet. Ja, die ärztliche Wissenschaft ist so weit, zu beweisen, dass man gewisse Krankheiten durch Musik heilen kann.

Nicht viel anderes ist es mit der Schönheit einer Landschaft oder eindrucksvoller Gemälde und Bilder, die unser Auge fesseln und uns über das Kleinliche und Abstumpfende des Alltags ebenso wie die Musik In eine Hellere, harmonischere Atmosphäre schweben lassen. Zum Ergötzen des Geschmacksinnes bereiten wir Mischungen von Getränken, wie Cocktails oder Konditorschleckereien und sonstige appetitanregende Zusammenstellungen von Speisen und Früchten. Durch das Streichen über weiche Felle, über den Körper der Geliebten, usw., wird unser Taktgefühl besonders entzückt. Hat man euch verletzt, dann wirkt das Streicheln einer liebevollen Hand über die wunde Stelle sofort schmerzlindernd.

So sucht man immer dem Schlechten etwas Angenehmes gegenüberzustellen und es zu übertönen; nur einen Sinn hat man vielfach vernachlässigt, und das ist der Geruchsinn, der doch am ehesten auf Negatives, z. B. Gestank, man kann sagen schmerzlich reagiert. Warum sollte er nicht auch ganz besonders empfänglich sein für das Positive, das Schöne, das Gute, also Duftstoffe und Wohlgerüche? Warum sollte er nicht auch heilend und lindernd wirken können? Gerade in der heutigen Zeit kann der Geruchsinn wieder eine ganz große Bedeutung bekommen. Er wird vielleicht der wertvollste Sinn sein können.

Wie oft hat uns wohl schon der Geruch das Leben gerettet, wenn üble Ausdünstungen uns vor verdorbenen Speisen warnten. Mit der Nase reagieren wir nämlich viel empfindlicher, als wir es je mit dem Geschmacksinn vermöchten. Wie gefährlich uns verschiedene Gerüche werden können, wissen wir von den vielen Todesfällen, die durch Einatmen giftiger Dämpfe entstehen: es sei nur an die Benzinherstellung oder die Entgiftung der Weinstöcke durch die Winzer erinnert. Die Gefahren des Gaskrieges seien hier nur der Vollständigkeit halber erwähnt.

Die Gefahr ist offensichtlich, die uns durch Fehlen des Geruchs zuteilwerden kann. Bei Nasenkrankheiten wie Schnupfen, Katarrh in den Nasenhöhlen, usw., ist das Aussetzen der Geruchsempfindung nur vorübergehend, aber Gehirnerschütterungen oder Geschwulstbildungen im Stirnhirn können auch vollständiges Verschwinden des Geruchssinnes zur Folge haben. Hier setzt die wichtige und schwierige Aufgabe der Rhinologen ein, die versuchen, Muschelschwellungen, Wucherungen, Veränderungen der Schleimhaut, Verkrümmungen usw. zu bekämpfen. Auch akute Krankheiten können manchmal Geruchsmangel bewirken, oder sie rufen seltsame Veränderungen in der Geruchswahrnehmung hervor. So sind Geisteskranke dafür bekannt, oft ganz eigenartige Gerüche wahrzunehmen. Das hängt wohl mit der Ablagerung fliegender Stoffe und Vereiterungen in der Stirn und im Rachen zusammen. Hier ergibt sich für die, Spezialisten der Nasenkrankheiten ein weites, interessantes Gebiet, auf dem, wie wir gelegentlich andeuten konnten, schon ganz Außerordentliches geleistet worden ist.

Um bei der Malerei den Effekt zu steigern, nimmt mau selten eine einfache Farbe, sondern kombiniert verschiedene auf einer Leinwand, welche allerdings zueinanderpassen müssen. Sollte jedoch einmal eine falsche Farbe sich in das Gemälde verirren, so streicht man sie wieder mit Leichtigkeit weg oder legt eine andere darüber. Auch in dem Kelch der Töne haben wir Zusammensetzung, die je nach ihrer klangvollen und verschiedenartigen Aneinanderreihung eine lustige, wehmütige oder erhebende Musik ergehen. Beim Schreiben der Noten rutscht auch einmal eine unharmonische dazwischen; sie wird aber sofort unbarmherzig gestrichen oder durch eine andere ersetzt.

Auch bei den Wohlgerüchen wird durch eine Komposition eine viel größere Wirkung erzielt, wenn wir harmonisch vorgehen. Haben wir einen Blumenstrauß, so empfinden wir nicht den Geruch jeder einzelnen Blume, sondern die sich aus allen vereinigende Duftwelle strömt uns entgegen und erfreut unseren Geruchssinn. Da aber Blumensträuße schnell verwelken und auch ihr Duft nur ein kurzes Leben hat, sind wir gezwungen, die Riechstoffe selber herzustellen. Gewöhnlich versucht man zur Steigerung des Effektes, Mischungen von verschiedenen Luftsorten in Form von Parfums oder Pulver herzustellen.

Doch dazu bedarf es schon einer besonderen Fähigkeit und Übung; denn würden bei dieser Zusammensetzung falsche Tropfen verwandt werden, so ist dieser Fehlgriff nicht wieder gut zu machen, würde aber auch sehr unangenehm hervortreten, sodass wir nichts mehr mit der Mischung anfangen können. Es handelt sich, wie wir wohl nicht betonen zu brauchen, gewöhnlich um kostbare oder seltene Mittel.

Bier, in seinem bekannten Buch, spricht den Menschen, dem Tier und den Pflanzen, ohne Ausnahme, eins Seele zu: er würde auch mit mir einer Ansicht sein, dass die Seele der Pflanzen in ihren ätherischen ölen zum Ausdruck kommt. Bier spricht der Seele zwei kennzeichnende Merkmale zu:

Reizbarkeit und zielstrebige Handlung. In der Pflanze wirken alle Seelenkräfte zusammen, mit mehr oder weniger angegebener Richtung, und bedingen die zielstrebige Haltung. Ich glaube auch an eine seelische Immunität und glaube den Bakteriologen nicht, dass nur die Einspritzung uns gegen bakteriologische Einflüsse immun macht. Lernten wir unsere Seelenkraft handhaben, so würden wir gegen alle Krankheiten immun sein. Nicht nur die Zersetzungsstoffe, die Anhäufungen von Schlacken in unserem Körper, können uns durch ihre physischen Reize schaden, sondern auch die psychischen Reize wirken auf uns ein. Bier sagt, der Wunsch, edel und gut zu sein, erzeugt Moral, und unigekehrt, entstehen unedle Triebe, die durch Reize in Gang gesetzt werden.

Cuauthemoc, als er von den Spaniern auf die Folter gespannt wurde, und man ihm den Fuß versengte, zeigte sich als ein Ebenbild des Heraklit, wenn dieser sagt: Eines gibt es, das die Besten allem anderen vorziehen, den Ruhm, den ewigen, in unvergänglichen Dingen.

Schon Paulus hat im ersten Brief an die Korinther (Kap. 15) betont, welche Zeugen dem von seinen Gegnern angezweifelten Auferstehungserlebnis beigewohnt haben.

Je mehr Menschen für eine Sache zeugen, desto glaubwürdiger scheint sie den anderen zu werden. Ich bin wegen meiner Methode auch stark von Gegnern und Wohlmeinenden angegriffen, bekämpft, ja verleumdet worden, aber ich bin ihnen dafür dankbar; denn sie haben dadurch einerseits erfreulich zur Bekanntwerdung und Verbreitung der osmologischen Methode beigetragen, andererseits haben sie mich selbst angespornt, immer tiefer in diese neue Materie einzudringen und schließlich diese Erkenntnis im vorliegenden Buch niederzulegen.

Das Buch soll aber nicht eine schlichte Reklame für mein Verfahren sein, sondern es handelt sich für mich um die Zukunft dieser osmologischen Methode, die so wirksam, durchaus einfach und ungefährlich, schließlich auch für jeden Preis erreichbar ist.

Es gibt eine ganze Anzahl von Krankheiten, mit denen ich mich jahrelang befasst habe, aber das letzte Ziel der völligen Heilung noch nicht erreicht habe. Wenn ich es auch wohl nicht mehr erreichen werde, so soll doch einer meiner Nachfolger für die bisher noch nicht gefundenen Mittel die rettende Formel finden; dafür sollen diese hier niedergelegten Erfahrungen und neuen Gedanken Hinweis und Anregung sein.

Bei meiner langjährigen Praxis, die mir viel Neid und Hass eingetragen hat, ließ ich mich dennoch nicht beirren, immer weiter zu forschen. Darum darf ich hier an letzter Stelle, nach den laufend von mir selber angeführten und bezeugten Erfolgen meiner Heilmethode, auch ein Dokument von zweiter Hand sprechen lassen, das hier vor mir liegt:

Procopio I. Elizondo
Oberst der Cavallerie
und Standortältester

Ich bescheinige, dass der Oberstleutnant-Arzt Krumm-Heller, welcher heute seine neue Mission im Auftrag der Regierung an der Grenze der Vereinigten Staaten antritt, hier Leiter des Militärhospitals war, während der letzten Monate.

Es freut mich bestätigen zu können, dass er wertvolle Heilmethoden im Krankenhaus einführte, dadurch die Ausgaben verminderte und die Organisation verbessert und vereinfacht hat.

Er zeichnete sich durch seine Aktivität in der Bekämpfung der Blattern aus und in der Behandlung unserer tapferen Soldaten, welche vom Schlachtfeld zurückgebracht wurden, mit solchem Erfolg, dass während seiner Tätigkeit in mehreren Monaten keine Todesfälle registriert wurden.

Es tut uns leid, dass er uns verlassen muss.

Constitutionelle Armee
der Republik Mexiko
Kommandantur der Armee

Matamoroa, Tam. a 10. Febr. 1915
gez. (Unterschrift)

*

Ich führe gerade dieses Dokument an, weil die oben erwähnten Methoden und Erfolge sich auf die osmologischcn Heilmittel beziehen, die ich damals in ganz großem Umfang verwerten konnte. Matamoros ist eine Stadt am Rio Grande an der Grenze zwischen Mexiko und den Vereinigten Staaten, und die angeführten Kämpfe beziehen sich auf die innermexikanischen Verfassungskämpfe, die zum Teil mit ungeheuerer Erbitterung ausgetragen wurden.

Damals erregte mein Verfahren noch kein großes Aufsehen, aber die Stimme des obigen Laien lässt schon erkennen, wie einleuchtend auch ihm die Sache erschien, rollte wird aber meine Methode bereits von vielen Ärzten in Amerika, teilweise auch schon in Deutschland, mit Erfolg angewendet.

Mein Wunsch geht dahin, dass sie immer weiter ausgebaut werden möge zum Heile der kranken Menschheit.

Während meiner Forschungen bei den zahlreichen Indianerstämmen konnte ich nicht nur wertvolle Ergebnisse mit nach Haus bringen, sondern ich habe auch gerade von den Eingeborenen durch meine, für sie zwar nicht völlig fremden, aber doch wunderbaren Heilverfahren, ungeahntes Vertrauen, ja Liebe erfahren dürfen.

Vielfach lehnten kranke Indianer die Hilfe und Behandlung ihres Stammesschamanen glatt ab und ließen nach mir, wenn ich nicht konnte, so doch wenigstens nach meiner Frau rufen, die in gleicher Weise wie ich durch ihre heilenden Mittel osmologischer Art beliebt war und mich voll vertreten konnte.

Ihrem Andenken und dem meines ebenfalls verstorbenen Freundes Dr. Friedrich Noltenius, habe ich daher dieses Buch gewidmet. Noltenius war berufen, ein Stern ersten Ranges am Himmel der deutschen Heilwissenschaften zu werden und seine Werke, zumal das Buch „Gefühlswerte“, sind von besonderem Wert.

Oft hatten wir Gelegenheit, unsere Erfahrungen auszutauschen, bevor er durch einen bedauerlichen Unglücksfall von uns ging. Ich schließe daher mein Buch mit einem Gedicht, das ich seinem, oben erwähnten Buch entnommen und schon vielfach ins Spanische übersetzt und verbreitet habe:

Wirf dich dem Leben in die Arme
Und sinne nicht auf Maß und Zahl,
Ergib das Herz dem Götterschwarme
Von Freud und Leiden, Glück und Qual.

Denn unser hochgetürmtes Wissen
Um alles, was die Welt bewegt,
Ist ein erbarmungsloses Missen
Des festen Grundes, der uns trägt.

Was wir ersinnen, sind Gesetze
Was wir erfassen — leere Form —
Und im Gefüge enger Sätze
Erstarrt die Welt zu toter Norm.

Doch all das jubelfrohe Sehnen
Das stürmend unser Herz durchdringt,
Dein dunkles Fühlen, Hoffen, Wähnen,
Der Schmerz, der dich zu Boden ringt

Und deine heimlichen Gedanken
Von Gottes ferner Ewigkeit,
Die suchen jenseits aller Schranken
Von Maß und Regel, Zahl und Zeit.

Schau in des Himmels klare Räume,
Gib all dein Denken an das Nichts!
Dann zuckt — vielleicht — durch deine Träume
Ein Funke seines hell' gen Lichts.

Anhang

Verzeichnis der ätherischen Öle in den Pflanzen

Viele Pflanzen verdanken ihren eigenartigen Geruch (Duft) den in ihnen vorhandenen stark riechenden und stark schmeckenden Stoffen, die durch Destillation mit Wasserdampf als ätherische Öle aus ihnen gewonnen werden können. Diese Öle riechen stark, haben meist ein gewürzartigen Geschmack, verflüchtigen sich in der Hitze und lassen auf Papier keine Ölflecke zurück. In den meisten Fällen sind die Blüten und Früchte dieser Pflanzen die ölhaltigen Träger, doch findet man diese öle auch in Blättern, Rinden und Wurzeln.

Alant (**Inula Helenium**). Eine berühmte Heilpflanze des Altertums gegen alle Krankheiten, denen eine Erschlaffung der Atmungs- und Verdauungsorgane zugrunde liegt, ferner Hämorrhoiden, Lungenverschleimung, Gelbsucht, Wassersucht, Bleichsucht, Weißfluss, Menstruationsbeschwärden, Husten und katarrhliche Entzündungen.

Anis (**Pimpinelle anisum**) magenerwärmend, verdauungsanregend, krampfstillend. Viel verwandt gegen Magenverschleimung, Darmschwäche, Blähungen, schwacher Periode, kolikartigen Zuständen, Leibschmerzen, Skorbut, Asthma.

Arnica (**arnica montania**). Uraltes, vielverwendtes Heilmittel gegen Trägheit der Unterleiborgane, Schleimfieber, Übelkeit, Verstauchungen, rheumatischen Beschwerden und nervösen Lähmungen.

Asant (**Asa foetida**). Suggestivmittel gegen nervöse Störungen, Hysterie, nieren- und darmreinigend, Asthma, gut gegen Blähungen.

Bärentraube (**Arbutus uva**). Bei Krankheiten des Harnsystems, Stein- und Blasenleiden, Wassersucht, Nierenkrankheiten, Blutharnen, Weißfluss, Lähmungszuständen der Harnorgane, Durchfall, Zuckerkrankheit.

Baldrian (**Valeriana officinalis**). Bei nervöser Schlaflosigkeit, Erregbarkeit des Rückenmarks, Kolik, Blähungen, Veitstanz, Epilepsie, Kehlkopf-, Magen-, Unterleibskrämpfe, Schwindelanfälle, Hysterie und nervösen Verstimmungen aller Art.

Basilienkraut (**Basilikum ocimum**) gegen Husten und Erbrochen, Entzündungen der Harnwege, Fieber, Schrunden, Mundfäule, Nierenleiden, Katarrhe.

Bertramswürzel, romische (**Anacylus Pyrethrum**). Das bekannteste und beliebteste Mittel gegen Leiden der Unterleibsorgane, Erkältungen, Krämpfen, Kolik, Leibschmerzen, Magenverstimmung, Blähungen, Hysterie, Blutflüsse und alle krampfartigen Erkrankungen.

Bienenkraut (**Melissa ofticinalis**), beruhigend bei Nervenleiden, Unterleibsstörungen, mangelhafte Nerventätigkeit, Bleichsucht, Hysterie, Verdauungsstörungen, Blähkoliken, Ohnmacht, rheumatischen Beschwerden und Lähmungen, Zahn-, Ohren-, Kopf- und Luftwegeleiden.

Bockshornklee (**Trigonella Foenum**). Bei Lungenschwindsucht, Geschwüren, Drüsengeschwülsten, Mandel- und Rachenentzündungen, Diphterie, Podagra und rheumatischen Schmerzen.

Bohnenkraut (**Satureja hortensis**) bei Katarrhen, als Wurmmittel und bei Magenkrämpfen und Kolik.

Boldo (**Peumus holdus**) gegen Tripper und Leberleiden, außerordentlich stark wirkend bei Geistesstörungen, zahlreichen inneren Krankheiten.

Boretsch (**Borrago officinalis**) harntreibend, reizmildernd und sehr gut gegen Masern, Scharlach, rheumatischen Schmerzen, Nierenentzündungen, Hypochondrie und Seitenstechen.

Brunnenkresse (**Nasturtium officinale**). In vielen Zusammensetzungen mit anderen ölen gegen Skorbut, Wassersucht, Gelbsucht, Skrofeln, Milzanschwellungen, Blutfleckenkrankheit, Schleimflüsse der Lungen, Tuberkulose und gegen Katarrhe und Brustkrankheiten.

Buche (**Fagus empyreumaticus**). Das Teeröl wird gegen Hautkrankheiten verwandt.

Cacarilla (**Kroton, croton eleuteria**), ein wichtiges Magenmittel.

Dill (**Anethu, graveolens**), gegen Leibschmerzen, Kolik, katarrhliche Zustände, Schlaflosigkeit, Unterleibschmerzen.

Diptan (**Dictamnus albus**). Gegen Wechselfieber, Steinkrankheiten, Weißfluss, Hysterie und Krämpfe.

Dostan (**Origanus vulgare**), krampfstillend, gegen Katarrhe der Atmungsorgane, Schwindsucht, Epilepsie, Asthma und schlechter Verdauung, Rheumatismus und Leibschmerzen.

Eberwurz (**Carlina acaulis**), ein lösendes Mittel gegen Erkrankungen der Nieren-, Harnorgane und Magenleiden, ferner gegen Bandwürmer, Hautkrankheiten und Katarrhen.

Efeu (**Hedera helix**), gegen Katarrh, Podagra, Rachitis, Abzehrung der Kinder, Läuse und Krätze, Geschwüre, Hautkrankheiten.

Engelwurz (**Angelica archangelica**), wirkt besonders erregend auf alle Absonderungen, blutreinigend und gegen Wechselfieber, Bleichsucht, Schwäche, Erbrechen, Kolik, Nervenerkrankungen mit Kraftlosigkeit, Lungenverschleimung und chronischen Luftröhrenentzündungen, Gicht, Skorbut, rheumatische Beschwerden und unterdrückte Hauttätigkeit.

Eukalyptus (**eucalyptus globulus**). Infektionskrankheiten, Bronchial- und Lungenleiden, Rheumatismus.

Fenchel (**Foeniculum officinale**). Im Gebrauch bei Brustleiden und Erkältungen, Husten und Leibkrämpfen, Blähungen und Koliken, Unterleibsschwäche, Darmkrampfen und Augenschwäche.

Fichte (**Pinus abies**), ihr Öl wird gegen Lungenverschleimung, Hautausschlägen, Flechten und bei Rheumatismus verwandt.

Flieder oder **Holunder** (**Sambucus nigra**). Seit Jahren in der Volksheilkunde vielfach verwandt, hauptsächlich gegen Husten, Heiserkeit, Kopfschmerzen, Schnupfen, Nasen-, Brust- und Luftröhrenkrankheiten, Zahn- und Kopfschmerzen, Fallsucht, Wassersucht und Fettleibigkeit, Halsgeschwüren und Mandelschwellungen.

Föhre (**Pinus sllvestris**), anzuwenden bei Luftröhrenkatarrh, Rachitis, Rheumatismus, auch gegen Gicht, Ohrenfluss, Asthma, Ischias.

Galgant (**Alpinia officinarum**). Gegen Erkältungen des Magens, bei mangelhafter Periode, bei Ohnmacht, Schwindel und zur Forderung des Appetits.

Gauchheil (**Anagallis arvensis**). In großen Gaben sehr giftig, aber auch gut wirksam gegen Wassersucht, Steinbeschwerden, Gicht, Epilepsie, Mastdarmvorfall, fieber, Leberverhärtung und Unterleibsstockungen.

Ginster (**Genista gennanica**), zu verwenden wie die Heckenrose.

Goldrute (**Solidago virgaurea**), gegen Nieren- und Steinleiden, Gelbsucht, Halsentzündung, Husten, Skrofulöse, Ruhr, Blutspucken, Zuckerkrankheit, Sand, Gries, Asthma, Bettnässen, Krupp, bei allen Rachen- und Schlundleiden.

Hanf (**Cannabis sativa**), bekannt in seiner berauschenden Wirkung in Rauschmitteln, aber zugleich sehr gesundheitsschädlich. In der Heilkunde gegen Gicht, Wechselfieber, Rheumatismus, Neuralgien und Migräne verwandt. Ferner bei Gelbsucht, Leberverstopfung und Pollutionen.

Heckenrode (**Rosa canina**). Zur Nieren- und Blasenreinigung, bei Gries-, Nieren- und Blasensteinleiden, als Magenkrampfmittel, gegen Blutharnen, Keuchhusten, als Fiebergetränk und bei Durchfall.

Hopfen (**Mumulus lupulus**). Bei Blasenblähungen, Drüsenerkrankungen, Menstruationsbeschwerden, Nierenkolik, Gelbsucht, Gallensteine, Aufregungen, Migräne, Gliedersteifheit und langwierigen Eiterungen.

Ingwer (**Zingiber officinale**), ein gutes Verdauung förderndes Mittel, als Vorbeugungsmittel gegen Genuss fetter und schwerer Speisen. Allerdings in größeren Mengen nicht ganz unbedenklich. Gegen Zahnschmerzen verwandt.

Johanniskraut (**Hypericum perforatum**). Bei Leber- und Nierenleiden, Gicht. Durchfällen, Blutungen, Brustverschleimung, Magendrücken, Kopfschmerzen, Nervenkrämpfen, Menstruationsleiden, Bettnässen und Bleichsucht.

Kamille, echte, edle (**Anthesis mobilis**). Gegen Wechselfieber, hypochondrische und hysterische Aufregungen, Diarrhöe, schlechte Verdauung und Menstruationsschmerzen.

Klette (**Lappa officinalis**). Schweiß- und harntreibend, blutreinigend, bei Gicht, Syphilis, Steinkrankheiten, Flechten, Ausschlägen, Rheumatismus.

Koriander (**Coriandrum sativum**), ein krampfstillendes Mittel gegen Magen- und Darmverschleimung, Durchfall, fehlende Periode, Wechselfieber.

Kreuzblume, bittere (**Polygala amara**). Bei Lungen-, Brust- und Nierenleiden, Krankheiten der Atmungsorgane, Blutspeien, Wassersucht, Rheumatismus.

Kümmel (**Carum carvi**), gegen Koliken, Krampferscheinungen, mangelhafter Periode, Blähungen, schlechter Verdauung, Appetitmangel, Leibschmerzen.

Lärche (**Larix decidua**). Im Gebrauch gegen Gallensteine, Krankheiten der Harn- und Geschlechtsorgane sowie Ischias und auch Lungenkrankheiten.

Lavendel (**Lavandula vera**). Viel gebraucht gegen Blutandrang, Kopfschmerzen, Migräne, nervöser Aufregung, Epilepsie, Hypochondrie, Melancholie, Verdauungsschwäche.

Latschenkiefer siehe **Fichte**.

Lebensbaum (**Thuja occidentalis**). Zur Verhinderung von Fehl- und Frühgeburten, Menstruationsbeschwerden.

Leinkraut (**Linaria Vulgaris**). Gegen Hautkrankheiten, Wassersucht, Gelbsucht, Blasensteine, Hämorrhoiden, Drüsenerkrankungen.

Lilie, weiße (**Lilium candidum**). Mit Erfolg in Anwendung gegen Hexenschuss, Gicht, Anschwellungen, Verrenkungen, Geschwüre, Rotlauf, Krämpfe, Leibschmerzen.

Linde (**Tilia grandifolia**). Vorzugsweise bei katarrhalischen Erkältungen, Schnupfen, chronischen Husten, Verschleimung der Lungen und Bronchien, Wassersucht, Epilepsie.

Löffelkraut (**Cochlearia officinalis**). Verdauungsfördernd, bei Magenkrämpfen, Untätigkeit der Nieren, Blasenverschleimung, Griesbildung, Auflockerung und Verdickung der Harnröhreschleimhaut, Skorbut.

Lorbeer (**Laurus nobilis**). In Gebrauch gegen Magenverstimmung, Wechselfieber, Kolik, Lähmungen, rheumatische Schmerzen, Verrenkungen, Krätze.

Liebstöckel (**Levisticiun officinale**). Im Allgemeinen zu verwenden wie Engwurz.

Maiglöckchen (**Convillaria majalis**). Ein wirksames Mittel gegen Herzleiden, Epilepsie, Nierenleiden, Wassersucht, nervöses Herzklopfen.

Majoran, echter (**Origanom majorana**), magenstärkend, schweißtreibend, daher besonders bei Katarrhen, Nervenschwächen aller Art, Drüsenschwellungen, Lähmungen des Unterleibes, Stockschnupfen, Nasenverstopfung.

Mandelbaum (**Amygdalus communis**), als reizmildernde Mittel verwandt und bei Fieberkrankheiten, Nierensteinen, Krankheiten der Harnorgane, Urinbeschwerden, Krampfhusten, Tripper.

Mistel (**Viscum album**). Viel verschrieben gegen Epilepsie, Krämpfe aller Art, Blutstörungen, Blutflüsse und bei zu starker Menstruation.

Möhre (**Daucus carota**). Altes Volksheilmittel gegen Katarrhe, Lungenentzündung, Hartleibigkeit, Bleichsucht, Krebsschaden, Eingeweidewürmer, Rachitis, Magen-Darm-Störungen.

Myrrhenbalsambaum (**Myrrha Nees**). Schon im Altertum viel verwandt bei Verdauungsstörungen, Leberschwellungen, Darmverschleimung, Blasen-, Lungen-, Gebärmutterverschleimung, Hämorrhoiden, trägem Blutumlauf, Lungenschwindsucht, Geschwüren, Knochenfraß, Hautkrankheiten.

Myrte (**Myrtus communis**), bei Durchfall, Darmkatarrh, Lungenbrand, fauliger Entzündung der Lungenschleimhaut, Wassersucht.

Nelkenbaum (**Caryophyllus aromaticus**). Für Verdauungsstörungen, Gliederschwäche, Zahnschmerzen, Reißen, Blähungen, Zungenlähmung.

Odermennig (**Agrimonia eupatoria**). Schon bei Griechen und Römern in Gebrauch gegen Leberleiden, Magenkatarrh, Rheumatismus, Unterleibsstockungen, Diarrhöen, Milzleiden, Blutflüssen, Nierenkoliken, Ruhr, Bettnässen, Lungen- und Leberabszessen, Rachenfäule, Speichelfluss, geschwollene Mandeln.

Orange, gemeine (**Citrus aurantium**). In vielfacher Anwendung bei Epilepsie, Magenkrämpfen, Leib- und Magenschmerzen aller Art, zur Stoffwechselförderung, bei Koliken.

Orange, süß (**Citrus sinensis**), sehr wirksam bei Halskrankheiten, gegen krampfhafte Zuckungen und Anfalle bei Schwangeren, Übelkeit, verdorbener Magen, Zahnfäule, üblen Mundgeruch.

Pappel, echte (**populus nigra**). Harn- und schweißtreibende Wirkung, bei allen Erkrankungen der Harnorgane, Bronchialkatarrh, Hautausschlag, Gicht, Rheumatismus, Sodbrennen, Blähsucht, Brechneigung, Kopfschmerz, Magenbeschwerden.

Pastinak (**Pastinaca aativa**), gegen Schwindsucht, Steinleiden, Fieber.

Perubalsam (**Balsanum peruvianum**) gegen Hautkrankheiten, auch viel als Fixator in der Riechstofffabrikation verwandt.

Petersilie (**Petrosilinum sarivum**). Seit ältester Zeit in der Medizin gegen Verdauungsschwäche, Blutumlaufstörungen, Steinleiden, Milz-, Leber-, Nierenleiden, Harnzwang, Nierenwassersucht, Gelbsucht, Harnröhren- und Vorsteherdrüsenentzündung, Blasenstein, Drüsengeschwülste, entzündete Augen.

Pfeffer, schwarzer (**Piper nigrum**), schon in der alten griechischen Medizin gegen Wechselfieber, Hämorrhoiden, als stärkendes Magenmittel verwandt.

Pfeffer, spanischer (**Capsicum annum**). Bei Verdauungsstörungen, chron. Erbrechen, Cholera, Rheumatismus, Faul- und Wechselfieber, Lähmungen, Halsentzündungen.

Pestwurz (**Petasites officinalis**). Gegen Drüsengeschwüre, Gicht, Husten, Heiserkeit, Harnbeschwerden und hei unterdrückter Menstruation.

Pfefferminze (**Mentha piperita**). Eine der wichtigsten Pflanzen, hauptsächlich verwandt bei Magenkrämpfen, Blähsucht, Unterleibsschmerzen, Verdauungsbeschwerden. Gebärmutterkolik, Kopfschmerzen, Ohrenleiden, Durchfall, rheumatische Schmerzen, Rotlauf, Untätigkeit der Därme.

Bibernello, kleine (**Pimpinella saxifraga**) wie bei Anis.

Quendel oder wilder Thymian (**Thymus serpyllum**). Bei Blutarmut, Husten, Blasenerkrankungen, Gallensteinbildung, Schwindel, Migräne, Nierenleiden.

Rainfarn (**Tanacetum vulgäre**) wie Bertramwurzel.

Raute (**Tuta graveolens**), sehr stark, nur vorsichtig zu verwendendes Mittel gegen Schwindel, Blutandrang zum Kopf, Herzklopfen, Unterleibsbeschwerden, Skorbut, Atmungsbeschwerden, Nervenleiden, Unterleibsstockungen.

Ringelblume (**Calendula officinalis**), bei Unterleibsstockungen, Skrofeln, mangelnder Periode, Veitstanz, Schwäche, Erbrechen, Gebärmutterverhärtung, Brustkrebs, Hautkrankheiten und Geschwüren.

Rosmarin (**Rosmarinus officinalis**). Bei Verdauungsbeschwerden, Blähungen, Krankheiten der Unterleibsorgane, Rheumatismus, Wassersucht, Herzleiden, Epilepsie, Lähmungen und ausbleibende Periode.

Rossfenchel (**Oneanthe phellandrium**). Gegen Schwindsucht, Blutspeien, Keuchhusten, Bronchialkatarrh, Brustverschleimung, Schleimflüssen, skrofulösen Wunden, Wechselfieber, Blähungsbeschwerden, Husten.

Safran (**Crocus sativus**). Schon im Altertum mit erregender, nervenbelebender und krampfstillender Wirkung, verwandt bei Schwindel, Blutandrang, Schlafsucht, Blutwallungen, Keuchhusten, Krämpfen.

Salbei (**Salvia officinalis**), blähungstreibend, fäulniswidrig, schweißtreibend, gebraucht gegen Nachtschweiß, Durchfall, Husten, Leber- und Nierenkrankheiten, Grippe, Keuchhusten, Skorbut, Mundfäule, Zahn- und Gaumenleiden.

Sandelbaum (**Santalum album**). Ein altes indisches Heilmittel zum Schweißtreiben, bei Hautkrankheiten, gegen Tripper-, Blasen- und Harnröhrenentzündung, bei chronischen Darmkatarrh und Entzündung der Vorsteherdrüse.

Sandelholzbaum (**Pterocarppus santalinus**) gegen Tripper, übermäßige Periode, Bluthusten.

Sanikel (**Sanicula europaea**). Bei Magengeschwüren, Durchfall, Blutspucken, Schwindsucht, Lungenkrankheiten, Syphilis, Gebärmutterleiden, Nierenbluten, Blutharnen, Veitstanz, Brust-, Magen-, Darmverschleimung, Ausschlägen, Geschwüren, Halskrankheiten, Mund- und Zahnkrankheiten.

Schafgarbe (**Achilles millefolium**), altes Heilmittel gegen Darmkatarrh, Bleichsucht, fieber, Gicht, Blutfluss, Wechselfieber, Rheumatismus, Hysterie, Hämorrhoiden, Bettnässen, Verdauungsbeschwerden, Krämpfen.

Schwertlilie (**Iris germanica**), bei Zahnleiden anwendbar, gegen Wassersucht.

Sternanis (**Illicium verum**). Gegen Brustkrankheiten, Katarrhe, Unterleibskrämpfe, besonders bei Schwangeren.

Senastrauch (**Cassia angustifolia**). Abführmittel, anregend, Kolik, Brustkrankheit, blutreinigend.

Steinklee (**Melilotus officinalis**)) wie Bockshornklee zu gehrauchen.

Stiefmütterchen (**Viola tricolor**), gegen skrofulösen Ausschlag, Hautleiden, Milchschorf, Kopfgrind, Flechten, zur Reinigung der Nieren, bei Fieber, starkem Schweiß, Frieselausschlag und vielen Hautleiden.

Taubnessel, weiße (**Lamium album**) Gegen Ausschlag bei Kindern, Blutarmut, Skrofeln, Weißfluss, Milzerkrankungen, Brustbeschwerden.

Thymian, echter (**Thymus vulgaris**). Bei Kolik, Kopfschmerzen, Magenkrampf, Skrofulose, hartnäckigem Husten, Keuchhusten, Tuberkulose.

Tolubalsam (**Myroxylon balsamum**), ähnliche Wirkung wie der Perubalsam und bei Atmungserkrankungen.

Veilchen, wohlriechendes (**Viola odorate**). Stark verwendet gegen Husten, Bronchialkatarrh, Schwindsucht, Podagra, Schlaflosigkeit, rheumatischen und gichtischen Beschwerden, bei geschwollenem Hals und Mandeln.

Wacholder (**Juniperus communis**). Die Beeren geben, verarbeitet, ein gutes Mittel gegen Kopfschmerzen, Magendrücken, Blähsucht und bei Blasenleiden.

Waldmeister (**Asperula Odorata**). Bei Neuralgien, Schwindelanfällen, Hysterie, Wassersucht und Unterleibsstörungen, Migräne, Leberverstopfungen, Gelbsucht, Brustbeschwerden, Harngries.

Walnussbaum (**Juglana regia**). Sehr vielseitige Verwendung, z. B. bei Magen- und Darmverschleimung, Skrofulöse, zur Bildung von Nerven, Nieren, Leber, Milz und anderen Organen, gegen Schwindel, Blutandrang und Magenstörungen.

Weihrauch (**Olibanum bosvelia**), außer kultischer Verwendung für Erkrankungen des Nervensystems.

Wermut (**Artemisia absinthum**). Bei Durchfall, Skrofulöse, Wechselfieber, Gelbsucht, schmerzhafter Periode, Magenschwäche, Kolik, krampfhaften Erbrechen, Podagra und akutem Rheumatismus, gegen Appetitlosigkeit, Blähungen, verhaltener Menstruation, Spulwürmer.

Wiesengeißbart (**Spiraea Ulmaria**), fieberwidrig, bei Weißfluss, Blutflüssen, Blutspeien, Husten, Durchfall, Ausschlagen.

Wiesenschaumkraut (**Cardamine praetensis**) Bei Veitstanz, Hysterie, Epilepsie, Nervenschwäche, Skorbut, Wassersucht, chronischen Hautausschlägen erfolgreich zu verwenden.

Wollkraut (**Verbaseum Thapsus** und **Thapsiforme**). Schweißtreibend, reizmildernd, vorzügliches Mittel gegen Brustverschleimung, Blut spucken, Husten, Ruhr, Durchfall, Atemnot, Leber- und Milzleiden, Heiserkeit, Urinverhaltung, Appetitlosigkeit.

Ysop (**Hyssopus officinalis**) Brustleiden, Lungen- und Darmverschleimung, Schweißen der Schwindsüchtigen, Brustkrampf, Skrofeln, Zahn- und Halsgeschwüren.

Zeder (**cedrus virginiana u. odorata**) für Atmungsorganerkrankungen.

Zehrkraut (**Betonica officinalis**). Bei Lungenverschleimung, Gicht, Epilepsie, Asthma, Sodbrennen, Nervenschwäche, Husten, Blutspeien, Brustleiden, Wasser- und Gelbsucht.

Zimtbaum (**Cinnamomum ceylanicum**). In zahlreichen Medizinen und Tropfen enthalten, Hautverwendung bei chronischen Durchfallen, leichten Gebärmutterblutungen, Verdauungsbeschwerden, Erbrechen von Schwangeren, als Magenmittel und Herzstärkungsmittel.

Zitrone (**Citrus medica**) In mannigfaltigen Zusammensetzungen verwendet bei rheumatischen Erkrankungen, Wassersucht, Diphterie, Mandelentzündungen, Rachenkatarrh, Skorbut, Speichelfluss, Bronchialkatarrh, Halsentzündungen.

Zitrone (**Citrus medica**). Zu verwenden bei Kongestionszuständen im Gehirn, Aufregungen, Schlaflosigkeit und bei Blutungen.

Zypresse (**cupressus sempervirens**). Atmungsorgane und Nervenleiden.

Pflanzen nach ihrer Zugehörigkeit zu Tierkreiszeichen und Planeten

Widder:

Ginster (Genista Scorparia), Stechpalme (Ilex aquifolium), Distel (Cnicus benedictus L.), Klette (Lappa officinales), Farnkraut (Pteridophyta), Knoblauch (Allium sativum L.), Hanf (Canabis sativa), Senf (Erysimum officinale L.), Brennessel (Urtica urens), Zwiebel (Allium Cépa), Mohn (Papaver Rhocas), Radieschen (Raphanus sativus L.), Rhabarber (Rheum officinale Baillon), Pfeffer (Capsicum annuum), vorzeitlicher Schachtelhalm (Equisetum arvense L.).

Stier:

Mangold (Bera L.), Wegerich (Plantago lanceolata L.), Flachs (Linum catharticum L.), Rittersporn (Delphinum consolida L.), Akelei (Aquilegia vulgaris L.), Gänseblume (Bellis perennis L.), Löwenzahn (Leontodon taraxacum L.), Kürbis (Cucurbita pepo L.), Myrthe (Myrtus communis L.), Huflattich (Tussilago farfara L.), Flieder (Sambucus nigra L.), Moos (Bryophyta), Spinat (Spinacia oleracea L.), Kartoffel (Solanum tuberosum), Primel (Primula officinalis Jacq.), Vergißmeinnicht (Myosotis).

Zwillinge:

Jasmin (Jasminum), Hundszahn (Cynodon), Wiesenkraut (Cardamine pratensis L.), Krapp (Rubia tinctorum L.), Geißblatt (Lonicera), Rainfarn (Tanacetum vulgäre L.), Eisenkraut (Verbena officinalis L.), Schafgarbe (Achillea millefolium L.), vielverzweigte Bäume, Birke (Betula verrucosa), Lorbeerbaum (Lauris nobilis).

Krebs:

Gurke (Cucumis sativus), Kürbis (Curcubita Pepo), Melone (C. Melo), alle Wasserpflanzen wie Binse (Juncus), Seerose (Nymphaea alba), Kohl (Brassica cleracea), Pilze (Fungi).

Löwe:

Anis (P. Anisum), Kamille (Matricaria chamonilla L.), Primel (Primula officinalis Jacq.), Asphodel (Asphodelus L.), Dill (Anethum graveolens), Heckenrose (Rosa canina L.), Augentrost (Euphrasia officinalis L.), Fenchel (Foeniculum officinale All.), Lavendel (Lavandula vera De. Candolle), Gelber Flieder (Sambucus racemosa L.), Mohn (Papaver somniferum L.), Chrysantheme (Chrysanthemum), Minze (Mentha piperita), Mistel (Viscum album), Petersilie (Petroselinum sativum Hoffm.), Gauchheil (Anagallis arversis L.), Rose (Rosa centifolia L.), Sonnenblume (Helianthus annuus), Edelobst, Eiche (Quercus pedunculata Ehrh.), Holunder (Sambucus nigra L.).

Jungfrau:

Endivie (C. Endivia), Hirse (Panicum miliaceum), Hartriegel (Ligustrum vulgare L.), Kopfsalat (Lactuca sativa), Waldgeißblatt (Lonicera), Sandelholz (Snatalum album), Baldrian (Valeriana, Triticum sativum L.), Gerste (Hordeum vulgäre L.), Hafer (Avena sativa L.), Roggen (Secale cereale L.), Reseda (Reseda odorata), Apfelbaum (Pirus malus L.).

Waage:

Brunnenkresse (Nasturtium officinale R. Brown), Rose (Rosa centifolia L.), Erdbeere (Fragaria vesca L.), Primel (Primula officinalis Jacq.), Rebe (Clematis), Veilchen (Viola, Viola tricola), Melisse (Melissa officinalis), Zitronenbaum (Citrus), Stiefmütterchen (Violo tricolor L.), Lilie (Lilium candidum L.).

Skorpion:

Schlehe (Prunus spinosa L.), Rübe (Daucus carota L.), Heidekraut (Erica montana), Bohne (Phaseolus vulgaris L.), Brombeerstaude (Rubus fruticosus L.), Lauch (Allium porrum L.), Waid (Isatis), Absinth (Absinthium L.), Brennessel (Urtica ureus L.), Distel (Carduus marianus L.), Gift- und Arzneipflanzen, Ahorn (Acer Pseudoplatanus).

Schütze:

Odermenning (Agrimonia eupatoria L.), Begonie (Begonia), Malve (Althaea rosea Cavanilles), Buche (Fagus silvatica L.), Palmen (Palmae),

Steinbock:

Schierling (Conium maculatum), Bilsenkraut (Hyoscyamus niger L.), Belladonna (Atropa belladonna L.), schwarzer Mohn (Papaver), Fichte (Pinus abies L.), Pappel (Malva silvestris L.), Zypresse. (Cupressus sempervirens L.), Efeu (Hedera felix L.), Kiefer (Pinus silvestris L.).

Wassermann:

Indische Narde (Nardostachus Jastamansi DC.), Myrthe (Myrtus), Alpenrose (Rhododendron), Kakteen (Cacteae).

Fische:

Alle Seepflanzen und Gräser, Farnkraut (Filices) und Moose (Muscineae), die im Wasser wachsen, Herbstzeitlose. (Colchicum autumnale L.), Orchideen (Orchidaceen), Mimose (Mimasaceae), Ulme (Ulmus campestris).

Sonne:

Mandel (Amygdalus communis L.), Waldengelwurz (Angelica silvestris L.), römische Kamille (Anthemis nobilis L.), Herbstzeitlose (Colchicum autumnale L.), gem. Flockenblume (Erythroea Centaurium), gem. Schöllkraut (Chelidonium majus L.), Ringelblume (Calendula officinalis L.), Sonnentau (Drosera rotundifolia L.), gemeine Natterwurz (Polygonum bistorta L.), Hartheu (Hypericum perforatum L.), gemeiner Wacholder (Juniperus communis L.), gemeine Walnuß (Juglans regia L.), gemeine Esche (Fraxinus L.), Rosmarin (Rosmarinus officinalis L.), Pestwurz (Petasites officinalis), Sonnenblume (Helianthus annuus), Angelika (Angelica silvestris L.), Blutwurz (Potentilla tormentilla), Klee (Trifoleum), Lorbeerbaum (Laurus nobilis L.), Mistel (Viscum album L.), Ölbaum (Olea europaea L.), Päonie (Paeonia), Gichtrose und Pfingstrose (Paeonia officinalis L.), Raute (Ruta graveolens), Rosmarinu (Rosmarinus officinalis L.) Sternblume (Aster L.), Tausendgüldenkraut (Erythrea Centaurium Persoon), Weinrebe (Vitis vinifera L.).

Mond:

Gurke (Cucumis sativus L.), Mistel (Viscum album L.), Wiesenschaumkraut (Cardamine pratensis L.), Salat (Lactuca sativa), Gelbveigelein (Cheiranthus), Kohlportulak (Portulaca oleracea L.), echte Bärenklaue (Heracleum Sphondyduim L.), dunkelfarbige Winde (Convoluvus), Storchschnabel (Geranium Robertianum L.), Kürbis (Cucurbita pepo L.), jähr. Bingekraut (Mercurialis annua L.), Brunnenkresse (Nasturtium officinale), Natternzunge (Ophiaglossum vulgatum), Steinbrech (Saxifrago), Wasserlinse (Lemnaceae), Weißweide (Salix alba), viele Wasserpflunzen, Bergknöterich (Polygonum), Goldlack (C. Cheiri L.), Gänseblümchen (Bellis perennis L.), Fetthenne (Sedum), Hundszunge (Cynoglossum officinale L.), Lattich (Lactuca sativa L.), Lilien (Lilieae), Labkraut (Galium verum), Mausöhrlein (Hieracium pilosella L.), weißer Mohn (Papaver Somniferum L.), Veilchen (Viola), Wasserlilie (Iris pseudacorus), Weide (Salix puppurea L.), Wintergrün (Hedera felix L.).

Merkur:

Gem. Sellerie (Apium graveolens L.), Eberraute (Artemisia abrotanum L.), Gartendill (Anethum), Wurmfarn (Aspidium filix mas Sw.), Maiglöckchen (Convallaria majalis L.), gem. Haselnuss (Corylus avellana L.), Feldkümmel (Carum Carvi L.), gem. und stachl. Süßholz (Glycyrrhiza glabra L.), Hundszunge (Cynoglossum officinale L.), Mohrrübe (Daucus carota L.), Petersilie (Petroselinum sativum Hoffm.), Glaskraut, wilder Thymian (Thymus serphyllum L.), gem. Fenchel (Foeniculum officinale All.), Lavendel (Lavendula vera de Candolle), Gartenbohnenkraut (Satureja hortensis L.), Andorn (Marrubium vulgare L.), Baldrian (Valeriana officinalis L.), Endivie (C. Endivia), Hafer (Avena sativa), Huflattich (Tussilago farfara L.), Frauenhaar (Adiantum Capillus Veneris L.), Majoran (Origanum majorana L.), Maulbeere (Morus alba), Myrthe (Myrtus communis L.), Pastinak (Pastinaca sativa L.), Wolfsmilch (Euphorbia), Alraun (Mandragora officinalis L.), Gamander (Maurum verum).

Venus:

Gem. Eibisch (Altheea officinalis L.), gem. Klette (Lappa officinalis All.), gem. Waldmeister (Asperula odorata L.), Artischocke (Carlina acaulis L.), Schafgarbe (Archillea millefolium L.), Erle (Alnus glutinosa), Bärwurz (Silaus pratensis), Poleiminze (Pulegium vulgare), Sauerkirsche (Prunus cerasus L.), Schlüsselblume (Primula veris L.), Hasenklee (Oxalis acetosella L.), Maßliebchen (Bellis perennis L.), Männertreu (Eryngium campestre L.), Rainweide (Ligustrum vulgare L.), gem. Labkraut (Galium verum L.), großer Wegerich (Plantago major L.), Seifenwurzel (Saponaria officinalis L.), Knabenkraut (Orchis Mascula L.), Weizen (Triticum sativum Lam.), Quendel (Thymus serpyllum L.), Erdbeere (Fragaria vesca L.), Pfirsich (Prunus persica), Birne (Pirus communis), Pflaume (Prunus domestica), Kirsche (Prunus avium), Akelei (Aquilegia vulgaris L.), Bohnen (Phaseolus vulgaris L.), Birke (Betula alba L.), Bruchkraut (Agrimonia eupatoria L.), Brombeere (Rubus fruticosus L.), Erdefeu (Glechoma hederacea L.),

Erle (Alnus glutinosa), Flieder (Sambucus), Fieberkraut (Gentiana Centaurium), Tausendgüldenkraut (Erythraea Centaurium), Feigwarzenkraut (Ficaria verna Hudson), Flöhkraut (Mentha Pulegium), Fingerhut (Digitalis), Frauenmantel (Alchemilla vulgaris L.), Gundelrebe (Glechoma hederaceum L.), Herbstzeitlose (Colchicum autumnale L.), Huflattich (Tussilago farfara L.), Kastanie (Aesculus hipocastanum L.), Kreuzkraut, Kreuzenzian (Gentiana cruciata L.), Klettenkraut (Agrimonia cupatoria L.), Minze (Mentha crispata), Mohn (Papaver somniferum L.), rote Ochsenzunge (Anchusa tinctoria Desf.), Ruhrkraut (Potentilla reptans), Ringelblume (Calendula officinalis L.), Storchschnabel (Geranium Robertianum L.), Roggen (Secale cereale L.), Sauerampfer (Rumex acetosa L.), wilde und stinkende Taubnessel (Lamium), Veilchen (Viola), Weizen (Triticum vulgare Villars).

Mars:

Wermut (Artemisia absinthium L.), Aloe (Aloe vera L.), Windröschen (Anemone), gefleckter Aronstab (Aron maculatum L.), Knoblauch (Allium sativurn L.), rotbeerige Zaunrübe (Bryonia alba L.), Heildistel (Carbenia benedicta), stinkender Storchschnabel (Geranium Robertianum L.), Sauerdorn (Berberis vulgaris L.), Weißdorn (Crataegus), Flockenblume (Erythroea Centaurium), Meerrettich (Cochlearia armoracia L.), Gnadenkraut (Gratiola officinalis L.), Hopfen (Humulus lupulus L.), gelber Enzian (Gentiana lutea L.), Koriander (Nigella sativa L.), Senf (Erysimum officinale L.), Tabak (Nicotiana), Sadabaum (Juniperus sabina L.), Nessel (Urtica urens), Flachs (Linum catharticum L.), Baldrian (Valeriana officinalis L.), blasenziehender Hahnenfuß (Ranunculus bulbosus L.), scharfer Hahnenfuß (Ranunculus sceleratus L.), Färberröte (Rubia tinctorum L.), Rhabarber (Rhenum officinale Baillon), Basilienkraut (Ocimum basilicum L.), Berberitze (Berberis vulgaris L.), Buchsbaum (Buxus sempervirens L.), Fichte (Pinus Abies L.), Ginster (Genista Germanica L.), verschiedene Arten von Kresse (Barbaraea vulgaris R. Br.), Lauch (Allium porrum L.), Meisterwurz (Imperatoria ostruthium L.), Stechginster (Genista germanica L.), Zwiebel (Allium Cepa L.).

Jupiter:

Gem. Spargel (Asparagus officinales L.), Schwalbenwurz (Vinoetoxicum officinale Moench), Odermennig (Agrimonia cupatoria L.), Aprikose (Prunus armeniaca), Ahorn (Acer campestre), gem. Betonie (Betonica officinalis L.), Boretsch (Borrago officinalis L.), essbare Kastanie (Castanea vulgaris), gem. Feige (Ficus), Rosskastanie. (Aesculus), Jasmin (Jasminum), gelber Steinklee (Melitus officinalis), echte Nelkenwurz (Geum urbanum L.), Rose (Rosa centifolia), Lungenkraut (Pulmonaria officinalis), Zitronenmelisse (Melissa officinalis), Ysop (Hyssopus officinalis L.), Lebermoose (Hepaticae), Löwenzahn (Taraxacum officinale), Fingerkraut (Potentilla reptans L.), Zuckerrohr (Saccharum officinarum), Hirschzunge (Scolopendrium vulgare), Hauswurz (Sempervivum tectorum L.), Gartensalbei (Salvia officinalis L.), Quecke (Triticum repens L.), Rainfarn (Tanacetum vulgare L.), Anis (Pimpinella anisum L.), Benediktenkraut (Cnicus benedictus L.), Distel (Carlina acaulis L.), Eiche (Quer eus), Frauenminze (Tanacetum balsamita L.), Heidelbeere (Vaccinium mytillus L.), Kerbelkraut (Herba Cerefolii), Leberkraut (Eupatormm canabinum L.), Myrrhe (Myrrha), Sauerampfer (Rumex acetosa L,), Salbei (Salvia officinalis), Schwalbenkraut (Chelidonium majus L.), Stechapfel (Datura stramonium L.), rote Rose (Rosa purpura).

Saturn:

Echter Eiscnhut (Aconitum napellus L.), Samtblume (Viola tricolor), Tollkirsche (Atropa belladonna L.), Quitte (Cydonia vulgaris L.), Hanf (Cannabia sativa L.), Hirtentäschchen (Capsella bursa pastoris Moench), gefleckter Schierling (Conium maculatum), Buche (Fagus silvat ca. L.), Tupfelfarn (olypodium vulgare L.), schwarze Nieswurz (Helleborus niger L.), deutsche Mispel (Mespilus germanica L.), schwarzem Bilsenkraut (Hyoscyamus niger L.), Stechpalme (Hex aquifolium L.), Efeu (Hedera helix L.), Schachtelhalm (Equisetinae), Schlehdorn (Prunus spinosa L.), Königskerze (Verbascum Thapsus L.), Taumellolch (Lolium temulentum L.), Feldulme (Ulmus campestris), betäubender Wegerich (Plantage), ital, Maiblume (Convallaria majalis), Schwarzwurzel (Scariola hispanica), Schwarzpappel (Popupus niger), Tamariske (Tamaricaceae), Habichtskraut (Hieracium pilosella L.), Pappel (Populus), Schwertlilie (Iris germailica), Stiefmütterchen (Viola tricolor), Schachtelhalme (Equisetinae), Schlehe (Prunus spinosa L.), Schlangenwurz (Polygonum bistorta L.).